健康传播与社会

——百年中国疫病防治话语的变迁

张自力　著

北京大学医学出版社

图书在版编目（CIP）数据

健康传播与社会：百年中国疫病防治话语的变迁/张自力著.—北京：北京大学医学出版，2008.2
ISBN 978-7-81071-625-3

Ⅰ.健…　Ⅱ.张…　Ⅲ.疾病—医学史—中国　Ⅳ.R-092

中国版本图书馆 CIP 数据核字（2007）第 181985 号

健康传播与社会——百年中国疫病防治话语的变迁

编　　著：张自力
出版发行：北京大学医学出版社（电话：010-82802230）
地　　址：（100083）北京市海淀区学院路 38 号 北京大学医学部院内
网　　址：http：//www.pumpress.com.cn
E - mail：booksale@bjmu.edu.cn
印　　刷：北京瑞达方舟印务有限公司
经　　销：新华书店
责任编辑：张立峰　**责任校对**：金彤文　**责任印制**：张京生
开　　本：787mm×1092mm　1/16　**印张**：21　**字数**：372 千字
版　　次：2008 年 2 月第 1 版　2008 年 2 月第 1 次印刷　**印数**：1－3000 册
书　　号：ISBN 978-7-81071-625-3
定　　价：48.00 元

《健康传播与社会》导读

从传播学的视角对公共健康领域予以观照，是一种全新的观察角度。2003年，一场突如其来的“非典”危机席卷了中国大地，甚至波及世界范围。在这场危机中，人们反思最多的问题之一是大众传媒在危机中的表现。这种对“公共健康”与“大众传媒”之间关系的思考，实际上就是“健康传播”关注的领域。经过2003年的“非典”之后，“健康传播”无论在学术舞台、还是社会实践舞台上，都实现了从幕后走向台前的转变。“健康传播”作为一个受到普遍关注的领域，进入了公众的视野。

本书以近代以来中国历史上发生的若干次重大的疫病流行事件为样本，通过与近代中国社会和历史的发展轨迹相结合、以话语分析方法为手段，对清末民初1894年的粤港鼠疫、1910年的东北鼠疫；民国时期20世纪20年代的上海霍乱、30年代的新生活运动；以及新中国成立之后50年代初的反对美帝国主义细菌战、爱国卫生运动、1988年的上海甲肝以及2003年的“非典”事件等，进行了不同于以往公共卫生视角的全新解读。

本书最大的特色在于立意新颖、视角独特，将疫病防治中的传播行为置于社会和历史的现场中加以考察，凸显了传播与社会之间的渗透和互动。

本书的出版，将成为我国第一部真正意义上的健康传播研究专著。

目　录

下篇：理性的素描

序：把健康传播放回到社会和历史的现场中去

什么是健康传播？如何全面地看待健康传播？怎样理解健康传播与社会之间的相互关系？这些有关健康传播的提问，绝不是简单的文字游戏或肤浅的学术噱头，而是在当下中国开展健康传播研究的过程中所面临的真问题！要回答这些问题，首先要改变的是对健康传播认识上的简单化倾向和孤立化倾向。所谓简单化倾向，是指将健康传播简单地等同于技术性的操作行为，忽视健康传播与社会之间的互动关系；而孤立化倾向则是忽视健康传播与历史环境之间的关系，将健康传播人为地从具体的历史环境中剥离出来。这两种倾向共同导致了对健康传播在认知上的片面。作为对这一片面认知的回应，我们的方法有两个：辩证和历史。

一、两个倾向与两种方法

想想我们身边的例子：假如某个朋友打电话给你，说每天食用20颗醋花生可以预防高血压，并建议你试一试，这是不是健康传播？当然是！居委会大妈上门宣传计划生育的基本国策、临走时留下一本“优生优育”的小册子，是不是健康传播？也是！报纸上刊登的专家、学者、以及普通公众对于药价问题的观点争论，是不是健康传播？还是！张贴在电线杆上、公厕墙上治疗性病的小广告，是不是健康传播？好像也是！那么，什么才是健康传播？刚才提到的这些健康传播，它们之间的区别又是什么呢？难道仅仅在于他们采用的是“打电话”、“小册子”、“报纸”、“张贴广告”等不同的传播形式，才使它们有了区别吗？或者说，它们之间的区别在于分别告诉了你“预防高血压”、“优生优育”、“药价”、“性病”等不同的传播内容？除了这些，还有没有其他的区别？如果有，又会是什么呢？

“健康传播究竟传播了些什么？”对于这个问题，相信很多人会不假思索、脱口而出地回答：健康知识。这个答案对不对呢？当然对！那么，我们仍然要追问的第二个问题是：“除了这些，还有吗？”与前一个问题相比，第二个问题似乎不那么好回答。然而，也恰恰因为第一个问题看上去太容易回答了，所以很多人便不再去深究问题的另一面，从而将问题简单化了。于是，健康传播也被简单化地界定为单纯“传递和普及健康知识的行为”。但是，在这一简单化的概念界定背后，有两个重要的部分被过滤掉了。

首先被过滤掉的，是除了“知识”之外的其他健康信息。“多吃蔬菜水果有利于人体健康”、“收缩压在 120～140mmHg、舒张压在 60～90mmHg 范围内属于正常血压”，这些健康知识无疑是健康传播的内容；那么，“国家决定对药品实行第 19 次降价”、“工商部门查处违法医疗广告”等，这些非知识性的信息又是否属于健康传播的内容呢？当然也是！所不同的在于，前者是医疗专业领域的健康知识，而后者是社会领域的健康信息。两者共同组成了健康传播的内容主体。

其次被过滤掉的，是除了健康传播的“技术性能”之外的其他社会实践功能。简单化的认识倾向往往将健康传播看作一系列单纯的传播技术和传播技巧。强调在健康宣教过程中的“语言选择”、“渠道选择”、“表现形式的选择”、以及“传播材料的制作”等，并将这些技巧性的内容当作健康传播本身，其结果是健康传播的工具化。在这种倾向的影响下，健康传播成为一种单纯的职业工具和职业技能。而我国目前在一些医科院校中所开设的健康传播课程，正是这一认识倾向下的产物。这些课程，大多是隶属于健康教育（或健康促进）学科下的一门子课程，讲授的内容大多是一些基本的传播技巧和传播技能，将健康传播等同于“健康活动中的传播技巧”。事实上，作为一种传播行为，健康传播首先是一种社会实践活动。健康传播在实现其“信息传播”目的的同时，发挥着强大的社会实践功能——或创造、或建构、或型塑、或颠覆。

此外，另一种常见的认识误区是孤立化的倾向。即人为地将健康传播与具体的历史环境分离，忽视历史环境对健康传播的影响。而事实上，作为一种社会实践活动的健康传播，从来都离不开具体的社会和历史环境的影响。同样是号召公众“不随地吐痰、不随地便溺”，清末民初的维新派人士认为此乃国民自强、觉醒的表现，从而与“强国保种”的宏大主题相关联；民国时期的新生活运动又将其视为中华民族礼义廉耻的回归、是最终实现“国民生活彻底军事化”的需要和前提；待到新中国建立初期的爱国卫生运动，养成良好的卫生习惯又被赋予了“反对美帝国主义细菌战”的伟大涵义；而今天，当人们行走在北京的大街上，随处可见的“中国印”和“五环旗”又使得“不随地吐痰、不随地便溺”成为“迎接奥运、展示中国形象”的题中应有之意。那么，为什么同样一则健康号召，在不同的时期会有如此大的内涵差别呢？这就是历史环境的影响。处于具体历史环境中的健康传播必然带有历史的印记，撇开历史环境的影响、孤立地谈论健康传播是不全面的。

由此可见，要实现对健康传播的全面理解，首先要摆脱对健康传播在认知上的简单化倾向和孤立化倾向，这两种倾向共同导致了对健康传播在认知上的片面。而“辩证的观点”和“历史的观点”是我们对这一片面认知的回应。

辩证地看待健康传播，就是承认健康传播的矛盾性。健康传播不是“健康知识＋传播技术”的简单结合，不是通过精确的数字运算和刻板的逻辑推演就能得出的程序画面，而是随着社会的发展演变不断变化着的社会实践活动，是“变”与“不变”的矛盾统一。在健康传播与社会之间存在着作用与反作用。与一切传播活动一样，健康传播具有社会组织、社会建构与社会发展等一系列显著的社会实践功能。这是传播对社会的作用。与此同时，社会也反过来影响着健康传播，建构着健康传播，使健康传播打上社会的烙印，从而具有社会参与的特性。这是社会对传播的作用。把握健康传播的辩证观，就是将健康传播从单纯的技术范畴内解放出来，充分认识健康传播的社会实践功能。

所谓历史地看待健康传播，就是承认健康传播的历史性。任何一次健康传播实践活动，都发生在特定的历史环境中，受到特定历史环境的影响，是历史的产物。把握健康传播的历史观，就是将健康传播与具体的历史环境相结合。

有了以上的认识，再回过头来看健康传播，眉目就要清楚得多。作为一种“在特定的社会和历史环境下，以传递健康信息、普及健康知识为目的的社会实践活动”，健康传播与社会和历史环境之间存在着相互作用和相互影响。把握健康传播的辩证观和历史观，就是把健康传播放回到社会和历史的现场中去！只有在这一认识基础上的健康传播，才有可能是实践的、历史的，从而也是有血有肉的。

二、疫病、传播与话语

正如前文所述，对健康传播与社会之间关系的理解，除了秉承辩证的观点之外，同样必须坚持历史的观点，在具体的历史环境中考察健康传播与社会之间的关系。1840 年以后，中国社会拉开了漫长的现代化转型的历史序幕。从这个意义上说，一部中国近代史，就是一部中国社会的现代化转型史。本书以这一历史阶段为背景，以近代以来中国历史上几次重大的疫病健康传播实践为样本，展开对健康传播与社会之间关系的论述。其中，又以探讨外部环境对健康传播之影响作用、揭示健康传播的社会参与特性为主要旨趣所在。

健康传播活动五花八门，多种多样。在种类众多的健康传播活动中，有关疫病的健康传播无疑与社会环境的关系最为密切。疫病，又称瘟疫。在我国历史上，瘟疫频发。据不完全统计，秦汉至清，共发生大的疫病 254 次。其中，秦汉至南北朝 47 次，隋唐五代 17 次，宋元明清 190 次。从疫病的流行规律看，东汉末年至南北朝前期，呈现出第一个高潮；元明清时期，疫病流行达到中国历史上的顶峰。① 也有研究者按照历史上疫病发生的年份进行统计，认为：东汉时期我国共发生大小疫病流行年份 20 余年，三国两晋南北朝时期有 40 多年。到了明清时期，疫病的爆发次数有了惊人的增长。在明朝统治的 277 年里，疫病流行年份猛增至 118 年，几乎每两年多就有一次疫病爆发；清代更是高达 134 次，平均每两年就有一次。② 一部人类发展史，从某种程度上说，也是一部人类与疫病的斗争史。

与此同时，疫病与健康传播有着密切的关系。日常情况下，人们偶尔患病，大多都有解决的途径；久病之人，由于长期与医药打交道，对相关治疗方法、疾病症状和医药知识也是耳熟能详，所谓“久病成良医”并不是夸张的说法。但是，每当瘟疫来临，疫情往往以超乎人们想象的速度极速蔓延，造成极大的危害。瘟疫期间，人们的日常生活节奏被打乱，瘟疫的灾难性后果带给人们的心理恐慌摧毁着人们的精神、侵蚀着人们的理智。人们往日积累的生活经验和防病知识在瘟疫面前变得不堪一击，迫切需要寻求新的、更有效的知识和信息来抵御灾难、保护生命。在这一时期，健康传播比平时任何时候都显得更加重要，传播效果也远远超过平时。

此外，选择疫病时期的健康传播作为本书的关注点，还有一个重要的因素。与普通疾病仅仅关涉个人身体健康的特点不同，疫病由于具有传染性，往往危害众人，弄得人人自危、鸡犬不宁。因此，疫病的防治从来都不是以个体活动的形式出现的，而是表现出强烈的群体性和社会性。作为疫病防治活动的重要组成部分，疫病健康传播也同样不仅仅与局部的个体发生关系，而是与各种复杂的社会生活和社会环境密切相关。换句话说，与一般的健康传播活动相比，疫病健康传播的社会参与特性更加明显，也更加强烈。这对于开展健康传播的社会参与研究，无疑是极好的样本。

本书内容的时间跨度从清末民初一直延伸到 21 世纪初叶，先后经历了清末民初、民国时期、新中国建立初期以及改革开放之后等几个主要历史阶段。选择其间有代表性的若干次重大疫病流行事件作为研究样本，例如 1894 年的粤港鼠疫、1910～1911 年的东北鼠疫、民国时期的上海天花与霍乱、北平霍乱、新中国建立之后 1988 年的上海甲型肝炎、2003 年的广东

---

① 陈雁：《20 世纪初中国对疾疫的应对》，载《档案与史学》，2003 年。

② 张剑光：《三千年疫情》，（南昌）江西高校出版社，1998 年。

“非典”、北京“非典”等。其中，1894 年的粤港鼠疫被世界公共卫生学界公认为是第三次世界鼠疫大流行的起点，① 不仅是近代中国公共卫生史上一次重要的疫病流行，在世界公共卫生史上也有着显著的意义。1910～1911 年的东北鼠疫是中国历史上第一次全面采用西医防疫措施控制疫情的尝试，标志着近代中国公共卫生防疫事业的开端。进入民国时期，天花和霍乱成为最主要的疫病危害。上海和北平作为当时中国南、北最重要的两个大都市，在疫病健康传播方面的做法无疑具有显著的代表性。新中国成立后，由于公共卫生事业的发展和爱国卫生运动的倡行，疫病防治工作得到了较好的普及和推广。改革开放后，1988 年上海爆发“甲肝”流行，是近年来一次重大的疫病流行事件。这次疫病的爆发直接催生了我国“疫情通报制度”的肇始，具有显著的意义。2003 年的“非典”是距今最近的一次重大的、全国性疫病流行。“非典”的意义不仅在于疫病流行的严重性给人们留下了深刻的印象，更在于“非典”中显露出来的诸多矛盾和问题引发了全社会的反思。公共健康问题受到空前的重视，公众的健康意识和权利意识普遍提高，社会向着更加开放、更加透明的方向迈进，“非典”无疑在中国的健康传播发展史上留下了浓墨重彩的一笔。

除了上述若干次重大的疫病流行之外，本书还选择了近代以来中国历史上几次重要的健康传播运动，如民国时期的新生活运动、霍乱防治运动以及新中国建立初期的爱国卫生运动等，共同作为研究样本。并在此基础上，尝试使用话语分析的方法，对上述各个历史时期的若干次健康传播实践活动进行分析论述。

话语分析是一种常用的社会分析方法，目的在于探讨话语在某一特定时空内的社会实践功能与外在呈现，以及这种社会实践功能与外在呈现跟随时空改变而发生的变化。如果将社会比作一幅图景，无疑话语就是这幅图景的眼睛。在呈现社会图景方面，话语常常是点睛之笔。本书将话语视为传播与社会之间联系的纽带，并通过话语分析的方法实现对传播与社会之间相互作用的探析。概括地说，健康传播的话语分析，是以健康传播中的话语实践为客体、以话语分析为手段而进行的一种特殊的社会分析，以探讨健康传播与社会之间的相互关系和相互作用为目的。

影响健康传播的话语实践种类很多，在不同的历史时期有不同的话语

① 一般认为，第三次世界鼠疫大流行起源于中国的云南，以后经广西传至广东和福建，在 1894 年由香港传至世界各地。参见伍连德：《中国之鼠疫病史》，载《中华医学杂志》第 22 卷第 11 期。R. Pollitzer，Plague，World Health Organization，1954，pp. 15 - 16；Carol Benedict，Bubonic Plague in Nineteen-Century China，Stanford University Press，1996.

实践类型和主导话语，在不同的文化地域也会有不同的表现。前者是历史的视角，后者是文化的视角。在本书的分析论述过程中，涉及多种话语类型，包括：现代性话语、科学话语、社会动员话语、民族国家话语、稳定话语、公共话语、全球治理话语等。在每一个不同的历史阶段，又分别以某一种（或几种）话语类型的分析为主。

上篇：历史的浸润

在本篇中，让我们暂时将目光从当下的现实情境中收回，投向中国近代以来百余年的历史长河，循着历史的足迹慢慢展开一幅百年中国疫病防治的历史画卷。在这幅画卷中，发生于中国近代以来的若干次重大疫病以及相关的健康传播活动构成了画卷的主体与核心，或聚或散的历史风云在主体的背面慢慢地浸润开来，幻化为浓淡相映的背景和底色，而层层叠叠的话语线条勾勒出主体简约的轮廓。在这幅画卷中看到的，不是某个孤单的个体，而是多个主体并肩站立的群像；不是眉目清晰的人物工笔，而是棱角分明的身体剪影。于是，我们的目光被引向主体的外围、引向那片主体与背景相互浸润的边缘地带，引向健康传播与复杂的社会和历史背景相互交集、相互融合的所在，而那里正是画卷中色彩最斑斓的地方。

本篇对“健康传播与社会”这一主题的考察，集中于一个重要的侧面：即健康传播中的社会参与，并分别从三个不同的维度展开。第一个维度是“环境宽容度”。社会参与在健康传播活动中的实现，在很大程度上取决于环境的宽容程度，其中包括政治环境、法律环境、经济环境、文化环境、道德环境等。政治环境宽容度是其中最主要的方面。环境宽容度越高，社会参与越充分；反之，则社会参与受到抑制。这方面，清末1894年的广州、香港鼠疫防治，以及1910年的东北鼠疫防治是两个具有对比反差意义的例子。

总体上看，1894年粤港鼠疫防治中的社会参与，在各个方面集中地表现为“中医话语”与“西医话语”的较量。这与近代中国社会普遍存在的“传统话语”与“现代性话语”之间碰撞、冲突的环境氛围相吻合。疫病健康传播中以传统“中医防疫”为主导的社会参与在广州鼠疫防治过程中仍然呈现出较强的“传统继承性”，而在香港鼠疫防治中则表现出显著的差异。这种差异主要来自于不同的外部环境、以及不同的组织程度。

——第一章·第二节

1910 年的东北鼠疫防治，以“西医防疫”为代表的西医话语在近代中国话语舞台上取得了第一次全面胜利。这一胜利的得来，最重要的一个因素无疑应归于外部环境的变化。正是国家对“西医防疫”的选择、接纳和支持，促成了东北鼠疫防治中宽松的传播环境。在这一宽松的环境中，“西医防疫”在疫病健康传播中的参与得以深入。

——第二章·第二节

对健康传播中的社会参与予以考察的第二个维度，是多元化程度。社会参与的多元化程度包括主体的多元化、形式的多元化、渠道的多元化等，它是社会力量自身发展成熟度的一个标志。多元化程度高，表明社会力量自身的发展较为成熟，社会参与程度较高；反之，则社会参与程度较低。这方面，以民国时期 1928 年前后的上海在健康传播运动中所发生的变化最具有代表性。同时，民国时期“新生活运动”期间的疫病防治运动，则是一个典型的负面例证。

20 世纪 20 年代的上海，疫病健康传播中的社会参与呈现出空前的繁荣。外部社会环境的宽松，促使多元社会力量蓬勃发展，并自发地加入疫病防治的行列，成为疫病健康传播的主流，使得这一时期疫病健康传播的社会参与特性空前突出。1928 年南京国民政府成立后，社会力量的发展受到压制，社会参与显著萎缩，疫病健康传播的社会参与特性渐趋微弱。这种变化继而反映在媒体的“疫病防治报道”中，使媒体健康报道呈现出社会环境改变的印记。

——第三章·第二节

肇始于 20 世纪 30 年代的新生活运动，作为一场彻头彻尾的“军事化改造”运动，从一开始便带有了鲜明的政治目的和军事目的。有趣的是，新生活运动的倡行者却选择了“清洁”、“卫生”、“防疫”等主题作为这样一场政治运动的序曲。在新生活运动的严格“改造”下，以及在当时推行军事独裁、压制社会力量发展的社会氛围中，这一时期的健康传播活动在社会参与方面受到严厉的遏制和排斥，健康传播被赋予了强烈的政治动机。

——第四章·第一节

对健康传播中的社会参与予以考察的第三个维度，是组织规范程度。所谓组织规范，是指参与健康传播的各个社会力量之间的整合状况和规范状况，包括行动的自觉性、组织动员的能力、组织机构的完善程度、行为的规范性等。组织规范程度高，表现为社会参与的自觉、有序、规范；反之，则使社会参与表现出自发、散在、无序的特征，偶发因素大大增加。这方面，新中国建立初期的爱国卫生运动以及2003年的“非典”防治工作，都有很好的体现。

爱国＋卫生＋运动＝爱国卫生运动。

从一场以“反对美帝国主义细菌战”为目的的“紧急行动”，逐步转变为一场与日常生产生活相结合的、常规性的群众运动，爱国卫生运动体现了社会动员的巨大成功。在国家的倡导和授意下，爱国卫生运动“以国家的名义”获得了良好的发展环境，成功地达成了国家诉求与社会诉求的统一。与此同时，多种社会动员策略的运用，也使得爱国卫生运动中的社会参与被高度地组织化和制度化。从而，终于将爱国卫生运动打造成新中国建立初期一场广泛但不松散、热情但不混乱、整齐但不呆板的“全民集体舞”。

——第五章·第二节

作为我国改革开放之后波及面最广、影响最强烈、变化最显著的一次疫病防治活动，“非典”健康传播无论从信息传播角度、还是从疫病防治角度来看，都可以分为前、后两个鲜明不同的阶段。在前一个阶段，以“流言”为主体的公共话语在大众传媒缺位、信息极度不对称的情况下，建构出一个恐慌、混乱的社会氛围，凸显出公共话语“负面表达”的危害。而后一个阶段，由于国家权力的强势介入，将大众传媒的社会建构与公共话语的表达纳入国家意志的行为框架，建构起一场以“战争”为主题、具有高度组织化和规范化程度的社会动员。

——第七章·第二节

当然，在上述任何一个历史阶段、任何一次健康传播活动中，社会参与的三个维度——环境宽容度、组织规范程度、多元化程度——都同时存在。差异之处在于各自的侧重不同，三个维度分别以各自或强或弱的状态共同建构着社会参与的总体表现。

健康传播

第一章 粤港除疫：疫病健康传播中的社会参与

清宣统二年（公元1910年）10月底，上海滩正是夏末秋初的季节。欧式风格的高耸建筑、熙熙攘攘的百货公司、流光闪烁的霓虹灯广告…… 这座城市的每一个角落都不可抗拒地散发着“现代化”的气息。即使是在最贫穷的角落，人们也知道在夜幕降临的时候可以用“洋火”来点亮蜡烛。而越来越多的外国租界，穿梭在人群中长着金发碧眼、一副趾高气扬的洋人们，和蜷缩在街角一隅、衣衫褴褛的乞讨者，又清楚地告诉人们这座城市“现代化”的代价。

一天，位于上海闸北区甘肃路的一家“柴房店”内，突然死了两个人，医院诊断为“鼠疫死亡”。这下，引起了租界当局的惊恐。工部局派员前往查验，发现除了甘肃路之外，阿拉白斯脱路（今曲阜路）、北山西路等处也有感染鼠疫者，随即出动巡捕强令染疫地邻近的居民和店铺搬迁，进行消毒。为了杜绝鼠疫蔓延、威胁租界安全，租界指派本国医生和当地巡捕每天早晨到附近住户家中放置捕鼠器，第二天早晨又去收回，交医生检验。无论各家住户是否同意，一律强制执行。由于所派医务人员（洋人）擅入民宅，不分男女一一检查，遭致妇女恐慌，又对华人居住环境杂乱污秽横加指责和蔑视，遭到民众的反对。数千人上街阻挠洋人检疫，工部局用以消毒的药水车也被砸毁。于是，工部局出动大批巡捕镇压民众，激怒的民众蜂拥而上，将巡捕殴打致伤。这一事件，在当时被称为上海的“检疫风潮”。

事后，租界巡捕逮捕了12名闹事者，并由工部局出台了“检疫章程”，规定：阻碍消毒者罚洋100元或押二月作苦役；家中有人患疫，而家属拒迁出者罚洋50元，无钱者押一月作苦役等。[①] 这一做法，激起了民众更强烈的反抗，华人团体与工部局频频交涉。最后双方达成协议，由华人自设医院，由精通中西医的华人医生、按照华人的传统习俗进行检疫，无需洋人插手。同时为消除妇女顾虑，安排女医生为妇女检疫。11月24日，上海第一所由中国人自己开办的医院——中国公立医院正式宣告成立，仅花了10天时间就将疫区内的八千余户居民检疫完毕，未发现一人感染鼠疫。至此，

① 石子政：《清末上海的“鼠疫风潮”》，载湖北大学档案馆网站http://dag.hubu.edu.cn/list.asp?id=145/，2003年5月。

"检疫风潮"告一段落。

在这次风潮中,"华人"与"洋人"、"传统"与"现代"、"治病"与"检疫"、"留守"与"迁离"等,成为矛盾的两面,相互对立、彼此冲突。最终,以双方妥协的方式得以解决。而妥协的结果并非"各打五十大板"式的折中,只是以一种国人更能接受的方式,委婉地演绎了"传统"的沦陷。而在清末民初的中国社会,这样的演绎几乎每天都在上演。

第一节　社会参与的"传统"与"现代"

用"传统"与"现代"来描述健康传播中的社会参与在近代中国所发生的变化,是不够恰当的。这是因为,在近代以前的健康传播活动中,社会参与在大多数情况下仅仅表现为偶然的现象,与当时当地的政治因素、经济因素、人文因素、技术因素等众多制约条件相关,具有极强的机会性和不稳定性。同时,社会参与大多表现为自发行为,组织化程度和规范化程度较低。这些都使得健康传播中的社会参与在近代以前,很难说有什么"传统"可言。

但是换一个角度,我们又不得不说:用"传统"与"现代"来描述健康传播中的社会参与在近代中国所发生的变化,是恰当的。近代中国自1840年以来,在一个多世纪的时间里,经历了"现代化转型"的巨变,从一个传统的封建农业国家,转变为近代半封建半殖民地国家,继而转变为现代的社会主义国家。这一巨变的深刻程度足以使任何一个领域在此前与此后划出一条鲜明的界限,而伴随着这一深刻转变一路走来的健康传播中的社会参与,无疑又被赋予了"现代"的含义。

一、社会参与在近代以前健康传播中的"传统"

我国古代自秦王朝开始,建立了以皇权为核心的中央集权的封建专制主义国家体制。在这种体制下,从最高统治者"圣上天子"到地方"九品芝麻官"形成了以官阶高低为等级划分的行政权力网络,是为官方。与此相对应的,是散在于市井乡间、在政治上缺乏行政权力、在经济上自给自足的广大民众所组成的日常生活空间,是为民间社会。近代以前的健康传播大多以官方传播为主,民间社会参与健康传播在多数情况下只是自发的、偶然的行为。但是,在特殊情况下,这种自发的参与行为也能发挥显著的效用。

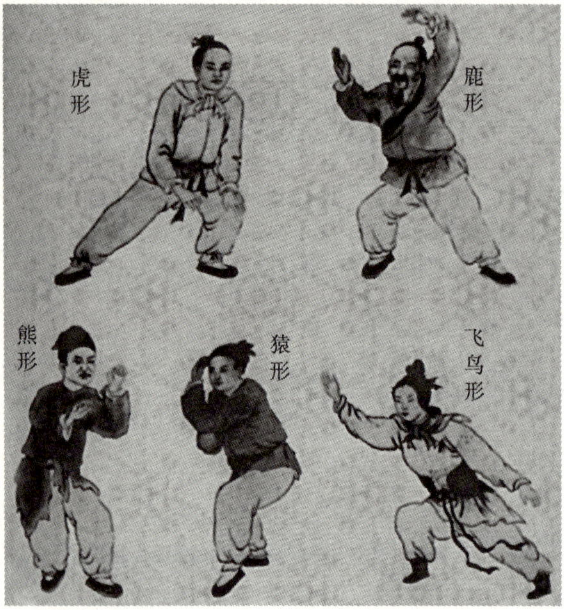

图 1：华佗五禽戏

以疫病健康传播为例，民间社会对疫病防治的参与往往并不是可有可无的点缀，而是发挥着重要的效用，在某些地方、某些时期，甚至是疫病防治中的主导力量。鉴于民间丰富的资源和创造力，民间健康传播在内容和形式上呈现出一定的多样性。主要而言，涉及三个方面：广布信息、延医送药和精神依托。

1. 广布信息

在近代以前，真正意义上的大众传媒尚未出现，对于疫病、天灾这类突发事件的信息传播，很大程度上仍要依赖于民间社会的自发传播。所谓“远水解不了近渴”，等候朝廷的官方信息发布，然后再采取行动，显然是不切实际的。但是，源于民间社会的自发信息传播，其内容的准确性无法保证。尽管其中也有来源确凿、内容真实的信息，但大量道听途说的小道消息、流言、传言大行其道，也是可以想见的情形。

民间告示是民间健康传播的一种重要形式，大致可分为两种，一种是传递防病治病信息和健康观念，以劝戒人们遵从效仿的；另一种是民间商业性的广告宣传。医史学家范行准在《中国预防医学思想史》中刊载了一张由他本人收藏的清朝道光八年（公元 1828 年）的民间健康告示，名曰《力劝普种痘花法》，撰写人是一个自诩为江南云峰居士的人。当时正值

“牛痘免疫法”传入我国，一些官府官员纷纷效仿采纳，但民间百姓由于笃信我国传统的“人痘免疫法”，对国外传入的“牛痘免疫法”心存疑虑，不愿采纳。这张告示就是劝戒人们接种牛痘的：

且近京师王公大人家常用种痘之法，因少痘殇之惨，何庶民之家，反疑畏而不种痘乎？若婴儿果能一生躲出此症，则已。既不能躲，与其听之天时自出，痘之轻重，则权不能自主；如能行种痘之法，痘之轻重，其权在人。有识之士，依法行之，则保全婴儿，良不少矣！

——摘自《中国预防医学思想史》①

另一种较常见的民间健康告示，实际上是一种民间商业行为的结果。宋朝时期，药品属于专卖品，不允许民间自由买卖。制药坊均为官办，分为熟药所和卖药所，通称药局。待到明朝时期，药品管理开始松动，出现了民间的制药坊。伴随着当时中国民间资本主义的萌芽，医药领域出现了商业化的气息。一些民间的药铺，为了拓展经营，开始采用商业化广告宣传的手法，而最直接有效的方法就是张贴告示。特别是在一些疫病流行的时期，药铺会将一些重要的方子张贴公布出来，辅以说明，用以介绍这一药方的功效。并注明本药铺的地址，方便民众购买。这样一来，不仅给药铺做了广告，促进了经营，在客观上也起到了普及防病知识的健康传播作用。下面这份张贴于清朝末年山东济南府的告示《除痰清热保幼化风丹》，就是一则典型的商业告示：

除痰清热保幼化风丹

专治小儿惊风痰湿壅塞，宿乳宿食不能消化，呕吐发热睡卧不安夜啼，惊怕咳嗽痰喘，胸膈不开，大便燥结，每服一丸，白滚水化服。惊风薄苏汤化服；伤食山楂汤化服；夜啼橙草汤化服；心经火盛，胎热胎毒犀角研水化服；痰咳梨汤化服。日进一二服，忌肉面甜食，食乳者，乳母忌发物热物。

居仁堂乐家老铺开设济南商埠，经二路纬四路，面西路南便是。

——摘自北京市档案馆②

① 范行准：《中国预防医学思想史》，华东医务生活社，1953年。

② 《除痰清热保幼化风丹》告示，北京市档案馆馆藏。

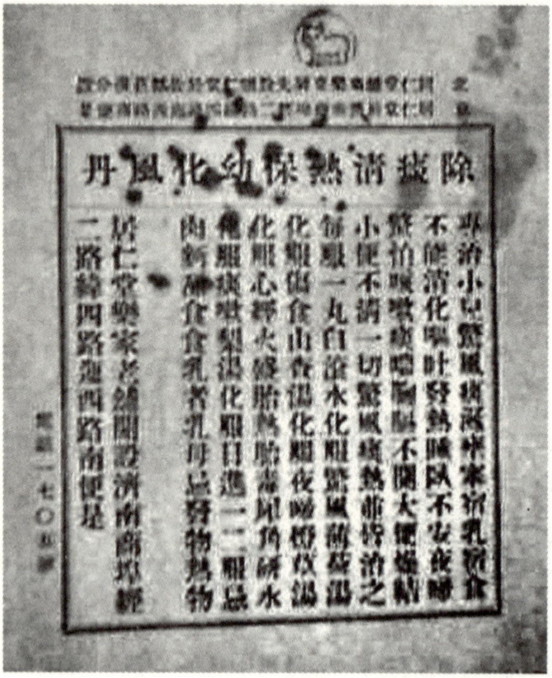

图 2：居仁堂《除痰清热保幼化风丹》

2. 延医送药

疫病发生时向百姓免费延医送药，历来是官方在疫病防治方面的重要内容和手段。这方面最早的记载见于先秦时期，当时的各类医官职位中，有一种被称为“司救”，主要职责就是在疫病发生时延医送药。《周礼·地官》中说：司救官“凡岁时有天患民病，则以节巡国中及郊野，而以王命施惠。”《后汉书·灵帝纪》中也曾记载：“建宁四年（公元 171 年）三月大疫，使中谒者巡行致医药。”[①] 隋唐时期，每当疫情发生，由中央政府统一配置，地方官吏配合医生免费发放医药、开仓赈济，已经成为普遍的做法。唐太宗李世民就曾多次选派医官到地方救治疫病。[②] 但是，真正通过设立药局（医局），建立制度性的延医送药机制，则是在宋代。

宋代熙宁九年（公元 1076 年），宋神宗诏令撤消、合并旧有的官办熟药库、合药所、卖药所，在京城开封设置太医局熟药所。政和四年（公元 1114 年），熟药所改称“医药惠民局”。南宋绍兴十八年（公元 1148 年），

---

① 《秦汉时期卫生保健、疾病预防与尸体保护》，载《中国医学史》，中国眼科网，http：//www. chinaeye. org。

② 王钦若：《册府元龟》，北京中华书局，1982 年。

又再次改名“太平惠民局”，从此建立制度，并一直延续到后世。“惠民局”除日常以优惠的价格向民间出售药物之外，每逢疫病流行时，还实行免费的施医给药。这一制度的建立为民众日常健康、以及应对疫病带来了便利，无疑是有其积极意义的。可惜的是，这一制度并未得到很好的贯彻和实施，随着南宋朝廷的日益腐败，变得有名无实。①

到了明清时期，“惠民局”被推广到全国各地，在形式上得到了扩展。但是，对于封建统治者而言，这种费时、费力又费钱的事，偶尔为之尚可，要长久坚持下去，显然很难。因此，在实际操作中，“惠民局”一类的场所常常面临资金短缺的困境，甚至要依靠民间出资才能维持。也正是在这一时期，民间社会力量主动开展延医送药或者与官办“惠民局”合作开展延医送药，成为疫病健康传播中较为普遍的现象。延医送药的做法从最初单纯的官方行为，逐步向着官民合办的形式转变。清道光四年（公元1824年）六月，苏州时疫盛行，就是由当地的多位乡绅联名向县府请愿，“请设医药局，以诊贫民之有疾而无力求药者”，方才促成了医局的设立。②

3. 精神依托

尽管人们用各种方法防病驱疫、祈愿平安，但是每当疫病来临，人们仍不免惨遭其害。生命被摧残，家园被破坏，面对瘟疫，人们更多的是敬畏。当现实无法拯救生命的时候，人们转而将希望寄托于上天庇护、神灵保佑。无论是哪路神灵，不管来自何方，只要能祛灾免疾，都会受到人们的顶礼膜拜。据《隋书·礼仪志》中记载，类似的神灵祈福品目繁多：“祈祷者有九焉：一曰雩，二曰南郊，三曰尧庙，四曰孔、颜庙，五曰社稷，六曰五岳，七曰四渎，八曰滏口，九曰豹祠。水旱疠疫，皆有事焉。”③

掌管瘟疫，有专门的神灵。我国民间信奉的瘟神又称五瘟使者：春瘟张元伯、夏瘟刘元达、秋瘟赵公明、冬瘟钟仕贵、总管中瘟史文业，每一位瘟神都掌管一个季节的时令瘟疫。对于这些瘟神，民间百姓一个也不敢得罪，每到一季，分别祭拜不同的瘟神。广东、云南等南方一些地区的民间相传都天太子为瘟疫之主，大多数县都设立了都天太子庙，香火旺盛。此外，专事痘疹天花的痘神娘娘也是民间经常祭拜的疫神。除了拜神，人们也祭鬼。传说，上古黄帝的孙子颛顼有三个儿子，刚生出来就死了，并

---

① 《宋代医学医事》，载《中国医学史》，中国眼科网，http://www.chinaeye.org。

② 余新忠等著：《瘟疫下的社会拯救：中国近世重大疫情与社会反应研究》，中国书店出版社，2004年1月。

③ 魏征：《隋书》，北京中华书局，1973年。

变为厉鬼。其中“一居江水，为疟鬼；一居若水，为魍魉；一居人宫室区隅，善惊人小儿，为小鬼。”[①] 而居于江水的“疟鬼”，又称“瘟鬼”，主事瘟疫。每到瘟疫流行之时，民间都会举行各种“迎神赛会”，[②] 以求神鬼庇护。

广布信息、延医送药、精神寄托是从传播内容和形式上对民间社会参与健康传播活动的考察，显示出民间社会参与健康传播的多样性特征。但是，从另一个角度我们也不难看出，近代以前民间社会对健康传播的参与所表现出来的“自发性、散在性、偶然性”等总体特征。无论是以张贴民间告示为表现形式的信息传递行为，还是以乡贤为代表的地方精英（或民间医生）所开展的延医送药活动，抑或是以求神拜佛、画符驱邪为主要表现的精神安慰措施等，都显示出明显的随机性和非组织性。而在近代以前漫长的健康传播历程中，这些特性始终伴随着民间社会对健康传播的参与活动，形成一种类似于“传统”的东西。

二、社会参与在清末民初健康传播中的“转型”

近代中国社会的深刻变革，源自近代以来中国社会激烈的矛盾与冲突。这种矛盾在社会领域集中地表现为以中西话语的对立、较量、妥协与融合为特征的话语矛盾。清末民初的近百年间，中国社会发生着剧烈的转变和振荡。1840 年第一次鸦片战争爆发，揭开了中国受苦受难的近代史的序幕。两年后，鸦片战争以中国被迫签订第一个不平等条约《南京条约》而告终：中国将香港岛割让给英国，开放广州、福州、厦门、宁波、上海五口通商，赔偿林则徐在广州焚烧的鸦片钱。1856 年第二次鸦片战争爆发，清政府再次溃不成军。中英、中法、中俄《天津条约》、《北京条约》等一系列丧权辱国的不平等条约将中国推向了亡国灭种的边缘。

在近代中国沧桑巨变的历史画卷中，传统的中国医学也不可避免地被卷入历史的洪流，并一度被推向风口浪尖，承受着前所未有的痛楚、抗争和革新。这一时期发生在医学与健康传播领域的深刻变革，从根本上说是医学话语的变革。延续了数千年的传统中医话语面对现代西医话语的大举渗透，不得不被动应战。在两种医学话语之间彼此较量、妥协与融合的过程中，最终实现了中、西医话语在近代中国医学话语舞台上的角色转换。与此相对应，这一时期健康传播中的社会参与也突出地表现为“以传统中医参与为主”向“以现代西医参与为主”的深刻转变。

---

① 《搜神记》，北京中华书局，1979 年。

② 李玉尚：《近代中国的鼠疫应对机制》，《历史研究》，2002 年第 1 期。

被誉为“世界级历史学家”的李剑农先生在《中国近百年政治史(1840～1926)》中，将近百年来中国的政治变化分为三个段落：从鸦片战争到中日甲午战争，为第一个段落；从甲午后维新变法运动到辛亥革命，为第二个段落；民国成立之后，为第三个段落。[①] 而在解释中国传统社会在外力冲击下向现代社会转变的过程时，很多学者又倾向于将中国近代史进程解释为“对应于文化由表及里的器物、制度、价值三层面，即洋务运动、戊戌变法和五四运动三大阶段”。[②]

而如果从医学与健康传播的角度来看，分析近代中国健康传播领域从“以中国传统医学为主导”向“以西方现代医学为主导”的转变过程，类似的阶段划分又要稍作调整。大致看来，依然可以分为三个阶段：第二次鸦片战争之前，为第一阶段；从第二次鸦片战争到辛亥革命，为第二阶段；从辛亥革命至南京国民政府成立前后，为第三阶段。第一阶段的旗帜性话语当推魏源的“师夷长技以制夷”；第二阶段的旗帜性话语源自张之洞——这位洋务运动的积极倡导者和实践者在《劝学篇》中详加阐释的“中学为体，西学为用”；而到了第三阶段，国人对西方现代医学的态度已是全面接受，“贬中倡西”了。三个阶段中，最激烈的冲突与碰撞发生在第二阶段。

1. 开禁之初：西医传播的肇始

西医的传入，一开始是在宗教的庇护下进行的。相传，清顺治帝在位后期，顺治大病。考虑到自己的病情严重，顺治着手安排皇位的继承人选。当时的钦天监监正汤若望是一名西洋传教士，因知识渊博、见多识广而受到皇上的尊重。汤若望很快帮助顺治下定了决心：选皇三子玄烨做接班人。理由很简单，玄烨已经出过天花，他对这种可怕的疾病有了终身免疫力。[③]

正是由于“出过天花”这样一个简单的原因，将康熙推上了皇帝的宝座。从此，康熙对医学发生了兴趣。清康熙三十二年（1693 年），康熙染上疟疾，御医们束手无策，又是西洋传教士洪若翰和刘应献上金鸡纳霜，治好了康熙的病。[④] 这使得康熙对西医和西方传教产生了独特的偏好。当时，西方天主教在清朝各地传播日盛，受到一些地方的抵制。康熙帝传谕“各

---

① 李剑农（著）：《第一章：鸦片战争》，《中国近百年政治史（1840～1926 年）》，复旦大学出版社，2002 年 9 月。

② 陈明：《反思一个观念》，载《中华读书报》，1998 年 12 月 16 日。

③ 《天花与清宫》，中央电视台《探索·发现》，2004 年 9 月。

④ 阎崇年：《瘟疫防治的历史经验》，北京社会科学院网 http://www.bjpopss.gov.cn/bjpopss/xzlt/，2007 年 1 月。

处天主堂仍照旧存留。凡进香供奉之人，不必禁止。”（《奉教正褒》）[①] 这一决定促使天主教在国内迅速发展，在客观上也促进了西方医学手段和医学思想在国内的传播。后来，由于罗马教廷强行规定“在中国之西洋人和中国天主教徒，不许用‘天’字，不许祭孔子、祭祖宗，不许依中国规矩留牌位在家，如不遵守，依天主教规处罚”，[②] 从而惹怒了康熙。康熙下令此后禁止天主教在中国流行，西医的传播就此中断。

西医开始系统地、有规模地传入中国始于 19 世纪上半叶。1835 年，第一个登陆中国的西医传教士伯驾在广州创办了中国第一所西洋教会医院，很快成为当时最成功的西医医院。1839 年，林则徐罹患“疝气病”，伯驾亲自为林则徐配了一条疝气带。从此，更是声名远播。然而，西医和西洋教会在国人脑海中的形象并没有因为一个伯驾和一所西洋教会医院的成功而轻易地得到改变。事实上，民间对西医的疑惧和偏见很长时间都普遍存在。民间针对西洋教会医院有种种传言，如：教会医师以迷药诱人，以媚药淫亵妇女；教会医院被怀疑挖眼剖心用以做药；西医解剖尸体或制作人体标本，均被认为是出于各种匪夷所思的邪恶动机；信徒临终圣事被认为教士挖取死人眼睛以为炼银之药等。[③] 西医一度成为恐怖和邪恶的象征。第二次鸦片战争之前，西医话语未能有效地渗透中国社会，占领主流话语地位，与中国社会这种对洋医、洋学、洋教、洋人的抵触情绪是直接相关的。这一阶段，西医话语仍处于近代中国话语舞台的边缘地带。

第二次鸦片战争，法国藉“马神甫事件”挑起事端。清军战败后，英、法联军胁迫清政府签订了中英、中法《天津条约》。条约中规定：“允许外籍传教士进入内地自由传教”。[④] 此后，俄国、美国也获得了同样的特权。第二次鸦片战争为西洋教会和西医在中国社会的全面渗透打开了方便之门，传教医师合法地深入到华北、华中、华南的大中城市。此外，在当时还有一个转变也成为促进西医大规模渗透中国社会的重要外部原因。长期以来，行医一直是西方传教士在传教之余的“副业”，传布教义福音才是主要职责。1835 年 6 月，伯驾在到达中国后收到教会的指令：

你可以应用你的医药和外科知识，你有机会缓解病人身体的痛苦。你

---

① 范文澜（主编）：《第四章：清朝统治的巩固与疆域的奠立》，《第五编：明清封建制时期》，《中国通史》，人民出版社。

② 同上

③ 郝先中：《晚清中国对西洋医学的社会认同》，《学术月刊》2005 年第 5 期。

④ 龚书铎：《第二次鸦片战争（1856～1860）》，《近代中国研究》，中国社会科学院近代史研究所http：//jds. cass. cn/，2006 年 2 月。

也将尽己所能，让他们了解我们的艺术和科学。但是，千万记住，你必须只专心照顾那些可以接受福音侍奉上帝的人。你的医疗知识和科学精神都是可敬的，并将贡献于在中国的传教事业，但你不得让它干扰或取代自己作为传道人的宗教职责。

——摘自《再造“病人”》①

由此看来，早期西医传教士的行医行为带有强烈的“功利”色彩，希望通过对民众肉体的拯救，达到对灵魂（信仰）的控制。肉体与灵魂、行医与传教，一个是手段、一个是目的。然而，这一状况在第二次鸦片战争之后得到了改观。教会医院逐渐增多，传教士花费在行医上的时间远远多于传教，逐渐出现了专职的教会医生，其专业技能和个人身份日益向（医学）专业化迈进。最终，在1907年上海举行的“新教布道一百周年”会议上，正式宣布医务工作成为“全世界几乎每一个教会团体的工作的一部分”，② 确立了传教士开展医疗活动的正当性。

一系列外部条件的创造，使西医教会医院在中国获得了迅速的发展。据统计，1876年新教在华所办教会医院有16所、诊所24所，1905年分别达到166所和241所。③ 30年时间整整增加了10倍。到1918年，仅教会医院的数量就增加到320所，另有医学校21所。④ 从医生的数量看，1874年完全合格的西医传教士医生大约只有10人，到1905年猛增到300人左右。⑤ 而在西医教会医院受训的中国人，1877年全国大约仅有38人，到1895年时仅广州教会医院就有150名中国人通过训练毕业。⑥ 西医话语在国内医学领域的地位和影响力逐步上升，渐渐从边缘向中心逼近。

2. 层层渗透：汇通派与洋务派

西医的迅速扩张在国内引发了激烈的振荡，不同的观点和立场猛烈交

---

① 杨念群：《再造“病人”：中西医冲突下的空间政治（1832～1985）》，中国人民大学出版社，2006年3月。

② 费正清等主编，中国社会科学院历史研究所编译室（译）：《第十一章 1900年以前的基督教传教活动及其影响》，《剑桥中国晚清史（上）》，中国社会科学出版社，1985年。

③ 李传斌：《晚清中国人西医观的演变》，《光明日报》，2005年3月1日。

④ 丁守和、唐宝林等（著）：《第二编 救国道路的新探索》，《第一章 北洋军阀统治的建立》，《二十世纪中国史纲》，河南人民出版社，1993年。

⑤ 费正清等主编，中国社会科学院历史研究所编译室（译）：《第十一章 1900年以前的基督教传教活动及其影响》，《剑桥中国晚清史（上）》，中国社会科学出版社，1985年。

⑥ 《西医非要逼死中医?》，载《三联生活周刊》，百拇医药网http：//www.100md.com，2006年11月28日。

锋。但是，在第二次鸦片战争之后，“中学为体，西学为用”已经逐渐成为国人对待“西学”的主流态度。在这种情形下，对西医彻头彻尾的反对话语“呼声渐弱”，所谓的中西汇通“呼声渐强”。晚清进士唐容川在其著名的《中西汇通医经精义》中认为“西医初出，未尽周详；中医沿讹，率多差谬”，主张“不存疆域异同之见，但求折中归于一是”，[①] 从而成为当时主张中西汇通的代表人物。这种“中西汇通”的主张与当时盛行的“中体西用”的社会潮流颇为吻合，深受洋务派人士的青睐。由于医学不同于典章制度、伦理纲常，自古以来大多属于“技艺”、“器物”的范畴，而洋务派热衷的正是“器物变革”，因此大多数洋务派人士在医学汇通问题上往往“通”得比较早、也比较快。

在这部分人当中，李鸿章是一个典型的代表。这不仅因为他身为朝廷重臣、声名显赫，还因为他对医学的独特兴趣和关注。据说如果遇到家人患病，李鸿章往往并不顾忌中医、西医之分，只要有效一律延请。一次，李鸿章的夫人病重，中医大夫一时治疗无效，李鸿章就延请西医前来治疗，结果治好了夫人的病。对于西医西药，李鸿章评价甚高：“泰西医学有专官、有学堂，又多世业孤学，藏真府俞悉由考验，汤液酒醴更及精翔。”西药化学“格致微渺，务尽实用，非仅以炮制为尽物性，则尤中土医工所未逮者。”[②] 他甚至还给当时介绍西方医药的书籍《万国药方》作序，认为：“中国医学和医药均有不足之处，而西医的长处在于医学教育、医药、解剖学上。”[③]

李鸿章不仅自己亲身试用西医，还向慈禧推荐西医西药。在李鸿章的引荐下，伦敦会医师科克伦曾深入宫闱替慈禧和李莲英治病。1904 年，教会筹建北京协和医学堂时，慈禧还曾出银万两予以襄助。[④] 应该说，以李鸿章为代表的清朝高官（甚至皇室）对西医的态度，在很大程度上影响了民众对西医的选择，客观上促进了西医在中国社会的渗透。此外，这一时期大批海外留学归国的知识分子和资产阶级改良派思想家，对西医话语的介入和渗透也起到了重要的推动作用，薛福成、郑观应、严复等在这方面都是很有影响的人物。

如果说《天津条约》的签订为西医传教士进入中国内地打开了方便之

---

① 《西医非要逼死中医?》，载《三联生活周刊》，百拇医药网http：//www.100md.com，2006年11月28日。

② 郝先中：《晚清中国对西洋医学的社会认同》，载《学术月刊》2005年第5期。

③ 李传斌：《晚清中国人西医观的演变》，《光明日报》，2005年3月1日。

④ 郝先中：《晚清中国对西洋医学的社会认同》，《学术月刊》2005年第5期。

门，为西医在中国社会的延伸创造了外部条件；那么，中国本土社会的“话语领袖”们对西医的青睐和推介，无疑为西医在中国社会最终占领医学领域的主导地位创造了内部条件。在内外合力的共同作用下，加之西医本身“见效快、服药方便”等特点，使得民众对西医的态度发生了显著的转变。以上海仁济医院为例，1844 年开办之后的最初 13 年间，共医治病人 13 万人次，平均每年 1 万人次。此后病人数更是日渐增多：1860 年为 16 113 人次，1861 年为 38 069 人次，1870 年为 42 695 人次，1875 年达到 56 624 人次。①

从最初的忽视、抗拒，到后来的将信将疑、亲身试用，再到最后笃信无疑，前后不到数十年时间，西医话语迅速从近代中国话语舞台的边缘走向中心。1877 年上海《申报》上的一篇时评用寥寥数语浓缩了这数十年的沧桑变化，读后令人感慨良多：

> 自中国通商以后，西医之至中国者，各口岸皆有之。……初则贫贱患病、无力医药者就之，常常有效；继则富贵患病、华医束手者就之，往往奏功；今则无论贫富贵贱，皆有喜西药之简便与西药之奇异，而就馆医治者日多一日，日盛一日也。
>
> ——摘自《申报》②

3. 登堂入室：从博济医学堂到京师大学堂

近代中国，西医话语从边缘走向中心的过程，与西医教育的推动是分不开的。西医传教士进入中国后，很早便开始注意西医教育的发展。最初是在教堂内部教授民众基本的西医常识，逐步发展到培养本土的西医医士。后来较早在国内创办中国自己的西医医院的黄宽、何启等人，都曾经在教会医院的医科学校中学习过。第二次鸦片战争后，随着洋务运动的开展、官办医学校的设立，以及大批留洋海外学习西医的国人回国创建西医医院、诊所和西医教育机构，西医教育在国内迅速发展起来。

1835 年，西医传教士伯驾在广州创办了中国第一家西医教会医院。3 年后，伯驾又参与在广州发起成立了中国博济医局。③ 1866 年，在博济医局的基础上，筹备成立了广州博济医学堂，成为我国最早成立的西医学堂，

---

① 王尔敏：《上海仁济医院史略》，载自林治平主编《基督教与中国现代化》（论文集），台北，1994 年。

② 郝先中：《晚清中国对西洋医学的社会认同》，《学术月刊》2005 年第 5 期。

③ 费正清等主编，中国社会科学院历史研究所编译室（译）：《第十一章 1900 年以前的基督教传教活动及其影响》，《剑桥中国晚清史（上）》，中国社会科学出版社，1985 年。

孙中山先生就曾在此学医并从事革命活动。此后博济医学堂不断壮大，并数次更名，历经岭南大学医学院、华南医学院、广州医学院、中山医学院。① 1985年正式更名为中山医科大学，成为国内历史最悠久的西医院校。

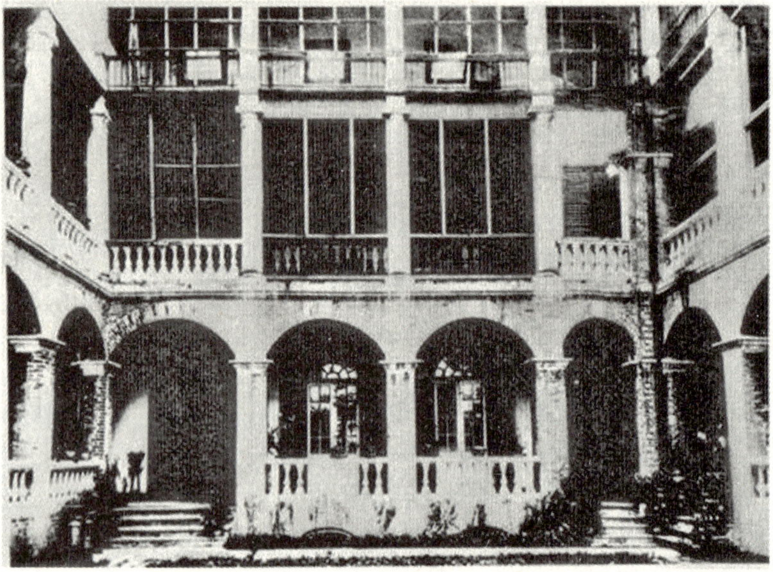

图3：广州博济医院南华医学堂旧址

1881年，在李鸿章的积极倡议和推动下，西医传教士马根济在天津成立天津医学馆，其后发展为北洋医学堂，为北洋舰队服务。此后，上海、福州等地的洋务学堂中，也纷纷增设了医学专业，一度颇为红火。差不多同一时期，国内各地也纷纷创办西医学堂，培养西医人才。1885年，英国传教士武成献来到山东青州，创建“青州广德医院”和“青州医学堂”，从而开辟了山东医学教育的源头；② 1898年戊戌变法后，西洋传教士巴德顺在山东邹平开办医学堂；1904年，西洋教会在北京筹建北京协和医学堂……其蓬勃态势如春风野草，不可遏制。

然而，真正标志着西医教育走向国人教育的中心舞台、进入主流视野的，莫过于京师大学堂的创举。1898年戊戌变法，光绪帝接受维新派主张，创立京师大学堂。在筹备京师大学堂的学科设置时，光绪帝下谕：“医学一

---

① 《中山大学医科建立140周年庆典活动》，中山大学汕头校友会网 http://www.dahuawang.com/dhserver/，2006-11-23。

② 骆雁峰、刘华、李茂松、杨连滨：《从青州医学堂到山东省益都卫生学校》，载《潍坊日报》，2004年6月1日。

门，关系至重，亟应另设医学堂，考求中西医理，归大学堂兼辖，以期医学精进。”[①] 足见当时朝廷对西医学的重视。事实上，早在1862年，清政府就在总理衙门设立了京师同文馆，成为我国创办新式学校的开端。同文馆设立了西文、数学、物理、化学、地理、国际法、政治经济学以及西医等多种学科的教授，1872年英国传教士医生德贞曾在同文馆开设解剖学和生理学课程。[②] 京师大学堂成立时，同文馆并入其中，成为一个部分。

京师大学堂在创办之初设有7门科目，分别为政治科、文学科、格致科、农业科、工艺科、商务科、医术科，其中医术科又分为医学和药学两目。[③] 在之后制定的医术科教学细目中规定：医学目设29科课，中医居首位；药学目设17科课，中国药材也居首位，但两者都只占一科课，其余的44科课均为西医西药。[④] 西医的重要地位可见一斑。不仅如此，为了增加医学生的实践能力，京师大学堂又仿照西方医学教育的模式，额外设置了医学实业馆，并将一所位于北京琉璃厂、由政府管辖的医院设立为附属医院，以便学生临床实习。[⑤] 可以说，京师大学堂医术科的创办、以及为此而做的种种努力，将西医教育在中国的发展推向了一个高峰，标志着以西医教育为重要表现之一的西医话语在中国医学领域逐步取得了主流话语的地位。

第二节　粤港鼠疫防治中的健康传播与社会

1894年3月，广州的天气比往年都要干旱、温燥。在当地回人、旗人聚居的地区，突然有许多人得了一种怪病：高热、昏迷、腋下股间出现肿块，很快便危及生命。当年的《申报》上详细描述了这一怪病的症状：“所染之症皆系两腿夹缝、或两腋底、或颈际起一毒核，初时只如蚊虫所噬，转瞬即寒热交作，红肿异常，旋起有黑气一条，蜿蜒至要害处，随即夭亡。”[⑥] 一场险恶的瘟疫正悄悄地在广州降临。

---

① 《大清德宗（光绪）皇帝实录》（六），台北华文书局，1960年印行。（转载自郝先中《晚清中国对西洋医学的社会认同》）

② 费正清等主编，中国社会科学院历史研究所编译室（译）：《第十章 自强运动：寻求西方的技术》，《剑桥中国晚清史（上）》，中国社会科学出版社，1985年。

③ 《钦定京师大学堂章程》，历史风云网http：//www.lsfyw.net/reform/wuxu/，2004年10月16日。

④ 《西医非要逼死中医?》，载《三联生活周刊》，百拇医药网http：//www.100md.com，2006年11月28日。

⑤ 沈弘：《京师大学堂何时成立?》，网大网http：//rank.netbig.com/culture/，2001年6月27日。

⑥ 赖文、李永宸：《1894年广州鼠疫考》，载《中华医史杂志》，1999年10月第29卷第4期。

一、动物凶猛

对于当时出现的这种怪病，中医大夫根据疾病的症状表现，称之为“核症”。据曾于当年创办“太平局十全堂”的老中医黎庇留记载：“核症患者，其病结核如瘰，传染广，伤人速，故以疫名。”① 对于类似的疾病，我国中医有不同的称谓，如：“时疫疙瘩”、“大头天行”、“疙瘩瘟”、“大头瘟”、“虾蟆瘟”、“瓜瓤瘟”、“阳毒”、“阴毒”等。② 广东民间也有“浮核”、“毒核”、“起核病”、“标蛇毒核”、“恶核”等称谓。③ 由于大多数称谓都是根据患者的症状而得名，而同一种疾病的症状有时又多种多样，因此名称也就五花八门，缺少一个统一的命名。

而当时的西医发展已经确立了人体解剖学、细菌学、流行病学等现代医学方法，这使得西医有可能从一个全新的角度来认识这一疾病。1894 年法国细菌学家耶尔森在香港、广州调查疫情时，通过尸体解剖和显微镜观察，发现该病的病原体是一种细菌，这种细菌后来被命名为耶尔森氏杆菌。④ 同时，又结合发病当地的鼠病流行情况，一个新的、统一的疾病名称确立下来：鼠疫。

1894 年爆发于广州的鼠疫在当时造成了极大的危害。鼠疫最初爆发于广州城南玉带河（护城河）附近的回人、旗人聚居区，很快就向城中心蔓延，西关和老城南部成为鼠疫流行的重灾区。据当时报纸上的疫情报道，鼠疫的传染极其迅速，出门拜客、为人诊病、出外购物、为亲人料理丧事、赴局办公、参加集会庙会、甚至贼人入室盗窃，都成为传染的途径，⑤ 暴毙之事时有发生。而当时无论是传媒报道、还是民间传言，对鼠疫暴病的描述都令人不寒而栗：“疫症初起，身上生一恶核，大如青梅，小如绿豆，痛彻于心，顷刻间神志昏迷，不省人事。”又如：“宴饮之际，席未终而身已亡；谈笑之余，音尚存而魂已散。疫症出于俄顷，药石无所用之”等。⑥ 广州老中医易巨荪的记载则更加直白：“疫疾初来，先死鼠后及人，有一家而死数人者，有全家死绝者。”⑦

---

① 冼维逊：《鼠疫流行史》（内部资料）11988：2031。（转载自赖文、李永宸，《1894 年广州鼠疫考》）

② 曹树基：《地理环境与宋元时期的传染病》，载《历史地理》，上海人民出版社，1995 年。

③ 《广东各县鼠疫调查报告》，广东省卫生防疫站（内部资料），1956 年。

④ 方舟子：《历史回眸：鼠疫、天花……人类与瘟疫的较量》，《环球时报》，2003 年 5 月。

⑤ 赖文、李永宸：《1894 年广州鼠疫考》，载《中华医史杂志》，1999 年 10 月第 29 卷第 4 期。

⑥ 同上

⑦ 冼维逊：《鼠疫流行史》（内部资料）11988：2031。（转载自赖文、李永宸，《1894 年广州鼠疫考》）

根据伍连德的记述，这次广州鼠疫最早的确诊病例发生在1894年1月16日。当日，内尔斯（Niles）医师应邀前往王将军府为其儿媳诊病："渠于鼠蹊发见一疼痛之肿胀，体温104.8度（华氏），脉搏160，并有瘀斑疹，患者后竟痊愈。"[①] 这是广州第一个可靠诊断的鼠疫病例。但是，真正爆发却是在此后一个半月。1894年3月1日，当地报纸刊发了第一次鼠疫爆发的公告，[②] 标志着广州大规模鼠疫流行的开始。

事实上，自19世纪60年代之后至1894年爆发广州鼠疫，广东省的鼠疫流行始终没有停息过，形成一条鲜明的线索：1867年北海鼠疫，此后10年未曾中断；1873年遂溪鼠疫；1891年清远、吴川、廉江鼠疫；1893年顺德鼠疫……由此看来，1894年的广州鼠疫只是这一连串鼠疫流行的延续。但是，由于广州人口稠密，交通发达，各地往来人群众多，因此广州鼠疫较前几次都更为严重。最初爆发鼠疫的广州城南玉带河一带是广州交通运输最繁忙的地区之一，玉带河与珠江相通，是当地主要的运输河道，人员货物往来频繁，这也为疫病的扩散提供了便利。据当时港英政府派往广州的调查员的记录，在广州每天有200至500人死于鼠疫，从疫病初起至6月之间约有4万人死亡。[③] 而另有学者根据当时《申报》的记载，推断这次广州鼠疫的死亡人数超过10万人：

六月朔日，疫势渐轻，死亡日少，仵作一流人始略得间暇。初六日，会饮于某酒楼以志获利之盛。互相会计，自春徂夏，省中死者共11万余人。而4、5两月为多，此两月中竟居其半。

——摘自《申报》[④]

1894年3月广州爆发鼠疫之后，紧接着，5月香港爆发鼠疫。香港第一例鼠疫死亡病例出现在5月11日。[⑤] 5月15日《申报》报道："香港华人近得一病，时时身上发肿，不日即毙。其病初起于粤省及北海，近始蔓延而至，每日病者约三十人，死至十七八人。"[⑥] 5月18日，死亡人数停留在

---

① 伍连德：《中国之鼠疫病史》，载《中华医学杂志》，1936年第11期。

② 同上

③ 余新忠等著：《瘟疫下的社会拯救：中国近世重大疫情与社会反应研究》，中国书店出版社，2004年1月。

④ 赖文、李永宸：《1894年广州鼠疫考》，载《中华医史杂志》，1999年10月第29卷第4期。

⑤ 余新忠等著：《瘟疫下的社会拯救：中国近世重大疫情与社会反应研究》，中国书店出版社，2004年1月。

⑥ 《香港多疫》，载《申报》，1894年5月15日。（转载自李永宸、赖文，《1894年香港鼠疫考》）

200人左右；5天后上升到300人；7月初突破700人，到7月15日迅速上升到1500人。[1] 香港鼠疫的流行集中在5月至7月，流行高峰出现在6月，比广州晚一个月。从当时的《申报》所记载的死亡总病例看，香港鼠疫的死亡人数大约为2550人。[2]

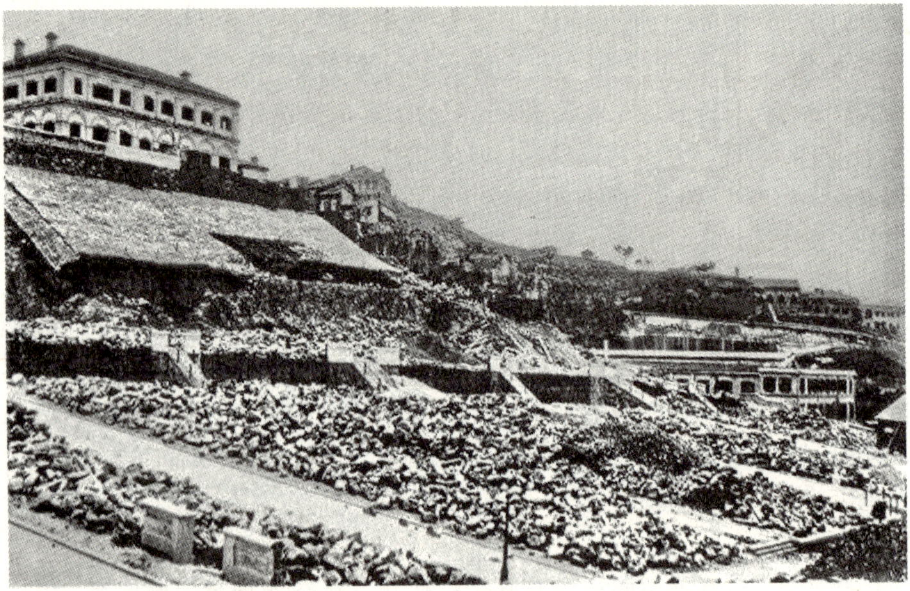

图4：1894年鼠疫过后，香港太平山区全力进行重建

二、老祖宗的法子：汤药与刀割

传统中医虽然不知鼠疫这个名字，但是对于这种疾病仍然有相应的治疗方法。中医对于鼠疫的治疗可以清晰地划分为两个阶段。第一个阶段为清光绪以前，当时中医对于鼠疫尚且了解不多，治疗方法也较浅陋。第二个阶段为清光绪之后，以罗芝园《鼠疫汇编》的问世为标志，对鼠疫的治疗有了较大的改观。

光绪初年广东爆发鼠疫，当地中医“鲜知其病所由来，但名曰核症，而无从考其核之所由来。”[3] 在治疗方法上也是含混不清，一会儿当成“感

---

① 余新忠等著：《瘟疫下的社会拯救：中国近世重大疫情与社会反应研究》，中国书店出版社，2004年1月。

② 李永宸、赖文：《1894年香港鼠疫考》，载《中华中医药杂志》（原中国医药学报），2005年第20卷第1期。

③ 余伯陶：《鼠疫抉微·李序》，载《中国医学大成》第四册，中国中医药出版社，1997年。

冒”来治，一会儿又当成“伤寒”来治：“凉药杂投，温补妄进”，或者干脆“轻剂浅试，养症成深”。[①] 不仅耽误了病情，也造成了民众的混淆。而作为我国鼠疫的高发地区，云南也是“受其害者百有余年，时医无从下手，一概指为天灾。”[②] 这种情形，使得当时的鼠疫防治形同虚设，更谈不上有什么防治效果。以至于“数年来，患时疫遭劫颇惨，轻者幸药而愈，稍重者十每难痊一二，人心惶惶，群医束手。”[③]

清光绪十七年（1891年），广东高州的中医吴宣崇将流传在高州、廉州一带民间的鼠疫治疗方剂收集起来，汇成高廉验方、茂名验方、石城验方、高州生药验方、高州外治验方、雷州外治验方、琼州外治验方等，编就《鼠疫治法》一书。该书被现今的大多数医史学家认为是中国最早出版的鼠疫专著。[④] 但遗憾的是，此书并未能产生广泛的影响。此后，广东石城的中医罗芝园以《鼠疫治法》为基础，结合当时用于治疗霍乱的“解毒活血汤”变化加减，另行编撰了一本专治鼠疫的方书，取名《鼠疫汇编》在民间广为传布，成为之后民间（特别是广东民间）医治鼠疫时的必备方书。[⑤]

尽管如此，各地仍然有一些针对地方疾病特点的治疗方法。新中国成立后的1950年代，广东医务工作者曾经对该省民间中医治疗鼠疫的方法进行过一次详细的调查。在调查中，发现了多种多样、各具特色的治疗方法。内治法主要以服用中药汤剂为主，包括：清瘟败毒饮、人参败毒饮、普济消毒饮、解毒活血汤、白虎汤、升麻汤、银花甘草汤等，无外乎温病与伤寒两派。（见表1.1）而外治法则主要以针刺、刀割、蚂蟥吸等方法消除“毒核”（即肿大的淋巴结）。（见表1.2）

---

① 李玉尚：《近代中国的鼠疫应对机制》，载《历史研究》，2002年第1期。

② 参见《丽江县鼠疫流行史调查访问资料》，滇西鼠疫调查组编，（内部印行本），1957年。（转载自李玉尚，《近代中国的鼠疫应对机制》）

③ 参见黎佩兰，《时症良方释疑·序》，光绪二十七年肇城景福局刻本。（转载自李玉尚，《近代中国的鼠疫应对机制》）

④ 李玉尚：《近代中国的鼠疫应对机制》，载《历史研究》，2002年第1期。

⑤ 李禾、赖文：《罗芝园<鼠疫汇编>在岭南鼠疫病史之地位及价值》，载《中华医史杂志》，1999年第2期。

表 1.1：1956 年广东各县鼠疫调查报告（内治法）[1]

县、市	府、州	治疗用药	方剂名
鹤山	肇庆		清瘟败毒饮
罗定	罗定	人参败毒饮加藏红花，连服数剂。	人参败毒饮
合浦	琼州		普济消毒饮
梅县	嘉应	当时中医多用凉药，如高州石城方、白虎汤加减；有用石膏、犀角、熊胆、牛黄、兰花、银花、大黄、朴硝之类治疗。	解毒活血汤、白虎汤
佛山	广州	当时验方是连翘、赤芍、柴胡、葛根、甘草、生地、红花、当归、川朴、桃仁，剧者各用石膏、藏红花。又有用附子八钱、炮姜三钱治疗。	解毒活血汤
广州	广州	连翘、生地、赤芍、忍冬、黄芩、大黄、青元葵、壮紫草等。亦有用升麻、鳖甲、当归、甘草、川椒、雄黄。	升麻汤
增城	广州	有一医生用红花、生地、赤芍、花粉、桃仁。	解毒活血汤
惠阳	惠州	有两个区调查用的是解毒活血汤，其余三个区用药各不相同，此处略。	解毒活血汤
龙川	惠州		解毒活血汤
普宁	潮州	都采取行血、凉血、解毒、泻下等方剂。有些采用神犀丹、普济清毒饮、甘露消毒丹、银花甘草汤等方。鼠疫发生时，有中医编一本书叫《鼠疫汇编》，内有解毒活血汤。	神犀丹 普济清毒饮 甘露消毒丹 银花甘草汤 解毒活血汤

资料来源：1956 年广东各县鼠疫调查报告。

表 1.2：1956 年广东各县鼠疫调查报告（外治法）[2]

县、市	府、州	治疗方法
海康	雷州	在淋巴腺周围涂上泥土，中间放上几条蚂蟥，吸去淋巴腺肿部液体。
儋县	琼州	用银针刺破患部使之流出毒血后，涂以蛇顶石。
海口	琼州	用刀割开或用银针刺破肿核排脓。
梅县	嘉应	梅城有一中医师专破鼠核，即用刀切开淋巴腺；民众亦有自已用刀切开者。
增城	广州	用蚂蟥吸腹股沟淋巴部位。

资料来源：1956 年广东各县鼠疫调查报告。

---

① 参见《广东各县鼠疫调查报告》，广东省卫生防疫站（内部资料），1956 年．（转载自李玉尚，《近代中国的鼠疫应对机制》，《历史研究》，2002 年第 1 期）

② 参见《广东各县鼠疫调查报告》，广东省卫生防疫站（内部资料），1956 年．（转载自李玉尚，《近代中国的鼠疫应对机制》，《历史研究》，2002 年第 1 期）

但是，这类治疗方法的疗效往往并不确切。特别是外治法，针对的只是鼠疫中的“腺鼠疫”类型，对更为凶险、传染性更强的“肺鼠疫”则毫无价值。[①] 鼠疫患者的病死率依然高居不下。据曹树基、李玉尚等对史料的分析研究，认为：从1887年至1949年，云南和广东鼠疫患者的病死率在绝大多数年代里，都在90%以上。[②] 在这种情形下，多数民众转而祭神拜鬼，祈求神灵保佑。同时，各种传言、流言盛行。每当鼠疫流行时，一些地方就会出现类似于《鼠瘟宝卷》一类投机性的迷信宣传品，绘有鼠瘟惨状图，其中有不少梦呓的话语，唱道疫情，十分恐怖。[③]

三、“洋病”洋治：隔离船与《治疫章程》

说鼠疫是“洋病”，并不准确，我国历史上早已有鼠疫流行的记载，只不过那个时候并不叫鼠疫，而是有别的名字。鼠疫的“洋”来自于这个名字，正是由于现代细菌学和流行病学的发展，才导致了“鼠疫杆菌”的发现和“鼠——蚤——人”这一传播链条的明确，从而有了“鼠疫”这个名称。从这个意义上说，称鼠疫为“洋病”也就有了几分道理。而在1894年广州、香港的鼠疫流行与鼠疫防治中，国人不仅遭遇了“洋病”的侵袭，还亲眼目睹了“洋治”的威力。

是年5月，香港鼠疫骤起。因为之前广州已经爆发了疫情，所以香港或多或少有了防备。港英政府认为鼠疫的传播都是华人引起的，因此对华人聚居区采取了强制性的防治措施。这些措施包括：逐户查搜、道路封锁、隔离船隔离、戒严居住区、焚毁染疫房屋等。这些措施，无一例外地都是西医防治传染病的手段，体现了西医的强势地位。其中，引发最多冲突的是“逐户查搜”和“隔离船隔离”两项。所谓“隔离船隔离”，是指将感染了鼠疫的病人集中在特定的船只上，实行统一隔离。为了实现这一做法，港英政府专门预留了几艘船只。英国人称之为“Hygiea”，中国人称之为“隔离船”或“海之船”。染疫者（主要指华人染疫者）一旦被发现，即被强行送入隔离船，而治疗的方法“不过是灌杯白兰地以做镇定，然后在头、胸、脚处置放冰块，接着就是静静等待死神的降临。”[④]

---

① 注：鼠疫，按照传播途径和症状表现的不同分为两种类型：腺鼠疫和肺鼠疫。前者通过鼠蚤（一种跳蚤）在病鼠与人之间传播，特征表现之一为全身主要淋巴结红肿；后者通过呼吸、空气在人与人之间传播，特征表现之一为肺部的呼吸窘迫症状。

② 李玉尚：《近代中国的鼠疫应对机制》，载《历史研究》，2002年第1期。

③ 范行准：《中国医学史略》，北京中医古籍出版社，1986年。

④ 余新忠等著：《瘟疫下的社会拯救：中国近世重大疫情与社会反应研究》，中国书店出版社，2004年1月。

5月11日，在香港出现第一例鼠疫死亡病例的当天，港英政府洁净局即出台了《香港治疫章程》，并于当日实施。[①] 这份《治疫章程》成为日后香港鼠疫防治的依据。在这份《治疫章程》中包含12条具体内容，现代西医疫病防治话语充斥其中——

集中隔离：“患疫之人无论轻重，须即迁徙医治船。”（第一条）

掩埋尸骸：“患疫毙命者，其尸骸须在本局所定之专处埋葬。”（第二条）

疫情通报：“知有人患疫或类似疫症者，须即赴最近之差馆或官署报明。”（第三条）

住户筛查：“委人员逐户探查以视屋内情形，并查有无患疫或由疫至死之人。”（第六条）

衣物消毒：“患疫人之衣服、床铺等物，本局所委人员或接揽洒扫人夫见在屋内者，则将其一体用密车慎重搬运离屋，俟将物洗涤通透，解除秽恶，然后交回原主”；“如不能洗洒除秽，须将物毁化者，既书有字样，遵照办理。”（第七条）（第八条）

房舍消毒：“患疫之人房舍，无论未死或已死，既迁徙后必须通透洗净，洒以药水，务除秽恶。如一屋之内死亡已及三人者，此屋之人须即迁出”；“如污秽不能洗除净尽者，则将屋如例净洗关闭。”（第九条）（第十条）

厕所消毒：“公私众厕须每日（生石灰）洗洒二次，至本局意妥为度。”（第十一条）

除此之外，《治疫章程》中还多处提到“有照医士”。如：涉及衣物消毒的第八条，“如有衣物、床铺、家私等件，经本局委员或有照医士看过，不能洗洒除秽，须将物毁化者，既书有字样，遵照办理。”又如：涉及房舍消毒的第十条，“凡有屋经有照医士谓污秽不能洗除净尽者，既立有字据，则屋内之人及家私、衣服、床铺一切须迁徙至本局所选定稳当屋宇，然后将屋如例净洗关闭。”在这两条中，“有照医士”与“本局（即香港洁净局）委员”具有同等效力的处置权，显示了“有照医士”的特殊地位。而在当时的香港，所谓“有照医士”自然非西医莫属，中医是断然没有机会“执照”的。这种对中医的歧视和排斥，在一位参与香港鼠疫防治的西医康特莱的一系列排比句中得到了极端的表述：“……在那里还不知科学，在那里

① 《香港治疫章程》，载《申报》，1894年5月22日。

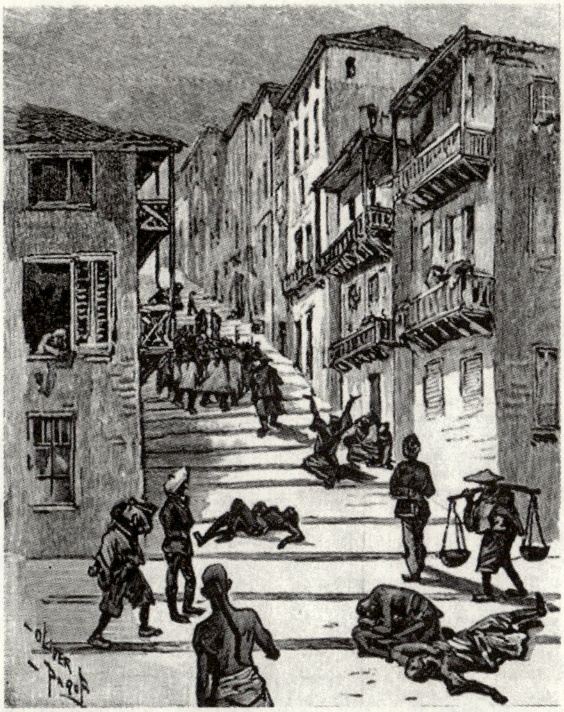

图 5：版画—1894 年鼠疫期间，香港太平山区被弃置的尸体和路人

（摘自《益善行道：东华三院 135 周年纪念专题文集》，特此鸣谢）

占星家高视阔步地自以为是医生，在那里从未采用过外科手术，在那里成千的妇女被所谓产科医生的巫术符咒折磨而死。”①

四、“中医防疫”与“西医防疫”：健康传播中的社会参与

在 1894 年的广州、香港大疫中，虽然同是鼠疫、同在春夏之际、而且流行的时间也基本相仿（广州主要为 3 月至 6 月，香港主要为 5 月至 8 月），但是两地的人员感染和死亡情况却相差悬殊。这里面有许多因素，包括两地的人口数量和人口密度差异、生活状况差异、基础卫生条件差异、以及广州猝不及防而香港稍有防备等，并不是单一原因所导致的。但是，两地不同的社会环境、以及由此引发的中西医在疫病健康传播中不同程度的社会参与，无疑是其中最重要的影响因素之一。

广州鼠疫的防治基本上以中医为主，中医参与鼠疫防治仍然保留了较

① 费克光（澳）：《中国历史上的鼠疫》p. 692。（转载自余新忠《瘟疫下的社会拯救：中国近世重大疫情与社会反应研究》）

强的“传统”特征。3月，鼠疫突起，来势凶猛。由于对鼠疫缺乏认识，官府又没有专门负责传染病预防事务的部门，广州城处于一片无序的状态之中。散在于城中各个角落的中医大夫“各自为政”，采用各自不同的方法救治着前来诊病的患者，但是这种参与无疑是散在的、不系统的，整座城市并没有一个统一的治疗方案和步骤。4月间由港英政府派往广州调查疫情的英国医生罗森，在调查报告中这样写道：“不论从官方、医学界或外行的资料都显示，虽然在广州时时有传染病流行，特别是在春天，但目前这个特殊的病却从未在此见过。在此病开始爆发时，我们所接触的本地医师都表示对这个病症一无所知。”①

广州鼠疫防治期间，较为切实有效的社会参与手段是由一些民间士绅和文化人士自发组织起来的延医赠药、筹建医厂、免费救治等慈善之举。位于广州城内的广济医院与爱育善堂聘得名医二人，一人在南关天字码头，一人在西关湄州庙设厂施医。② 两家医院从民间中医手中觅得治疗鼠疫的良方，依据方剂上的药物大量煎制汤药，免费分发。此外，中医刘学询在广州西关黄沙设立养病施医所“如廉访”，专门收治感染鼠疫、而又无家可归的患者，在不到两个月的时间里，收留、医治患者数千人。同时，“如廉访”还制备了治疗鼠疫的药物分发给普通民众，“领取者应接不暇”。③ 这些努力在当时起到了一定的救治作用。

在这里，有一个问题值得关注：那就是，用中医方法治疗鼠疫是否果真有效？据相关记载看，当时的中医对鼠疫的认识是“热毒”，治疗上遵循“凉、散、泻、清、解毒、活血”的原则。如广州中医李石樵认为：“温疫一病，千古疑城……轻用凉散，重则泻清……今岁我粤，温疫盛行，余依法治，百不一倾。”④ 被誉为近代岭南伤寒四大家的黎庇留、易巨荪和谭星缘等也认同这一治法，据称“以升麻鳖甲汤改汤为散，分发患者，活人无算。”⑤ 如果这些医家的记述属实，说明用中医中药治疗鼠疫还是有效的，而且效果还不错。那么，既然传统中医的治疗方法是有效的，为什么仍然死伤惨重呢？其中一个原因是由于疾病的传染性太强，每天都有大量新增的感染病例。仅靠个别医生的救治，对于整个广州城来说，只能是杯水车

---

① 余新忠等著：《瘟疫下的社会拯救：中国近世重大疫情与社会反应研究》，中国书店出版社，2004年1月。

② 赖文、李永宸：《1894年广州鼠疫考》，载《中华医史杂志》，1999年10月第29卷第4期。

③ 同上

④ 李石樵：《寒温条辨治疫汇编（序）》，严世芸编，《中国医籍通考》，上海中医学院出版社，1991年。

⑤ 赖文、李永宸：《1894年广州鼠疫考》，载《中华医史杂志》，1999年10月第29卷第4期。

薪。而另一个原因则在于没有建立控制瘟疫传染和蔓延的有效措施和机制。

中医治疗疾病重在个体，而非群体。传统"一对一"的医患诊疗模式，使得中医疗效的发挥体现在对个体健康状况的改善，而非对群体健康的保护。而疫病防治恰恰是一个群体性的行为，仅仅依靠"一对一"的个体防治是远远不够的。在日常疾病的诊疗活动中，经过数千年锤炼和实践检验的中医诊疗方法能够娴熟地应对各种疾病状况。在这一点上，中医有着显著的疗效和优势。而当疫病来临，由于中医缺乏群体性、系统性的预防手段和预防机制，往往显得力不从心。这种诊疗模式和诊疗观念上的错位，使得中医在大规模的疫病防治中处于被动的地位。而反过来，群体性防控措施的采用，恰恰是西医的长处，这使得中西医在疫病防治领域表现出巨大的差异。这种差异直接导致了广州和香港在鼠疫防治中的不同表现和效果。

香港自1842年中英《南京条约》签订以来，割让给英国。半个世纪以来，香港已发展成为一个重要的国际港口，远东最大的转口贸易中心。香港特殊的国际地位，使得这里成为中西文化交流、荟萃、碰撞的中心。19世纪末的香港人口中，95%是华人，占绝大多数。但是，处于英国强权统治下的华人社会并没有太多的权利和地位，处于话语舞台的边缘。而由少数西方人（主要是英国人）组成的西方社会，却强占着话语的主导地位。这种"西强中弱"的情形也影响到西医与中医在香港社会的地位，使得香港鼠疫防治中的社会参与表现出与广州不同的特征。

1894年5月，香港鼠疫爆发。鉴于此前广州鼠疫的"前车之鉴"，香港早早地做了准备。鼠疫爆发初期，香港就设置了"隔离船"，将鼠疫患者集中在船上，与外界隔绝，即使是家属也不得相见。由于船上并没有相应的救治措施，患者上了"隔离船"基本上就是等死。因此，"隔离船"成了"只见人进、不见人出"的地方，患者进去之后病情怎样、是死是活，家属无从得知，即使病亡了也无法见上最后一面。这一做法与中国传统社会的亲情伦理观念格格不入，反对之声日盛。以普通民众为主的反对者，为了避免进入"隔离船"，一旦患病便四处藏匿、秘而不宣，亲人家属也是绝口不提。如果有幸得救或自行痊愈，则上上大吉；如果不幸病亡，也由家人自行掩埋，而绝不去"隔离船"等死。是为消极的反对。

积极的反对则以香港东华医院的抗争为代表，这也成为香港鼠疫防治中传统中医参与疫病健康传播的主要形式。东华医院创立于1872年，是香港第一所由华商自己筹资创办的大型医院。东华医院成立后，在诊疗手段上提倡以中医治疗为主，在诊疗对象上则以面对华人社会为主。同时，东华医院还兼办各种慈善事业，如收容无依无靠的妇孺和老弱病残者，施赈粮食、派发寒衣，并兴办平民学校等，[①] 在香港华人社会拥有良好的声誉和地位。合股出资创建东华医院的多位华商富绅成立了医院董事会，刘渭川任医院总理。东华医院成立后，医院定期召集各位医董商谈医院事务，有时也代表华人社会就具体事宜与港英政府交涉。

香港鼠疫爆发后，港英政府洁净局坚持以西医模式防治鼠疫，阻止华人采用中医方法治疗。东华医院对此展开针锋相对的抗争，不仅大力收治华人患者，而且减免药费、延医施药。事实上，对于在香港爆发的这场鼠疫，港英当局从一开始就把责任完全推给了华人，认为是华人粗俗、落后的卫生习惯和文化传统引发了鼠疫的流行。因此，在疫病防治方面采取的各种措施也都是针对华人社会。港英当局为了自身的安全，无视华人的合法居住权和隐私权，随意入室查搜、强制搬迁。为了保证查搜屋宇时家中有人，港英当局还经常派人在夜晚入室查疫，严重扰乱了华人的生活秩序。华人上诉无门，只能找到东华医院请求帮助。每当东华医院召集绅董议事，总有华人登门诉苦："……席间，忽有太平山东街居民手持呈词入院诉称，查搜屋宇人员突如其来，致惊吓小孩，实为不便，恳官于此事留意。"[②]

针对港英当局强行采取的将华人患者送至"隔离船"、随意查搜住户、并阻挠中医治疗等做法，东华医院多次邀集华人社会的绅商共同商议应对之法。5月16日，鼠疫爆发初期的一次集会讨论，引来现场四百余人的共同参与：

> 十六日上午，东华医院邀集绅董商议（查搜屋宇、将病者舁至医船医所，用西法调理）其事。是日富商殷户赴院参议者七十余人，旅居华人之欲听风声者亦有四百余人，而巡捕官梅君及国家医生亦到院与闻，遂由医院总理刘君渭川为主席。
>
> ——摘自《申报》[③]

集会结束，东华医院向香港总督提出严正要求："立即停止挨家挨户的搜查，停止将华人患者强制送入'隔离船'，将所有'隔离船'上的华人患

① 余新忠等著：《瘟疫下的社会拯救：中国近世重大疫情与社会反应研究》，中国书店出版社，2004年1月。

② 参见《申报》，1894年6月2日。

③ 同上

者和今后所有的华人患者都送到华人自己的隔离医院。”① 东华医院的做法惹恼了港英当局。在东华医院召开集会讨论的第二天，港英当局即召集香港当地官绅在港督衙门议事，东华医院总理刘渭川也在被“邀请”之列。会议期间，港督衙门罗制军（主席）对东华医院的做法大发雷霆：

罗制军询问刘绅曰：医院绅董此次之禀其意何居？刘君未及详答，罗制军即言曰：稽查屋宇所以防疫症传染，东华医院应协力襄办，何遽反为禀请停止，此等要事，碍难允如所请！

——摘自《申报》②

港英当局非但没有接受东华医院提出的要求，还于次日（5月18日）将“查搜屋宇、隔离船隔离”等措施以“公告”的形式在全港刊发、张贴，在华人社会造成了极大的恐慌，华人纷纷离港。据当时《申报》记载：“计（五月）十六日附轮舶渡船以离港者约有千人，十七日去者尤众，十八日早轮舶往省附搭者几无容足之区。”③

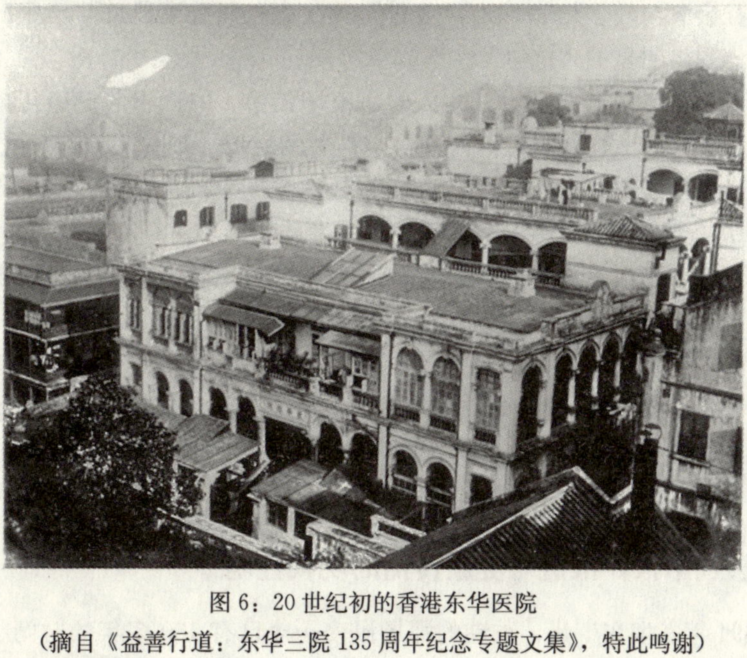

图 6：20 世纪初的香港东华医院
（摘自《益善行道：东华三院 135 周年纪念专题文集》，特此鸣谢）

① 余新忠等著：《瘟疫下的社会拯救：中国近世重大疫情与社会反应研究》，中国书店出版社，2004 年 1 月。

② 参见《申报》，1894 年 6 月 3 日。

③ 同上

总体上看，1894 年粤港鼠疫防治中的社会参与，在各个方面集中地表现为“中医话语”与“西医话语”的较量。这与近代中国社会普遍存在的“传统话语”与“现代性话语”之间碰撞、冲突的环境氛围相吻合。疫病健康传播中以传统“中医防疫”为主导的社会参与在广州鼠疫防治过程中仍然呈现出较强的“传统继承性”，而在香港鼠疫防治中则表现出显著的差异。这种差异主要来自于不同的外部环境、以及不同的组织程度。

首先，在广州鼠疫防治中，地方官府对于“中医防疫”依然延续了以往一贯的暧昧态度。既承认中医参与疫病防治的积极意义，默许中医以小规模、无组织的形式参与疫病防治；但又缺乏积极、主动的鼓励和扶持，基本处于“放任”的态度。而这种情形在香港鼠疫防治中发生了很大变化。1840 年《南京条约》清政府将香港割让后，港英政府便成为香港的“合法”政府，这使得香港在疫病防治方面成为一个政府诉求与社会诉求相背离的“怪胎”。对于鼠疫的防治，港英政府坚持采用“西医防疫”手段，对“中医防疫”采取排斥、压制的态度。这种外部环境上的差别，导致了粤港两地在疫病健康传播的社会参与方面表现出不同的特性。其中，广州鼠疫防治中的社会参与较多地表现出“合作”的状态；而香港鼠疫防治中的社会参与则体现出明显的“抗争”状态。

第二，从组织形式上看，在广州鼠疫防治中，中医参与健康传播始终无法摆脱零星、散在、组织性差和稳定性差的特点，基本上处于自发状态，没有统一的组织形式和组织机构，大多数情况下表现为个体行为。而在香港鼠疫防治中，传统中医以个体形式参与健康传播不再是主要的表现形式。取而代之的，是以东华医院为代表的、高度组织化的中医团体和机构的参与。这种社会参与力量在组织程度上的改变，直接导致了不同的社会参与效果。但是，值得注意的是，这种差异和由此产生的不同效果并不直接地表明社会参与的进步或落后、传统或现代，只是社会参与在不同外部环境中的不同表现而已。真正具有发展意义的变化，发生在 16 年后的东北鼠疫防治中。

五、《申报》报道与健康传播的现代性萌芽

1894 年发生在广州、香港的那场鼠疫距今已有 100 多年的时间了，而令人庆幸的是，当我们今天想要了解这段历史的时候，我们仍然能够找到一些非常珍贵的史料，而不至于茫然无措。这些珍贵的史料让我们有机会回顾那段风云变幻的历史，了解当时中医与西医如何交锋碰撞，了解当时人们如何获取宝贵的健康信息、与瘟疫抗争。如果要给提供这些珍

贵史料的作者们列一个名单，那么最有资格排在第一位的无疑就是《申报》了。

1872年4月30日，《申报》创刊于上海，是我国最早的报纸之一。创刊后，《申报》发展迅速，至19世纪末已发展成为当时国内最有影响力的报纸之一。《申报》的内容涉及政治、经济、军事、文化、科技、以及社会生活的方方面面，有关疫病和健康的报道自然也不会被错过。在1894年的广州、香港大疫中，《申报》出色地扮演了一个“健康信息传播者”的角色，而作为一种在当时新兴的大众传媒形态，《申报》的介入也使得100多年前的疫病信息传播带有了某些现代性的特征。

《申报》对1894年广州、香港大疫的报道主要集中在几个方面：(1)疫情信息通报，包括病人数目、死亡数目、疫情蔓延情况等；(2)政府公告、措施、法令；(3)中、西医的不同防治观点及冲突；(4)疫病防治经验和方法；(5)一般动态信息。其中，前三个方面颇有特色。5月11日香港出现首例鼠疫死亡病例，5月15日《申报》即予以报道。在100多年前信息通讯手段尚不发达的情况下，这样的反应速度也可以算得上是“第一时间”了。同样是在5月11日，香港洁净局意识到鼠疫的来临，迅速颁布实施了《香港治疫章程》。11天后《申报》全文转载，为《章程》的普及起到了重要的作用。而全文刊载政府政令、规章，在当时也是不多见的。此外，在香港的鼠疫防治中，中、西医观点的激烈交锋不仅折射出社会政治话语的色彩，同时也直接影响到疫病的防治。因此，《申报》对此予以了高度的关注。特别是对以代表洋人观点的“港英政府”、“洁净局”和以代表华人观点的“东华医院”之间的交锋更是格外关注。在这方面的报道中，《申报》较好地秉承了媒体“不偏不倚”的立场，对交锋的内容和相关话语“有闻必录”，由读者自行判断。这一立场，反应了《申报》较为客观的媒体态度。

在《申报》有关1894年鼠疫的各类报道中，最值得称道的是对疫情信息的“每日连续追踪报道”。从香港爆发鼠疫流行的5月开始直至7月度过高峰期，《申报》几乎每天都对香港的鼠疫疫情进行追踪报道，详细统计每日的新增病例、死亡病例，以及留院治疗病例、死亡总病例等，给当时身处疫区的人们提供了明确的疫情动态，给后世留下了珍贵的第一手史料。《申报》在100多年前的疫病信息传播过程中所表现出来的及时、客观、公开、透明的媒体态度，至今仍是令人称道的。(见表1.3)

表 1.3：1894 年《申报》报道香港鼠疫新增病例、死亡病例、留院治疗病例、死亡总病例（人）

见报日期*	新增病例	死亡病例	留院治疗病例	死亡总病例	见报日期*	新增病例	死亡病例	留院治疗病例	死亡总病例
4-11	约 30	17～18			5-12	55	82	290	
4-13		约 30			5-13	44	84		1713
4-18		20 余			5-14	59	51		
4-19		40 余			5-16	35	17		
4-20	48	47			5-17	27	32		
4-21	28	27			5-18	56	46	203	1925
4-22	18	19			5-19	29	43	195	
4-27	20 余	20 余			5-20	24	39	157	
4-28	33	38			5-21	31	34		
4-29		40 余			5-23	7	13	81**	
4-30	59	54			5-24	22	29		
5-2	23	21	72		5-25	17	25	155***	
5-2	21	20	74		5-26	8	13	150	
5-2	48	76			5-28	11	31	150	
5-3	81	72			6-2	11	17		
5-3	74	92		877	6-3	12	16	158	
5-4	82	93	205		6-5	14	19	160	
5-5	86	83	235	1013	6-8	12	9	161	
5-6	69	107	231		6-9	9	9	151	
5-7	63	91	230		6-15	5	5	147	2360
5-9	81	76	252		6-16	7	6	148	
5-10			281		6-17	7	2	154	
5-11	69	86	291		6-18	7	10	99	

注：*见报日期为农历；**仅东华医院，医船及别的医院不在其内；***在西医院及医船者。

——摘自李永宸、赖文《1894 年香港鼠疫考》[1]

此外，在《申报》有关香港疫病的报道中，也多有移风易俗的“现代”立场。从 1894 年 3 月开始，广州、香港两地的疫情持续了近半年之久。强

① 李永宸、赖文：《1894 年香港鼠疫考》，载《中华中医药杂志》（原中国医药学报），2005 年第 20 卷第 1 期。

烈的恐惧和不安使许多人把避疫的希望寄托在求神拜佛上：有的在城隍庙设坛祈禳、为民请命，有的放生禁捕、以求苍生；有的焚香放爆竹、以辟疫气。而做这些事往往花费不少。对此，《申报》从现代科学的角度提出了批评："闻每日所费约须数百金之多，以有用之财作无益之事"，[1] 并奉劝人们及早就医诊治。《申报》的这一立场与当时中国社会鼓励革新、倡行西学的背景是相符的。

① 赖文、李永宸：《1894年广州鼠疫考》，载《中华医史杂志》，1999年10月第29卷第4期。

健康传播

第二章　东北鼠疫防治：国家与社会的短暂携手

经历了近百年的风风雨雨，当近代中国走到1910年的时候，一场巨大的社会变革已经犹如箭在弦上，一触即发。此时的中国社会与19世纪末相比，又发生了显著的变化。资产阶级革命力量获得了空前的发展和壮大，并日益成为中国变革的主导力量。而在对待西学的态度上，国人也已经逐渐抛弃了“中学为体，西学为用”的掣肘，变得更加开放、更加西化。

第一节　东北鼠疫防治中的西医防疫话语

16年前广州、香港爆发的那场鼠疫，夺去了两地十余万人的生命，甚至成为第三次世界性鼠疫大流行的开端；[①] 而在16年后的1910年，远在九千多里之外的东北满洲里又爆发了一场凶险的鼠疫。虽然同样都是鼠疫，同样都面临棘手的防疫问题，但对于不同的医学防疫思想和防疫手段的选择，使得两次鼠疫防治在诸多方面表现出了显著的差异。

一、恶魔的阴影

1910年10月，边境市镇满洲里迎来了初冬季节。冬天的来临使得当地的猎人们感到今年捕猎的机会已经不多了，纷纷抓紧时间出外捕猎。一位住在客栈里的捕猎者前些天有幸捕到了一只旱獭，便吃了。此后几天，捕猎者发觉自己开始咳嗽、发热，呼吸也越来越困难。终于在10月12日这一天，捕猎者突然咯血身亡。捕猎者的死引起了人们的注意，因为在此之前人们隐隐约约也已经听说最近有人因为类似的疾病死亡。此后，满洲里有类似咳嗽、发热、呼吸困难的人越来越多，死亡的人数成倍增加。直到这时，人们才终于意识到：瘟疫来了。

东北鼠疫的源起

1910年东北鼠疫的发生与一种穴居野外、皮毛华美的小动物——旱獭

① 伍连德：《中国之鼠疫病史》，载《中华医学杂志》，第22卷第11期。

有关。旱獭主要生活于蒙古、俄罗斯贝加尔湖地区和中国东北，穴居于干燥寒冷的草甸中。旱獭之所以受到人类的捕杀，是由于旱獭一身质地优良、成色华美的皮毛。人们把旱獭的皮毛经过加工，调上鲜艳的颜色，就制成了华美艳丽的皮帽、皮包、皮手套。这些由旱獭的皮毛制成的皮具在成色和手感上堪与貂皮相媲美，长久以来一直是国际贸易市场上的紧缺货。东北边境的满洲里和海拉尔是当时重要的獭皮市场。随着中国对外贸易的增加，国际市场对旱獭皮毛的需求猛增，收购价格不断攀升。据当时的记述："1907 年时，每张旱獭皮的售价大约为 0.3 卢布，到 1910 年已经涨至 1.8 卢布，上涨了 6 倍。从满洲里一地出口的旱獭皮，1907 年大约为 70 万张，到 1910 年猛增至 250 万张，也上涨了 3 倍多。"①

火爆的獭皮贸易刺激了人们捕猎旱獭的热情。旱獭每年 4 至 9 月份生活在地面上，其余时间在洞里冬眠。因此，每到夏季满洲里都会迎来大批捕猎旱獭的猎手。整个夏季，满洲里成为捕獭猎手的乐园。等到夏季过去、秋季来临，就是售卖獭皮的旺季了。猎手们把在夏季捕到的旱獭拿到集市上出售、交换。除了獭皮之外，獭肉也可以卖，当地人也有食用獭肉的习惯。在众多的捕獭猎手中，有些是本地人，而大量的猎手来自外地，这些人就暂住在满洲里当地简陋的客栈里。据统计，在爆发鼠疫的 1910 年，仅满洲里一地夏季的猎手总数就超过 11 000 人，即使到了秋冬季的 10 月，仍然有 4600 人左右。② 10 月 12 日暴毙在满洲里客栈中的东北首例鼠疫死亡病例，就是一位捕獭猎手。事实上，从严格意义上说，10 月 12 日暴毙的患者已经不是当年东北鼠疫的首例患者了。根据伍连德在 1926 年搜集的资料，在此之前已经有人感染，"早在 1910 年 4 月，在捕獭的猎人中就有感染者，而在整个夏季，不同地方的狩猎者仍继续与感染者密切接触。不幸的是，即使得到了即时的报告，也没有采取什么措施，只是到 10 月 12 日才定为正式发病日。"③

应该说，当地人对旱獭染疫并不陌生。旱獭，又名土拨鼠，与普通家鼠是近亲。一旦染上鼠疫，旱獭就会变得行动迟缓，走路跌跌撞撞。藏在洞穴中的染疫旱獭会自动爬出洞穴，倒毙在野外。这一点，与普通家鼠非常相似。在广东民间的鼠疫流行区，人们对普通家鼠感染鼠疫后的异常表

---

① 夏明方、康沛竹主编：《20 世纪中国灾变图史》，广西师范大学出版社、福建教育出版社，2001 年。

② 参见汪德伟：《追记满洲防疫事》，《东方杂志》第 10 卷第 10 号，第 23 页。

③ Wu Lien-Teh：Plague：a manual for medical and public health workers，National quarantine service Shanghai station，Shanghai，1936，p. 32.（转载自王银：《1910－1911 年东北鼠疫防治研究》，中国国家图书馆，博硕士论文库 \ dd7758，2005 年）

现的描述，可兹借鉴：

老鼠多走路缓慢，行动蹒跚，毛竖起，无精神，见人不避，白天出来喝水，有的就死在水旁边，或在路上死亡。

老鼠由鼠穴跑出，发呆，在空地上旋转几次即行自毙，亦见有在水井或其它地方吃水即行自毙。

老鼠从梁上跌下地面，或走出地面时就会死去。老鼠爬出，在水缸边或走到有水的地方喝水，未喝到水或喝了水之后，人们就发现有自毙鼠死在水缸边。

——摘自《广东各县鼠疫调查报告》①

满洲里当地有经验的猎手对于旱獭类似的异常表现都有所知晓，一旦遇到行为异常的旱獭，会主动放弃，绝不会轻易带回，以免被感染。但是，大量从外地临时来满洲里捕獭的猎手，对此并不熟悉。看到行动迟缓的旱獭，以为自己运气好，不费力气就抓了回来。卖了皮毛之后，獭肉还可以吃。在獭皮贸易日益升温的情况下，这种情形就发生得更加普遍。患有鼠疫的旱獭与猎手密切接触，加上卫生条件差、有跳蚤生存，经过跳蚤在染疫旱獭与猎手之间往返叮咬，鼠间鼠疫就逐步向人间扩散，最终演化为人间鼠疫。

恶魔肆虐

1910年东北鼠疫，大量的捕獭猎手成为最初的感染人群和死亡人群。同时，由于他们当中大量临时猎手的流动性极强，也使他们成为向外扩散的重要传染源。10月，满洲里鼠疫爆发，惊恐不安的捕獭者四处逃散。11月间，满洲里火车站公然出现因鼠疫暴毙的捕獭者：“一猎獭皮者，立人丛中，忽倒地如醉日，翻蹼移时，起立如腥，忽又倒地不起，同行者乃载其木车，其时寒热大作，脉息跳动急速，呼吸迟慢，如作鼾声，皮肤焦热。”②

如此，在不知不觉中，鼠疫已经沿着铁路线向周围城市扩散了。大量由周边地区，甚至山东、直隶等地到东北做工的人，沿着铁路线返回内地老家，在沿途各站停留。搭载着现代运输工具的鼠疫病菌，以超乎人们想象的速度迅速蔓延：11月哈尔滨出现疫情；12月呼兰、宽城子（今长春）

① 参见《广东各县鼠疫调查报告》（内部资料），广东省卫生防疫站，1956年。（转载自李玉尚：《近代民众和医生对鼠疫的观察与命名》，载《中华医史杂志》，2002年第3期）

② 参见汪德伟：《追记满洲防疫事》，《东方杂志》第10卷第10号，第23页。

出现疫情；1月奉天（今沈阳）出现疫情；紧接着，北京、天津、锦州、烟台也相继在1月出现疫情……[①]在短短两三个月的时间里，疫情极速传遍整个东三省，并殃及山东、直隶等地。发表在《东方杂志》上的文章《追记满洲防疫事》中，详细记录了当时各地感染的情形：

> 哈尔滨和奉天，有很多公开的病人来自满洲里。
>
> 呼兰府，8个来自奉天的苦工（穿过绥芬河），他们于1910年11月13日到达呼兰，感染了同住的两个伙伴，最后全部死亡。
>
> 长春，一个常姓商人在1910年11月28日从北方回家，传染了其亲戚。
>
> 吉林，一个常姓火车司机，从长春经过路上两天，于1910年1月17日到达吉林，两天后死在旅馆，并传染了其他人。
>
> 永平府，一个从哈尔滨乘火车的工人，早在1910年1月3日的途中感觉不舒服，1月5日死于永平府家中。
>
> 北京，一个来自哈尔滨的商人到北京收租，死于鼠疫，从这个病人开始造成一系列传染。
>
> 天津，来自奉天的商人，于1911年1月13日到达澳大利亚使馆发病而死，紧接着，返家的工人们造成了这个有一百万人口的城市100人死亡。
>
> ——摘自《追记满洲防疫事》[②]

从1910年10月12日满洲里发生第一例鼠疫死亡病例，至次年4月各地疫情基本肃清，因鼠疫而死亡的人数近六万，波及东三省及山东、华北。据《一九一一年四月奉天万国防疫会议报告》和伍连德编写、国联出版的《肺炎疫论》统计，此次瘟疫死亡人数总计为52 426人。其中黑龙江省15 295人，吉林省（包括哈尔滨）27 476人，奉天省5259人，旅顺大连76人，京奉铁路沿线1693人，京汉铁路沿线173人，津浦铁路沿线928人，山东省1526人。[③] 如果加上其他未及统计的人数，可能达到六万人之多。

二、"鼠疫斗士"的四件法宝

1910年的东北鼠疫防治中，有一个名字被永远地载入了史册，他就是

---

① Wu Lien-Teh：Plague：a manual for medical and public health workers，National quarantine service Shanghai station，Shanghai，1936，p. 33.（转载自王银：《1910－1911年东北鼠疫防治研究》）

② 参见汪德伟：《追记满洲防疫事》，《东方杂志》第10卷第10号，第23页。

③ 姚崧龄：《"抗疫医生"：伍连德医生》，载《传记文学》，1968年12月，第6期。

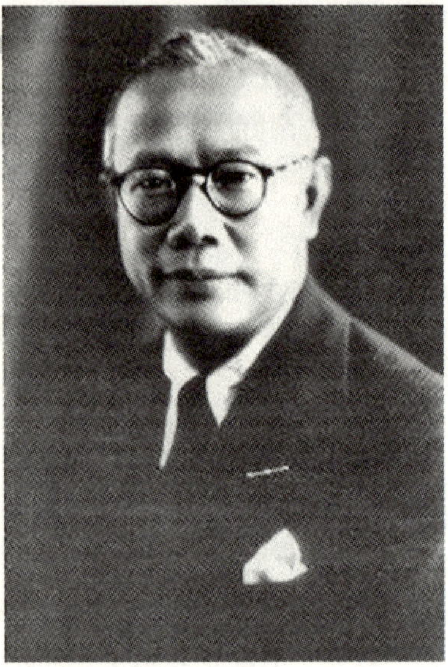

图 7：“鼠疫斗士”伍连德

后来被人称为“鼠疫斗士”的伍连德。伍连德生于马来西亚槟榔屿岛的一个华侨家庭，早年毕业于剑桥大学，获医学博士学位。1908 年回国后就职于北洋医学堂，任会办（副校长职）。[①] 1910 年末，东北鼠疫告急，东北重镇哈尔滨的疫情尤为严重，旧有的防治手段已无法控制疫情。东三省总督锡良上书朝廷，请求派专业人员前往东北协助控制疫情。12 月下旬，伍连德接到当时朝廷委任的治疫大臣施肇基的来电，紧急召见他入京：“东北哈尔滨发生剧烈性瘟疫，蔓延日广，死亡日增。政府方面拟派细菌学家，前往调查，研究防治办法。”[②] 伍连德临危受命，挑起了东北防疫的重担。从某种意义上说，1910 年东北鼠疫防治中的健康传播，其核心是“伍连德防疫思想”的传播。

所谓“伍连德防疫思想”，实际上就是现代西医的防疫思想。伍连德在英国剑桥大学攻读医学博士期间，“最注重研究疟疾及破伤风两症，钦感世界名著诸博士之教训，恨不能将所学之经验贡献于后学者。”在伍连德的自述中，他依据自己在英国的所见所闻和切身体验，对中、西医学表露出鲜明的态度：“……经此一番切磋之经验，对于人生问题，为之广开眼界，从事医学一门，更觉兴趣至极，故对于吾国之改良医学尤觉刻不容缓之急务焉。”[③] 1910 年 12 月 24 日，伍连德一行到达哈尔滨，随即采取了积极的防疫措施。统观伍连德在东北鼠疫防治期间的防疫手段和众多具体的防疫措施，真正发挥显著效果的正是“解剖”、“隔离”、“消毒”、“火化”四个，堪称“鼠疫斗士”的四件法宝。

解剖

伍连德赴东北的第一站就是哈尔滨，当时的哈尔滨已是风声鹤唳、人人

① 林宇梅：《伍连德科学防疫思想及其实践》，载《民国档案》，2004 年第 4 期。

② 陈雁：《20 世纪初中国对疾疫的应对：略论 1910～1911 年的东北鼠疫》，载《档案与史学》，2003 年。

③ 伍连德：《得之于人，用之于世——伍连德自述》，载《良友》杂志第 58 期，《良友·人物》，上海社会科学出版社，2003 年。

自危。疫病在当地的传播“犹入无人之境”，畅通无阻。人们苦心设计的种种防护方法，在疫病面前显得不堪一击、形同虚设。可怕的疫病究竟是怎样传播的？为什么总是防不胜防？人们追问着，希望能够得到答案。但是，没有。

12 月 27 日，在伍连德到达哈尔滨之后的第三天，一位客店的女老板突然咯血而死。女老板的症状与当地其他染疫病人的症状非常相似：高烧、咳嗽、咯血、呼吸困难。据当时的医生记载，当地染疫病人大多都是“先发烧，次咳嗽，继以吐血，不敷日即身死，死后皮肤呈紫红色。”① 女老板的症状与此完全相符。伍连德决定对死者进行尸体解剖，以查明病原。

伍连德提取了死者的肺、脾等组织样本进行研究。通过实验室分析和细菌学鉴定，伍连德得出了一个出人意料的结论：此次东北流行的大规模鼠疫是“肺炎疫”（即肺鼠疫），而非“腺鼠疫”（即淋巴腺鼠疫）。同时认为，肺炎疫的传染性更强，通过空气和呼吸道在人与人之间传播，与一般通过跳蚤传播的腺鼠疫不同。从而，明确了疫病的病原和传播方式。伍连德的这一结论在当时引发了相当大的震动，直接影响到日后的防治措施和民众的日常防护。伍连德将检验结果逐级上报，并根据检验结果制定了相应的防疫措施。日后的事实证明，这一检验结果是正确的。东北防疫，伍连德首战告捷。

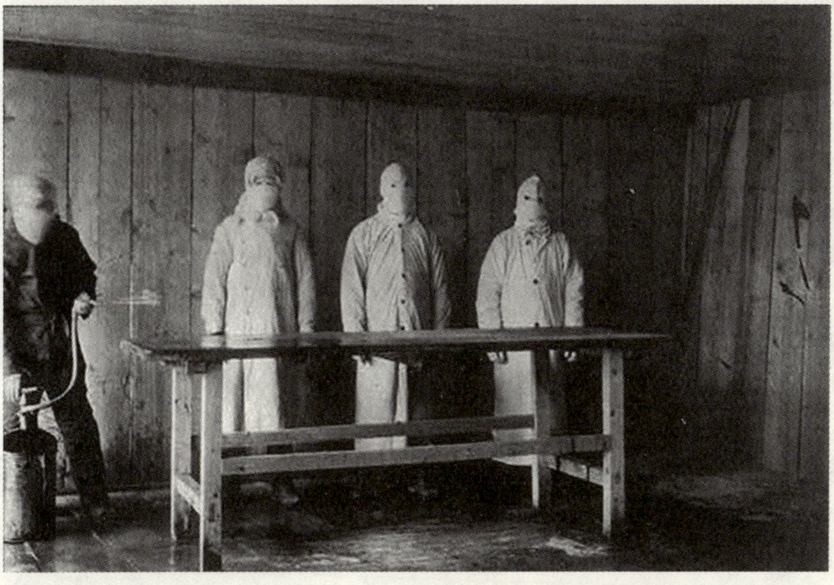

图 8：1910 年东北鼠疫期间，奉天防疫医院的解剖室，工作人员正在进行消毒

① 姚崧龄：《“抗疫医生”：伍连德医生》，载《传记文学》，1968 年 12 月，第 6 期。

事实上，对鼠疫患者的死亡病例进行尸体解剖、组织提取、实验室分析和细菌学鉴定等的最初尝试发生在1894年的香港鼠疫时期。当时，法国医生亚历山大·耶尔森应邀来到香港，查找疫病的病原和传播方式。耶尔森以香港爱丽斯纪念医院内的一间草房为实验室，对当地的疫病死亡病例进行尸体解剖，并提取相应组织，进行实验室分析和化验。不久，耶尔森“分离出一种首尾圆形，轻微着色的杆状细菌，同时他们解剖鼠尸证明老鼠带着感染人类的同一种细菌。”[①] 从此，鼠疫杆菌得以发现。

尸体解剖、组织提取、实验室分析、细菌学检查…… 这些典型的西医话语，在16年前香港鼠疫的防治中曾经是洋人引以为豪的“先进武器”，16年后又再次出现在东北鼠疫的防治现场，并非历史的巧合。国人对西学态度的日益开放和“中学为体，西学为用”思想的日益盛行，使得西医话语在疫病防治领域的出现成为一种时代的选择，具有了某种必然性。

隔离

从今天现代预防医学的角度来看，对疫病患者（即传染源）实施隔离、切断传播途径，是进行疫病防治的有效手段。这一点，已被实践所证明，为世界各国所通行。然而，在近100年前的中国东北哈尔滨，对患者实施彻底隔离却是伍连德提出的新观念。伍连德的隔离措施从步骤上看，可以分为两步：区域隔离和人员隔离。从范围上看，也可以分为两种：住户隔离和城区隔离。

实施区域隔离的手段是交通封锁，切断哈尔滨与外界的交通运输（特别是人员交通运输），防止疫病从哈尔滨向外散播。在当时的情况下，铁路运输和公路运输是两种最主要的交通运输方式，其中又以铁路为甚。伍连德的交通封锁措施，就从铁路开始。由于人员流动最频繁的都是那些从山东、直隶来关外做工的苦力，闻听当地发生鼠疫，纷纷卷铺盖回老家，躲避瘟疫。这些苦工因为经济条件有限，往往选择搭乘火车二、三等的坐票或站票。因此，最初的铁路封锁仅限于“禁止火车搭乘二、三等坐客”。但是，随着疫情的发展，仅仅限制搭乘二、三等坐客已经不能阻止鼠疫的迅速蔓延了。随即，京奉铁路局决定：“以鼠疫蔓延迅速，禁载二、三等坐客恐不足以资预防，即将所有客车及货车于十五日起，一律禁止搭运，以免贻误。”[②] 自此，当时东北最主要的铁路干线——京奉铁路交通断绝。除此

① 费克光（澳）：《中国历史上的鼠疫》p. 692。（转载自余新忠：《瘟疫下的社会拯救：中国近世重大疫情与社会反应研究》）

② 《关于防疫事宜之种种报告》，载《盛京时报》，1911年1月17日。

之外，东清铁路，以及通往山海关的公路，还有从东北到北京、天津、上海、烟台等地的港口都曾一度中断。①

交通封锁实施的同时，伍连德在哈尔滨市内展开了对鼠疫患者的强制隔离。事实上，在伍连德到达哈尔滨之前，当地已经自行采取了一些隔离患者的措施。地方官府将市内的一处公共澡堂改造成临时医院，将鼠疫患者集中在那里。但是，这种隔离并非完全强制，更没有经过筛查，将所有的鼠疫患者都集中隔离起来。因此，仍有大量的鼠疫患者在城市里自由走动。而对于那些集中隔离在临时医院中的鼠疫患者，官府也并没有具体的治疗措施："官方除将病人隔离，规定死亡后酌给埋葬费外，并无具体防治办法。"② 伍连德到达哈尔滨后，认为原有的方法不足以达到有效的隔离，建议增设防疫所和隔离所，并着手实施了他著名的"分区隔离"计划。

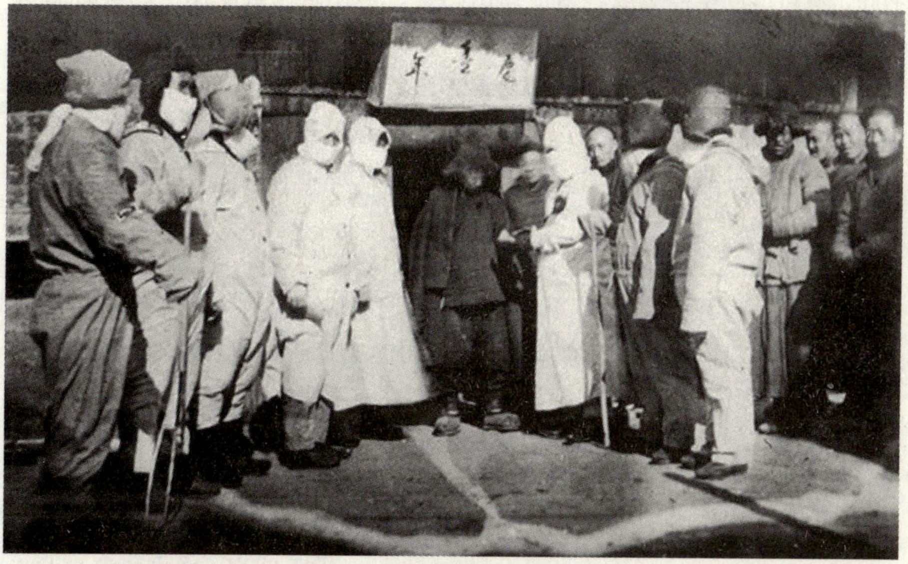

图 9：1910 年东北鼠疫期间，防疫医院的医护人员对疑似的患者进行检查

当时，在整个哈尔滨市内，疫情最严重的要数位于道外区的傅家甸地区。傅家甸地处市郊，拥有人口约两万，与旁边的俄租界仅一桥之隔。伍连德果断地将傅家甸分成四个区，每个区配备医药大员一名，助手二名，卫生勤务十八名，警察二十六名，对区内的住家逐户筛查，一旦发现鼠疫患者一律送

① 王银：《1910－1911 年东北鼠疫防治研究》，中国国家图书馆，博硕士论文库 \ dd7758，2005 年。

② 姚崧龄：《"抗疫医生"——伍连德医生》，载《传记文学》，1968 年 12 月，第 6 期。

往隔离所强制隔离，并隔离其亲属和其他接触者。① 每个区的居民，“根据所在的一、二、三、四区，分别佩戴白、红、黄、蓝的证章。居民只能在本区内活动，如欲前往它区和离开本市，必须申请特别通行证。”② 同时，由长春调入1160名步兵，临时征募600名特别警察，对各个交通要道进行把守，稽查人口出入，从而有效地控制了疫病的散布。据伍连德记载，“在分区防疫实施之前，死于鼠疫的人数是3413人，最高记录是一天死亡183人，但是仅仅30天后，在1911年3月1日，死亡人数即降到了零。”③

消毒

对疫区的房舍、街道、公共设施、患者接触过的物品、医护用品、甚至空气环境进行消毒，是疫病防治过程中重要的一环。消毒工作如果做得不好，有可能孳生疫源或者造成新的感染。早在东北鼠疫发生之前的1909年，清廷就曾经颁布了《预防传染病章程》。其中第四条规定：“患传染病者，应从巡警局之批示用清洁及消毒方法。”第十一条规定：“医生诊视传染病时，须将消毒及清洁各法告其家人，并即时呈报该管巡警局。清洁法有扫除、洗涤、疏浚、搬运。消毒方法有：焚烧消毒、蒸晾消毒、石灰消毒、药品消毒。”④

而在1910年东北鼠疫爆发后，清政府为防止北京发生严重的鼠疫流行，遂传谕内外城巡警总厅，“下令捕鼠，晓谕居民，注意卫生；遇有疑似病患，立即呈报”。并且对疫病发生的地方“禁阻出入，附近一带竭力消毒。”⑤

与这些笼统的消毒措施不同，伍连德在东北鼠疫防治期间采取的消毒方法格外具体、细致。伍连德要求用石灰、福尔马林熏蒸消毒房屋和医护人员的用品；用燃烧硫磺、喷洒石炭酸溶液的办法消毒空气和墙壁地面；并将死者的衣物全部烧毁。原先的鼠疫医院被焚毁，另建医院收容病人。⑥ 伍连德的消毒措施在当时可谓是非常“现代”的。其中，像甲醛（福尔马林）熏蒸、喷洒石炭酸溶液、硫磺烟熏等方法，至今仍是医护人员常用的

---

① 姚崧龄：《“抗疫医生”——伍连德医生》，载《传记文学》，1968年12月，第6期。

② Wu Lien-Teh：Plague：a manual for medical and public health workers，National quarantine service Shanghai station，Shanghai，1936，p. 33.（转载自王银：《1910－1911年东北鼠疫防治研究》）

③ 同上

④ 胡勇：《清末瘟疫与民众心态》，载《史学月刊》，2003年第10期。

⑤ 陈邦贤：《中国医学史》，商务印书馆，1937年。

⑥ 王银：《1910－1911年东北鼠疫防治研究》，中国国家图书馆，博硕士论文库\dd7758，2005年。

消毒手段。(见表 2.1)

表 2.1:鼠疫消毒方法比较简表

消毒方法	清末东北鼠疫期间(1910)"伍连德消毒法"	《人间鼠疫疫区处理标准及原则》(附录B消毒标准)(1995 颁布)①
甲醛(福尔马林)熏蒸	用福尔马林熏蒸医护用品和房屋	用甲醛熏蒸衣物、皮毛类、书籍,药量为 50ml/m^3,密闭 24 小时
石炭酸溶液喷洒	用石炭酸溶液喷洒消毒空气和墙壁地面	用石炭酸水溶液喷雾消毒房间,所需消毒液为 300ml/m^2,每天一次。肺鼠疫房间每天两次
石灰消毒法	用石灰消毒医护用品	尸体掩埋时周围撒入生石灰消毒
焚烧法	烧毁死者的衣物	将(患者的)垃圾焚烧后掩埋

火化

在 1910 年东北鼠疫防治中,最困难的一项内容就是对鼠疫死亡患者的尸体的处理。由于当时对鼠疫尚缺乏有效的治疗手段,一系列隔离、消毒措施只能减少鼠疫的蔓延,却并不能降低鼠疫患者本身的死亡率。疫情最严重的哈尔滨傅家甸地区,高峰期每天的死亡人数在 40 至 80 人之间,最多一天竟达 183 人之多。② 起初,地方官府还为死者统一订制棺木、统一埋葬于郊外。但很快便无法应付了,不仅棺木不够用,而且负责埋葬尸体的人员也不够用了。因为没有及时掩埋而停尸家中或暴尸街头的死者越来越多。东北鼠疫爆发的高峰期正值岁末年初,隆冬季节、天寒地冻,这使得掘地挖坟变成一件异常困难的事。大量的死亡患者横尸郊野,无人管理。待到来年开春雪化,这些没有经过严格消毒处理的尸体将成为巨大的隐患。

但是,要处理如此众多的带菌尸体,谈何容易。伍连德想到了一个既简便、又有效的方法:火化。然而,在当时的中国社会,火化尸体的事对于大多数人来说是断然不能接受的。尤其是死者的家属,更是无法容忍自己的家人死后再经受烈焰的摧残。为了能够让火化尸体的计划得以顺利实施,伍连德向朝廷上书请示,希望得到朝廷的"尚方宝剑"。很快,朝廷外务部做出回复,同意火化尸体。得到了朝廷的支持,伍连德开始着手准备这项震撼国人心灵的"创举"。

1911 年 1 月 30 日,在伍连德的统一安排下,雇佣了 200 名工人,将

① 《人间鼠疫疫区处理标准及原则 GB 15978-1995》(附录 B 消毒标准),北京市海淀区预防控制中心网站http://www.bjhdcdc.org.cn/jb/cjj/21490.asp。

② 姚崧龄:《"抗疫医生"——伍连德医生》,载《传记文学》,1968 年 12 月,第 6 期。

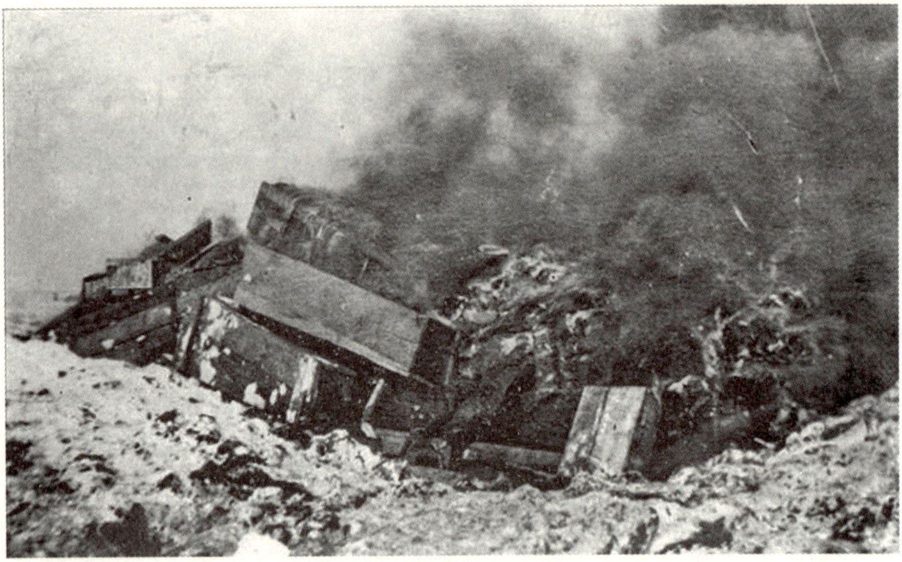

图 10：1910 年东北鼠疫期间，集中焚烧的死者棺木

2000 多具尸体分成 22 堆，每 100 具棺木为一堆，在尸体上浇上煤油，集体火葬。熊熊的烈火和升腾的浓烟杀灭了罪恶的鼠疫杆菌，也在国人心中投下了巨大的阴影。然而，无论国人的心理感受怎样，火化尸体的做法却在客观上促进了疫病的防控。在傅家甸实施尸体火化后，哈尔滨租界区内的俄国人也仿效伍连德的做法，在道里区火化尸体 1466 具。此后，长春也火化尸体 4643 具。东三省的疫情蔓延在一系列有效的防治措施下，迅速得到缓解。1911 年 4 月 24 日，清政府宣布东三省鼠疫肃清。

三、"西医防疫"话语的延续与近代公共卫生体系的建立

"伍连德防疫思想"在东北鼠疫防治中获得了广泛的传播。作为这一防疫思想的延续，近代中国拉开了全面建立公共卫生体系的序幕。对此，伍连德曾感叹说："我国往时疫病流行，从未闻有防御之者，该次实为中国举办防疫之起点，树公共卫生之基础，厥功甚伟。"①

延续：万国防疫大会的召开

1911 年 4 月 3 日，东北鼠疫基本肃清。为了总结经验，也为了显示清政府防治鼠疫卓有成效的功绩，清政府在奉天省府小河园召开了"万国防

① 伍连德：《卫生署海港检疫处报告书》，上海图书馆藏。（转载自胡勇：《清末瘟疫与民众心态》）

疫大会”。这是中国历史上第一次世界性的医学研讨会，也是中国历史上第一次以西医为主题的医学研讨会。中、英、美、德、法、意、奥匈、荷、墨、日、俄等 11 国均派代表参加，其中中国代表 9 人，由伍连德率领。与会代表被分为 6 个小组，分别研讨病理、解剖、细菌、流行病学、疫病历史和疫病治疗等方面的内容。

这次大会历时 26 天，共收到各国代表学术论文 24 篇，报刊撰稿 12 篇，形成相关决议 45 项，大会演说、发言达 95 人次。① 会议对鼠疫的病名、种类、流行病史、致病菌传染途径、生存能力、治疗、防疫措施及预防等进行了全面的总结和介绍，尤其在防疫上作了详细规定，并经我国政府外务部通告全国。

4 月 28 日下午 4 点，万国防疫大会在奉天鼓楼南庆丰茶园举行闭会典礼。奉天的绅、学、商、农、报各界，各国驻奉天的领事及中外官商参加了闭会典礼。东三省总督锡良、治疫大臣施肇基、大会会长伍连德分别作了演说。会议上，伍连德获得了“鼠疫斗士”的美名。万国防疫大会后，清政府授予伍连德“军医协参领”官阶，并加委外务部医官。②

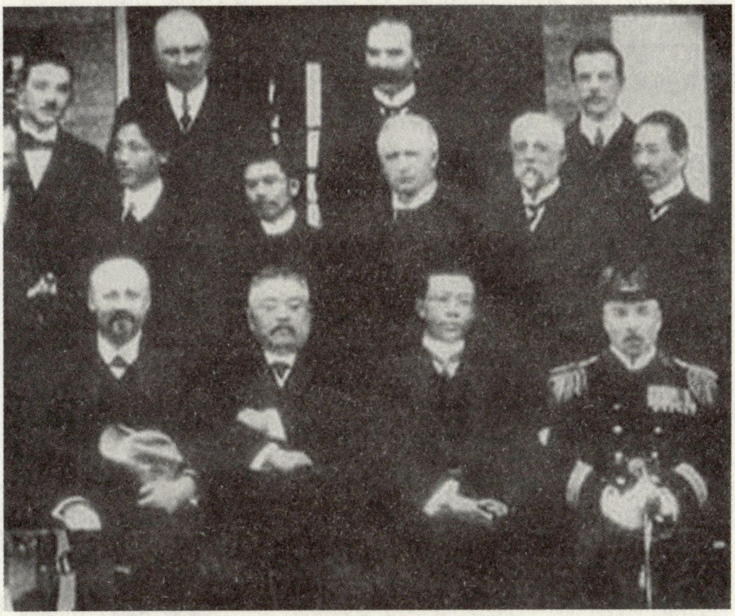

图 11：1911 年奉天“万国防疫大会”，伍连德（右二）任大会主席

① 于永敏、刘进、王忠云：《沈阳万国鼠疫研究会始末》，载《中国科技史料》，1995 年第 4 期。

② 陈雁：《20 世纪初中国对疾疫的应对——略论 1910～1911 年的东北鼠疫》，载《档案与史学》，2003 年。

值得一提的是，万国防疫大会还对东北捕猎旱獭的行为做出了规定和限制："凡在满洲里境内猎取旱獭者，应设法令其遵医检验，当其从事猎取之时，经验尤应注意，并应就此类猎户聚居之处设立隔离所与医院。"① 前事不忘，后事之师，东北鼠疫的惨痛教训为后人公共卫生观念的形成做出了贡献。

渗透：从东三省防疫事务管理处到中央防疫处

1910年的东北鼠疫，给各地敲响了警钟。特别是遭受鼠疫侵袭的各个省份，纷纷颁布相应的法令和规章。如当时吉林省防疫总局颁布的《吉林省防疫总局章程》、《吉林省各府州县防疫暂行简明规则》、《检疫所留验章程》；天津颁布的《天津防疫章程》等②，都对疫病防治行为做出了具体、明确的规定，具有强制执行的效力。如《吉林省防疫总局章程》公布的各项检疫规则中规定：

> 防疫局所派的**检疫**人员可随时入室**检验**；
> 病人一经确诊须**留院**医治，病人家属及近邻须**隔离**七日；
> 凡疫病流行地方所来之人须**隔离**七日；
> 凡传染病地输入之货物须由检验人员**消毒**后放行；
> 染疫病人及同居之人衣服器用等件须**焚烧**，所居房屋须**消毒**；
> 凡家有死者须向防疫局**报告**；
> 所有进省路口均派巡警把守，遇有行人须送入就近检疫所**观察**五日；
> 所有客栈每日须将住客姓名、来处、病否填报**登记**；
> 戏园停演（等等）。
>
> ——摘自《1910年吉林省鼠疫流行简述》③

在这些法令和规章中，诸如"转诊"、"隔离"、"筛查"、"报告"、"登记"、"检验"、"发照"等西医话语随处可见，而对中医的"关照"几乎阙如。这种明显的西医话语强势，在当时的疫病防治领域已经成为一种"常态"。

1912年，南京临时政府在哈尔滨设立了中国历史上第一个防疫机构——东三省防疫事务总管理处，隶属于外务部，由伍连德任处长兼总医

---

① 《鼠疫会议决条陈》，载《大公报》，1911年8月17日。

② 张剑光：《三千年疫情》，江西高校出版社，1998年。

③ 田阳：《1910年吉林省鼠疫流行简述》，载《社会科学战线》，2004年第1期。

官。机构的任务包括：研究防疫问题；制定防疫方针、措施、法律；建立模范医院、疾疫图书馆、疾疫博物馆、总化验部等。[①] 机构总部位于哈尔滨，另设分部于满洲里、牛庄、齐齐哈尔、拉哈苏苏（同江），平时应诊，疫时防疫。东三省防疫事务总管理处的设立使中国近代公共卫生防疫体系的建立迈出了实质性的一步。

此后，各地又发生过一些程度不同的疫情，其中1917年发生在山西的鼠疫较为严重，死亡16 000人。为防止疫病卷土重来、防患于未然，1918年6月，内务总长钱能训颁发部令，倡议设立全国性的防疫机构：

> 查疫病传染，为害于民生者至烈，东西各国对于一切传染病症，莫不专设机关，随时研究防止之法，以为有备无患之计，法良意美，至堪师尚。吾国自昔年东三省发生鼠疫，国人生命财产损失至巨，去冬归绥一带肺疫猝发，传及腹地，多法防范，幸早救平。惩前毖后，亟应筹设中央防疫处。
>
> ——摘自《中央防疫处十二周年刊》[②]

1919年3月，中华民国中央防疫处正式成立，地址位于北京天坛神乐署故址，由伍连德任处长。中央防疫处主要承担疫病防治的研究工作，对地方疫病防治做出指导，并承担一部分预防接种、人员培训和卫生教育工作。防疫处下设各类防疫技术部门，包括：血清室、毒素室、疫苗室、痘苗室、狂犬病疫苗室、培养基室、分装包装室、大动物室、小动物室、冷藏室、烘干室等。自行研发、制造的生物制品包括白喉类毒素、猩红热类毒素、白喉猩红热混合类毒素、破伤风毒素、牛痘疫苗、狂犬病疫苗等，多达40余种。[③] 至此，西医话语已经完全占据了近代中国医学防疫话语舞台的中心。

第二节　健康传播中的国家意志与社会参与

东北鼠疫防治，是西医防疫思想在近代中国疫病防治领域的一次成功演练，同时也是一次成功的健康传播实践活动。西医防疫思想在国家与社

① 林宇梅：《伍连德科学防疫思想及其实践》，载《民国档案》，2004年第4期。

② 《中央防疫处十二周年刊》，（民国）中央防疫处编，1931年，中国国家图书馆\412.44\454-3。

③ 《中央防疫处民国二十、二十一年度报告》，（民国）中央防疫处编，1933年，中国国家图书馆\412.44\454。

会的双重推动下，顺利地在短时期内得到普及。回顾16年前的广州鼠疫防治与香港鼠疫防治，健康传播中的社会参与在不同的外部环境条件下呈现出不同的表现与效果。然而，这种差异更多地源自香港作为英属殖民地的特殊社会环境，并不具有比较意义上的进步或落后、传统或现代的差别。而16年后发生在东北三省的鼠疫防治，其间在社会参与方面表现出来的各种差别，则无疑具有了比较和发展意义上的变化。而这种差别和变化，首先表现为外部环境的不同。

一、西医防疫：国家的选择与外部环境的变迁

中国人对西医的选择，一开始并不是自主的，而是经历了艰难的抗争和冲突。1850年，当马克思在欧洲撰写《资本论》的时候，正值近代中国在西方列强的炮轰下被迫打开国门、经历痛苦转型的时期。这段历史，对于每一个中国人来说是复杂的。它充满了屈辱和痛苦的回忆，也充满了中华民族不屈不挠、自强不息的奋斗历程。然而，这段历史对于马克思来说又是简单的，它只是为马克思“世界交往必然要替代局部的民族交往”的主题又增加了一个有力的例证。在谈到英国发动的第一次鸦片战争时，马克思在1850年写道：“世界上最古老、最巩固的帝国八年来在英国资产者的大批印花布的影响之下已经处于社会变革的前夕，而这次变革必将给这个国家的文明带来极其重要的结果。”[①] 写下这段话时，马克思将历史浓缩了，他的眼光投向的是古老中国在近代百年中的巨大变化。然而，当我们展开这段历史，却发现在这一巨大变化背后蕴藏着的，是交织在民族与世界之间、传统与现代之间无数次的碰撞、冲突、颠覆、融合与妥协。正是在这一过程中，中国人最终从排斥西医、抗拒西医，逐步转变为接纳西医、选择西医。

1. 国家意志的指向

西医防疫思想在东北鼠疫防治中的应用，首先是国家的选择。1910年，对于晚清政府来说，并不是一个好年头。国内的资产阶级革命运动风起云涌，对晚清政府的统治构成了直接的威胁。面对日益高涨的革命热潮，清政府节节败退，苟延残喘。同时，国外列强虎视眈眈，眼看晚清政府寿数将尽，大有将之瓜分、蚕食的野心。特别是以俄国、日本为代表的列强国家早已盘踞满洲，相互之间明争暗斗，共同谋取我国东北的大片土地。在

① 陈力丹：《精神交往论——马克思恩格斯的传播观》，开明出版社，1993年。

这种情形下，东北突然发生的鼠疫流行，对于清政府来说无疑是雪上加霜。能否妥善处理东北鼠疫，关系到国家主权、政局稳定等一系列极其严重的后果，潜伏着巨大的危险性。

事实上，在1910年东北鼠疫爆发之前，清政府已经开始逐步借鉴西医的做法。1901年，清政府为了迎合西方列强的喜好、稳固自身在国内的统治，实行所谓“新政”。创建国家公共卫生体系成为其中的一项内容。1902年，清政府设立北洋卫生局，试图以此为起点建立全国性的公共卫生体系。1905年，清政府设立巡警部，“其中警保司内设有卫生科，负责考核医学堂的设置，考验医生给照，并管理清道、防疫、计划及审定卫生保健章程。”① 1906年，清政府预备立宪定官制，改巡警部为民政部，下设卫生司，掌核办理全国性的卫生防疫、医药检查、病院设置。1907年，又在地方各省设立巡警道，下设卫生课。② 如此一来，一个下至卫生课，上至卫生司的公共卫生行政体系初步建立起来。这一行政设置将初建的公共卫生体系依附于相对成熟的警事网络，希望借助警事网络的触角构建深入的公共卫生行政空间。这一做法脱胎于近代西方城市管理体制，具有强烈的现代性特征。日后，以北京为代表的近代中国“城市公共卫生空间”的建立与渗透，就是由“美国公共卫生先驱”兰安生借助北京原有的警事网络体系逐步建立起来的。

疫病防治方面，清政府于1909年颁布了《预防传染病章程》，以国家强制的形式对疫病防治行为加以规范。除了对疫病发生时的卫生行政管理、隔离、消毒等措施予以详细规定之外，还特别强调了疫病的上报制度：“有得传染病及因传染病死者，应于当日速行呈报该管巡警局。”③ 这大概是近代中国以国家法令的形式对“疫病上报制度”做出的最早规定了。

然而，这些前期的尝试以及东北鼠疫防治本身所蕴含的巨大的政治风险，仍然不足以令清政府彻底放弃中医，转而坚定地选择西医防疫。真正促使清政府下定决心的，是传统中医在东北鼠疫防治中的再次失败。

1910年10月，东北鼠疫爆发。面对鼠疫的突袭，各地毫无防疫可言，迅速增加的死亡病例令政府措手不及。传统中医在抵御大规模疫病侵袭时的缺陷再次显现出来。中医对疾病的诊疗讲求“慢工细活”、“个体施治”，

---

① 余新忠等著：《瘟疫下的社会拯救：中国近世重大疫情与社会反应研究》，中国书店出版社，2004年1月。

② 刘锦藻：《清朝续文献通考》（第2册），商务印书馆，1955年。

③《清末直隶警务处拟定客店及戏场预防传染病章程》，载《历史档案》，1998年第4期。（转载自胡勇：《清末瘟疫与民众心态》，载《史学月刊》，2003年第10期）

这一特点使其在迅疾蔓延的疫情面前显得力不从心。加之这次东北鼠疫的传染性极强，各地时有医患“同归于尽”的惨烈情形发生，更显出中医防治的捉襟见肘。当地许多民众转而迷信鬼神，民间认为鼠疫是“地气”所致，“家家用桃木小弓配以五色线，并用小袋装黑豆挂之门首谓可除邪。”① 一些地区甚至出现了黄巾教，到处煽动人们入教。② 凡是入教者发给黄布一幅，缠在头上，俨如汉末的黄巾军，声称入教者即可避免瘟疫。然而，这些方法对于瘟疫的防治必然是没有作用的，鼠疫横行、恶魔肆虐，疫病几乎在没有任何阻挡的情况下，长驱直入，迅速占领了东三省，威胁京津。

东北的疫情震惊了紫禁城。1910 年 12 月 13 日清政府下令：“现在东三省鼠疫流行，预于山海关一带，设局严防，认真经理，毋任传染关内，以为民生。”③ 次年 1 月 22 日，摄政王载沣亲自批示东三省总督锡良：“东省疫气蔓延传染入关，该督身任疆寄，责无旁贷，务须严防，总以京津不致传染为要。”④ 一再蔓延的疫情，显示了中医防疫的失败。这一失败不仅失去了对疫情的控制，也失去了中医在人们心中稳固的地位。丧失了信任度和感召力的中医防疫话语，其主导地位已是岌岌可危。而与中医防疫话语的衰退相对应的，正是西医防疫话语的登场。节节进逼的疫情终于促使清政府下定决心、义无反顾地选择了西医防疫。1910 年 12 月下旬，清政府经过再三权衡，决定召见具有深厚的西医知识背景的伍连德紧急进京。伍连德在自述中回忆当时的情形：

> 一九一〇年十二月间，东三省肺病流行猖獗，本地官绅及汉腐庸流均以束手难防此种实性传染之流毒。吾国既无适宜御防之策，又恐日俄派遣医员及陆军逞其野心而越俎代庖，当时吾国施君绍基为交涉委员，招余襄助防疫，随带同吾国海军部诸名医，谋赶急赴哈尔滨疫区就地服务，受命后两日内启程。
>
> ——摘自《良友》杂志⑤

2. 支持与宽容

清政府的直接授意，无异于为西医防疫思想的传播打开了方便之门，

---

① 《鼠疫侵入定州之警告》，载《大公报》，1911 年 2 月 22 日。

② 胡勇：《清末瘟疫与民众心态》，载《史学月刊》，2003 年第 10 期。

③ 李春华：《记黑龙江省一次特大鼠疫》，载《黑龙江史志》，2003 年第 4 期。

④ 《专电》，载《申报》，1910 年 1 月 22 日。

⑤ 伍连德：《得之于人，用之于世——伍连德自述》，载《良友》杂志第 58 期，《良友·人物》，上海社会科学出版社，2003 年。

使西医话语在东北鼠疫防治中获得了“正统”、“合法”的地位。在这一背景下，伍连德大胆采用了全套的西医防疫手段，开辟了近代中国疫病防治领域的第一次全面尝试。尽管如此，在伍连德大力推行和传播西医防疫思想的过程中，仍然遇到了巨大的阻力。在伍连德所采用的“四个法宝”中，“火化”措施的推行是最困难的一项。

在中国传统的社会观念中，人死后应以“入土为安”。曝尸郊野的，将化作孤魂野鬼。而如果人死后还要经受烈焰烧灼，无异于煎熬灵魂，是对死人最大的不敬。因此，人们宁愿将亲人的尸首弃于荒郊野外，也不愿意让亲人死后再经受折磨。当伍连德在哈尔滨防疫期间，面对数千具未得到及时处理的患者尸体而想到“火化”这一措施的时候，也不得不顾虑民众的接受能力。“因疫区苦力不敷，地已冰冻，暴露之尸体满地，只一部分计见三千疫尸，令人见之未有不寒而栗者。”① 伍连德首先向东北地方官员请示，随后又向朝廷请示，“发文后经四十八小时，北京命令照准火葬。”②

然而，即使如此，人们在情感上仍然无法接受这种做法。就连当时的东三省总督锡良也发出感叹：“隔离、消毒、既于民情不便，焚尸、烧屋尤类残刻所为，然非实力执行，则疫无遏止之期。”③ 而普通民众的情绪宣泄和做法则更加直接。为了逃避“火化”，民众对家中的鼠疫病人隐瞒不报，即使被隔离了也设法逃跑。如果家人不幸病亡，则将尸身藏匿起来或者干脆抛尸野外。有的民众甚至将尸体藏在房顶上：“傅家甸防疫局近日屡次焚烧传染瘟疫各坊间，日前焚烧时竟由房顶落下尸身数具，皆平日隐藏者。当时，由医士、劳工拉至停尸场。”④ 对于当时民众的种种抵触行为，官方或报刊大多予以批评。黑龙江巡抚周树模一语道出当时防疫措施推行的艰难：

> 口用中外药品购运维难，加以民间风气未开，检验隔离既苦不便，焚尸烧屋复谓不情，往往隐匿病人藏弃尸身，甚且造谣滋事，相率抗阻且沿边一带铁路各站以及省城之居留外人又复遇事要求，多方指摘，层层困难，

---

① 伍连德：《得之于人，用之于世——伍连德自述》，载《良友》杂志第 58 期，《良友·人物》，上海社会科学出版社，2003 年。

② 同上

③ 参见《锡良遗稿》（第二册），北京中华书局，1959 年。（转载自胡勇：《清末瘟疫与民众心态》）

④ 《焚烧房屋之实效》，载《盛京时报》，1911 年 2 月 24 日。（转载自王银：《1910－1911 年东北鼠疫防治研究》）

几乎无从措手。

——摘自《周中丞（少朴）抚江奏稿》①

然而，无论民众在感情上如何不能接受，“火化尸体”的措施最终还是在一片熊熊烈火中得以实施。哈尔滨傅家甸的集体火化完成之后，当地防疫局发出传单让疫区民众大放鞭炮。在西医防治者的眼中，鞭炮的硝烟杀灭了空气中的有害物质、净化了空气，燃放鞭炮仅仅是一项有利于防疫的措施；而在民众的心中，却远远不是那么简单。

从中医散在、自发地介入，到西医防疫措施的全面登场，从民众最初抵制西医、抵制火化，到最终主动选择西医防疫……1910 年的东北鼠疫防治中，以“西医防疫”为代表的西医话语在近代中国话语舞台上取得了第一次全面胜利。这一胜利的得来，最重要的一个因素无疑应归于外部环境的变化。在东北鼠疫防治中，这一外部环境的变化集中地表现为“国家意志的转变”。换句话说，正是国家对“西医防疫”的选择、接纳和支持，促成了东北鼠疫防治中宽松的传播环境。在这一宽松的环境中，西医防疫思想得以普及，健康传播中的社会参与得以大大增加，并最终促成了国家与社会的携手。

二、西医防疫：社会参与的主流话语

从 16 年前的粤港鼠疫防治，到 16 年后的东北鼠疫防治，健康传播中的社会参与发生了剧烈的变化，已不可同日而语。其中的原因，除了外部环境的显著差异之外，社会参与自身在话语认同上的转变是另一个重要的因素。

1. 社会参与的话语变迁

从具体的疫病防治角度看，16 年前的香港鼠疫防治中，中医健康传播与西医健康传播激烈交锋。中医以“热毒”为认知的起点，以“凉、散、泻、清、解毒、活血”为原则，对疫病患者展开救治；西医以“鼠疫杆菌”为认知的起点，以“隔离、筛查、消毒”为原则，对疫病展开防治。一个重在“救治”，一个重在“防治”，中、西医尚且还能够在不同的领域找到自身的位置和尊严。中医防疫话语仍然具有与西医防疫话语进行较量、碰

① 周树模：《周中丞（少朴）抚江奏稿》，台北文海出版社影印本。（转载自胡勇：《清末瘟疫与民众心态》）

撞的能力。“中学为体，西学为用”仍然不失为时代话语的主流。

从社会参与的主体上看，16年前的粤港鼠疫防治，传统中医无疑是社会参与的当然主体。无论是广州鼠疫防治中的个体中医和乡贤人士，还是香港鼠疫防治中的东华医院，传统中医代表了民间社会参与健康传播的主要力量。从内容上看，以中医汤药、刀割、人性化的住院救治为代表的中医防疫思想和防疫措施，无疑是主要的传播内容。传统中医通过传布信息、延医送药等社会参与方式，在实现着疫病救治愿望的同时，也努力实现着对中医防疫思想的普及和传播。在这一背景下，中医防疫话语仍然具有相当的影响力。

1894年5月下旬，东华医院与港英当局就“中医能否参与疫病防治”的问题发生冲突之后，香港总督委派一个五人委员会，专门对东华医院的鼠疫防治情况进行调查。经过一段时间细致的调查，委员会认为：“东华医院采用中医方法治疗病人，乃是适应了华人的需求，治疗上是有一定效率的，对防治疫病的作用是不容忽视的，可以补充政府医院之不足。”① 最终，东华医院获得了用中医方法救治华人患者的权利，成为香港鼠疫防治中的一支积极的力量，中医防疫话语在疫病防治中赢得了应有的地位。

然而，在16年后的东北鼠疫防治中，情形已经完全不同。从具体的疫病防治角度看，由于肺鼠疫的强烈传染性，不仅使疫情蔓延迅速，也阻碍了中医防疫在“救治”方面的作为，医患“同归于尽”的惨烈结局说明中医在疫病的救治方面已经无能为力。而西医防疫关于患者隔离、消毒、以及尸体解剖、细菌学鉴定等手段，在“防治”领域依然发挥着关键的作用。中、西医在东北鼠疫应对中的差距被显著拉大，呈现出一边衰败、一边强盛的强烈对比。中医在疫病应对过程中已经无法找到属于自身的位置和尊严。

从社会参与的主体上看，一批接受了西方思想洗礼和学术熏陶的本土西医医生或知识分子，担纲起传播新思想、新理念的重担，积极投身健康传播。从内容上看，西医防疫话语成为这一时期健康传播的主流话语。无论是隔离、消毒、还是解剖、火化，西医防疫话语占据了整个鼠疫防治过程的主导地位，同时也成为社会的自觉认同。对于中医在鼠疫防治中的作用以及民众对传统习俗的恋旧心态，社会予以了严厉的批评，呈现出“一边倒”的格局。中、西医防疫话语的主次地位在疫病防治领域发生了显著

---

① 余新忠等著：《瘟疫下的社会拯救：中国近世重大疫情与社会反应研究》，中国书店出版社，2004年1月。

的位移。

2. 媒体参与的勃兴和大众健康传播的崛起

大众传媒的兴起引发了近代社会在传播格局上的重大变化，与此同时大众传媒自身也作为社会参与的一支重要力量，直接参与健康传播。与《申报》在1894年香港鼠疫中的重要作用相仿，1910年的东北鼠疫中，也有大众传媒的身影。其中，最主要的是1902年创刊于天津的《大公报》、1904年创刊于上海的《东方杂志》、1906年创刊于奉天的《盛京时报》。当然，《申报》的报道也仍然一如既往、形影相随。与对香港鼠疫的报道相比，对东北鼠疫的报道有了众多大众媒体的介入，使得这一时期的疫病信息传播体现出显著的大众传播特色。近代中国真正意义的大众健康传播就此崛起。

《盛京时报》创刊于1906年的奉天（今沈阳），是日本人在我国东北创办的第一份中文日报。《盛京时报》的创办旨在近距离地观察我国的情势、并影响舆论，意在为日本官方服务。但是，客观上《盛京时报》也记录了一些当时的历史资料，为后人回顾当时的历史提供了一定的参考。由于报刊所在地奉天本身也是1910年东北鼠疫的直接受害地，因此《盛京时报》对此次鼠疫流行的报道格外关注。

《盛京时报》对疫情的报道主要集中在五个方面：（1）疫情信息通报；（2）发布官方政令、训令、措施；（3）发表评论、转载演说词；（4）普及防疫知识；（5）一般动态信息。在这些内容中，以“疫情信息通报”和“普及防疫知识”最有特色。《盛京时报》效仿《申报》在香港鼠疫中的做法，坚持每日连续通报疫情信息，包括每日新增病例、死亡病例、总计病例和总计死亡病例，尤其对于奉天的疫情信息通报更为详细。报道的方式以“新疫日报”、“××日新疫报告”以及“专电”的形式出现。此外，在普及防疫知识方面，《盛京时报》也很有特色。不仅刊登一些实用有效的防疫方法、注意事项等，还邀请中外医学专家撰文、权威发表，以此获取民众的信任和接受。在上海创办《中西医学报》的著名西医丁福保就曾经专门为《盛京时报》撰写了科普文章《论百斯笃》和《鼠疫一夕谈》：[①]

1910年11月20日，《百斯笃防疫说略》，《盛京时报》

1910年11月22日，《小心黑死病》，《盛京时报》

---

① 王银：《1910－1911年东北鼠疫防治研究》，中国国家图书馆，博硕士论文库＼dd7758，2005年。

1910年11月24日，《论百斯笃》（上），《盛京时报》

1910年11月25日，《论百斯笃》（下），《盛京时报》

1910年11月25日，《鼠疫一夕谈》（上），《盛京时报》

1910年11月26日，《鼠疫一夕谈》（下），《盛京时报》

1911年1月17日，《论防疫必宜隔离》，《盛京时报》

1911年1月29日，《劝防疫白话》，《盛京时报》

此外，《大公报》、《东方杂志》等报刊在东北鼠疫防治期间，也纷纷刊发普及防疫知识的相关文章。《大公报》登载的防疫局普及卫生知识的文章写道："吃鲜果务宜削皮去蒂"，"猪羊牛倒毙者勿得宰卖"，"住户老鼠务必多多养猫捕拿净尽"，"冷水中最多微生物，先用白矾将水澄清，过一昼夜者到滚开时方可取饮"……[①]内容均为日常生活中人们熟知的情形，使人易懂、易学。此外，鼠疫流行期间，东北各地政府还纷纷在城乡设立卫生宣讲所。宣讲所每日进行公开的卫生演说，内容涉及个人防疫知识和地方防疫法令、措施等。同时，还印刷各种有关防疫的文字材料向民众分发。乡镇则委派"各村董及乡正副等，令按户分送，籍资浏览。"[②] 多管齐下，共同推动防疫知识的普及。

值得注意的是，在当时大众传媒众多的科普报道和文章中，大多是普及西医防疫的知识和相关措施，很少有中医的声音。即使偶尔提及中医，也大多是鄙夷、贬斥的口吻。这一特点，体现了社会参与主体对西医防疫话语的选择。不仅如此，大众传媒作为一种特殊的社会参与主体，在呈现社会话语的同时，也积极地建构着社会话语。《东方杂志》针对患者亡故后"对其使用过的物品进行消毒"、"对其居住的屋舍进行消毒、或者焚毁"等措施在民间难以推行的情况，特撰文批评。并将中外之法进行对比，对国人的不良行为予以检讨：

东西各国之遇有患疫而死也，则凡患者之所用无一不加以消毒之药水而消灭之，甚则且投之于火。凡患者之所居，无处不用石灰水等洒濯之，甚则举其房屋而投之于火，此非不足吝惜也，生命与财产其轻重固自有别也。

① 胡勇：《清末瘟疫与民众心态》，载《史学月刊》，2003年第10期。

② 《宣讲所注意防疫》，载《盛京时报》，1911年2月17日；《镇乡设立防疫宣讲所》，载《盛京时报》，1911年3月9日。（转载自王银：《1910－1911年东北鼠疫防治研究》）

而我国之风俗又与之相反，身死未寒而争产之人已振臂而起。授之者以是为惠，取之者以是为利，而生命危险所勿顾。生命亦遂因之而多丧。若扫除之法行，则害人之物少，而贪小利受大祸害者，亦稍有艾矣。

——摘自《东方杂志·防疫篇》①

待到东北疫情肃清，普通民众对于西医防疫的抵触情绪已被清除殆尽。大众传媒有关东北鼠疫防治中“中医束手、西医奏功”观念的传播建构，产生了广泛的影响，从而“使诸公深感西医远过于中医”。② 于是，一个显著的转变出现了：面对瘟疫，中医的话越来越没人愿意听，而西医的话越来越有人捧场了。

---

① 《东方杂志·防疫篇》，第1卷，第7号。(转载自胡勇：《清末瘟疫与民众心态》)

② 《东方杂志·扑灭中国北方之瘟疫》，第8卷，第8号。(转载自胡勇：《清末瘟疫与民众心态》)

第三章　多元社会力量的兴衰与健康传播的演变

民国时期的健康传播，与清末民初相比，发生了很大的变化。中、西医话语的较量不再是健康传播的主题，西医话语已经成为健康传播中的主导话语。1928年南京国民政府成立之前，一度获得蓬勃发展的多元社会力量，使得健康传播中的社会参与呈现出空前的繁荣态势。作为当时中国最繁华、社会化程度最高的大都市之一，上海在这方面的表现格外突出。然而，随着南京国民政府的成立和国民党军事独裁统治在国内的推行，社会力量的发展受到压制，健康传播中广泛社会参与的繁荣局面也随之告一段落。

第一节　民国时期上海的卫生与防疫

据现有的资料记载，民国时期是我国历史上疫病发生率最高的时期。从1912年至1948年的37年间共发生疫病流行114次，平均每年发生3次以上。[①] 这一状况与民国时期国内动荡不安的社会环境直接相关。此外，有限的医疗卫生条件、民众不良的卫生习惯以及落后的公共卫生环境等都成为当时重要的影响因素。在这些因素中，最直观、也是当时遭受最多诟病的，是遍布城乡各个角落的、恶劣的公共卫生环境。

当时，各地的公共卫生环境之差几乎成为一个通病。即使在经济富庶、风光秀丽的江南水乡，情况也是如此。江南的乡间小河纵横、水网繁密，而居民通常就将污水、甚至粪便直接排放到纵横交错的小河里。尿桶、粪桶随处乱放，随地大小便、乱扔垃圾的现象非常普遍。“街头巷尾秽物之堆积，直及屋齐，而行人复便溺其旁，臭秽之气，远闻数里。”[②] 在被世人誉为“人间天堂”的苏州城内，简陋的粪池、厕所到处都是，当地人自称“五步一池，十步一楼”。“而这些粪池、厕所不少就建在河边，平时不断的渗漏。假如遇到河水涨升，满缸的粪便就全部流入河中了。”[③] 文人笔下风

① 余新忠等著：《瘟疫下的社会拯救：中国近世重大疫情与社会反应研究》，中国书店出版社，2004年1月。

② 《论中国宜讲求洁净地面之政》，参见《新学界丛编》癸卯年卷一（下）。

③ 《苏州解放前公共卫生概况》，苏州市卫生局编志组编写，《苏州市志·卫生分志》，1988年。（转载自余新忠等著：《瘟疫下的社会拯救：中国近世重大疫情与社会反应研究》）

光如画的苏州城尚且如此，其他城镇的公共卫生状况也就可想而知了。作为当时中国最重要的两个城市，北京和上海的公共卫生环境无疑受到更多的关注，而两个城市在这方面遭受的诟病无疑也是最多、最严厉的。

一、民国时期上海的卫生状况与整治

19 世纪 60 年代第二次鸦片战争之后，国人改变了以往对西方一贯的忽视和抗拒态度，转而用崭新的眼光重新审视西方社会。这一转变也带来了近代中国公共卫生（特别是城市公共卫生）的发展。志刚在《初使泰西记》中，记载了西方自来水的生产过程，称之为“激水机”；记载了西方的抽水马桶的原理与妙处，并形象地将之称为“白瓷盎”。张德彝则对西方城市污水与垃圾处理、公共厕所大感兴趣。[①] 这些引介开阔了国人的视野，为国人公共卫生观念的转变打下了基础。但真正落实到具体行动上的转变则发生在 19 世纪末、20 世纪初的中国社会。

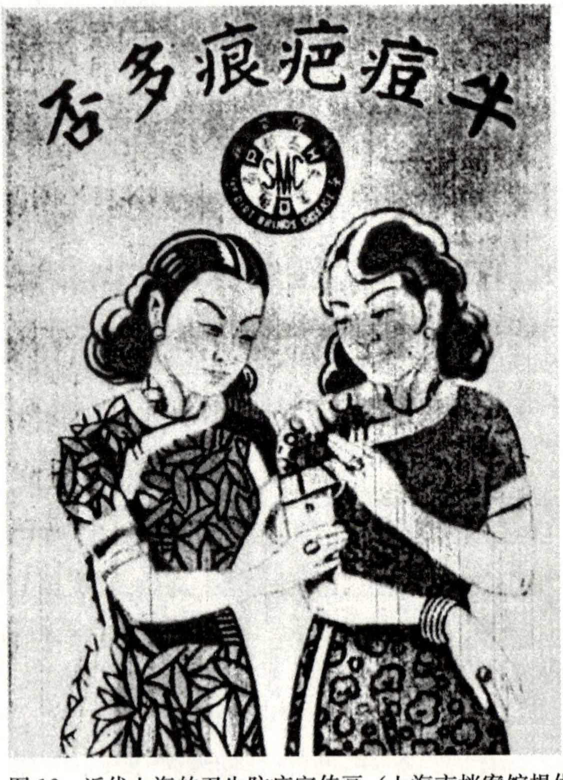

图 12：近代上海的卫生防疫宣传画（上海市档案馆提供）

① 何小莲：《论中国公共卫生事业近代化之滥觞》，载《学术月刊》，2003 年第 2 期。

近代上海的公共卫生状况由于外国租界的存在而被人为地划分为差异显著的两种状态。在外国租界内部，洋人们根据各自国家的经验和做法，较早地开始了对公共卫生的整治；但在“华界”，在相当长的一段时间内，所谓公共卫生一直是个被忽视的领域。清末著名的改良派人士郑观应对此感慨不已：“余见上海租界街道宽阔平整而洁净，一入中国地界则污秽不堪，非牛溲马勃即垃圾臭泥，甚至老幼随处可以便溺，疮毒恶疾之人无处不有，虽呻吟仆地皆置之不理。唯掩鼻过之而已。”[①] 虽然说的是19世纪末、20世纪初的上海公共卫生，但这种恶劣情形的改善绝非一日之功。民国时期上海的公共卫生状况就是在这种落后的基础上延续、发展起来的。

上海最初的公共卫生整治发生在上海的外国租界区内。第一次鸦片战争后，英国在上海设立租界，规定租界内“应行公众修补桥梁，修筑街道，添点路灯，添置水龙，种树护路，开沟放水”，并禁止“堆积污秽，沟渠流出路上”。[②] 此后又规定严禁随地便溺，同时在租界内设立公共厕所和小便池。第二次鸦片战争后，上海的外国租界逐渐增多，各国租界纷纷按照本国的经验在租界内进行公共卫生整治，形成了各具特色、不同风格的公共卫生整治格局。随着租界区内公共卫生水平的提升，“华界”也逐步开始借鉴外国租界的一些做法。

上海早期的公共卫生整治从“公厕整治”开始。20世纪20年代，上海进行了较大规模的公厕改造和城市道路卫生的整治，以改善城市公共卫生状况。然而，这两项早期的整治工作由于各个相关的政府部门之间职责不清、相互推诿，造成推进过程中的时缓时速。1929年3月，上海卫生局办理清道工作，届时上海地方卫生局还就“清道工作究竟应该属于哪个部门的职责内容”而向公众诉苦，认为“清道一事，照近代卫生学上的观察，本非纯粹之卫生事业。例如本市特别区之公共租界及法租界，均以此事划为工务处之职掌”云云，[③] 暗示卫生局与工部局职责不清。同时，又大叹苦经，觉得由卫生局办理清道事项，实属困难。分析个中原因，认为主要是“由于住户不能共同维持整洁、不肯负责协助当局；同时，在经费支出方面“实属不敷应用”等。[④] 而与官方政府机构对卫生整治工作叫苦不迭的态度形成鲜明对比的是，在上海公共卫生整治的推动力中，民间自治组织、慈

① 郑观应：《盛世危言：修路》，载《郑观应集》（上册），上海人民出版社，1982年，第663页。

② 《上海土地章程》中文本，《上海租界志》，上海社会科学院出版社，2001年版，第684页。

③ 《市政要闻·卫生局办理清道实况》，载《申报》，1929年3月7日，市政周刊1版。

④ 同上

善团体、教会组织、甚至民众个人的积极参与成为一支举足轻重的力量，在民国时期（特别是南京国民政府成立之前）上海的公共卫生整治工作中扮演着重要的角色。

二、民国时期上海的疫病流行状况

上海的疫病流行状况呈现出一定的地方特点。由于苏州河、黄浦江等河流穿城而过，加之南方居民喜好取用河水的生活习惯和卫生习俗等的影响，使得依赖水网传播的疫病在上海较易发生。霍乱是其中最典型的一个。上海的霍乱流行无论在感染人数、感染地域以及危害性等方面都较为严重。

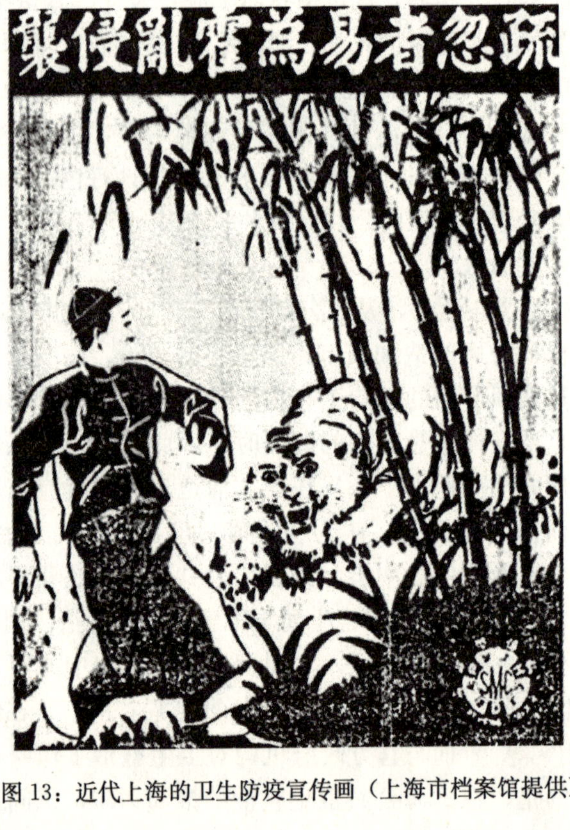

图 13：近代上海的卫生防疫宣传画（上海市档案馆提供）

民国建立伊始至 20 世纪 30 年代，上海曾发生 6 次大的霍乱流行。1912 年、1914 年续有流行；1919 年大流行，死亡 680 人；1926 年，因闸北水厂水源受污染，引起霍乱第四次大流行，患者 3140 例，死亡 366 人；1929 年霍乱再度流行，发病 3555 例；1931 年 9 月 15 日，上海又一次因霍乱流行被宣布为有疫港口。[1] 此后，上海的霍乱仍接连不断，1932年全国霍乱大流行，上海也未能幸免；1948年再次发生严重的流行，发病达11 365例，死亡2246人，成为民国时期最严重的一次霍乱流行。[2] 据上海当地的档案文献记载，从1932年至1948年，上海先后发生霍乱流行12次。加上前述的6次大流行，民国时期上海较大的霍乱流行应该不少于18次。

此外，其他疫病的发生也很频繁。1926年、1933年及1939年上海天花流行猖獗，尤以1933年为甚，上海被宣布为天花流行港口。1930年至1942年间伤寒每隔2到3年流行一次，累计发病15 190例，死亡近万人，病死率高达59.5%。[3]

民国时期，上海较常发生的疫病种类多达十余种。以1930年至1937年的8年间为例，上海发生的疫病流行种类至少有12种，分别为霍乱、天花、鼠疫、伤寒、白喉、猩红热、流行性感冒、疟疾、痢疾、麻疹、回归热、斑疹伤寒。从8年间的动态变化情况来看，以1932年和1937年的发病情况最为严重。（见表3.1）

表3.1：1930—1937年上海市十二种传染病发病、死亡统计

年份	发病例数	发病率（1/10万）	死亡人数	死亡率（1/10万）	病死率（%）
1930	4804	476.6	1718	170.5	35.8
1931	5239	511.0	1429	139.4	27.3
1932	10686	994.2	1434	133.4	13.4
1933	4367	392.7	1211	106.9	27.2
1934	5785	503.4	1939	160.8	31.9
1935	3723	321.0	1073	92.5	28.8
1936	5429	459.8	1486	125.8	27.4
1937	11329	929.7	4310	353.7	38.1

——摘自《民国时期上海传染病防治的社会环境》[4]

---

① 《上海卫生志》，上海社会科学院出版社，1998年版，第24－38页。

② 倪红：《民国时期上海防疫档案介绍》，载《档案与史学》，上海档案信息网http：//www.archives.sh.cn。

③ 《上海防疫史鉴》，上海通志馆编，上海科学普及出版社，2003年版，第79页。

④ 马长林、刘岸冰：《民国时期上海传染病防治的社会环境》，《民国档案》2006年第1期。（资料来源：根据1930至1937年上海《工部局年报》、《工部局公报》以及《申报》、《民国日报》、《新闻报》等数字统计）

健康传播

第二节 社会参与在健康传播中的兴衰与演变

1911年10月10日，辛亥革命爆发。1912年1月1日，中华民国成立。1912年2月12日，清廷退位。经历了一系列历史巨变，中国终于走出了漫长的封建社会，建立了中国第一个资产阶级革命政权和资产阶级共和国。随着一个新的时代的到来，社会发生了巨大的变化，社会力量的发展迎来一个新的时期。

一、从“三民主义”到“白色恐怖”：社会力量发展的现实兴衰

1912年中华民国成立，孙中山先生以其“民族、民权、民生”的三民主义思想诠释了民权、民治的合法性，社会力量的壮大成为一股不可遏制的洪流。轰轰烈烈的新文化运动高举“民主”、“科学”的大旗，积极倡导自由、民权，进一步推动了社会力量的发展。民国初年，国内各地创办了大批报纸，全国报纸多达500种，仅北京一地就有大小报纸50多种。[①] 1919年五四运动爆发，6月3日，为声援北京学生的爱国行动，在上海爆发了中国历史上工人阶级的第一次政治性大罢工。上海日商内外棉第三、四、五纱厂的工人率先行动，唐山、长辛店、九江等地工人也相继参加到罢工行列。很快在全国20多个省、100多个城市，工人罢工、商人罢市、学生罢课。中国工人阶级第一次以独立的姿态登上了政治舞台。

在这种新形势下孕育壮大的社会力量，无论在主体构成、还是组织特征、行为方式等方面都呈现出新的特点。工人阶级成为社会力量的主体，以维护工人合法权益为宗旨的工会组织成为工人阶级的自治组织。大量的手工业者和小资产阶级构成了社会力量的另一支重要组成，而各种商会和行会、同业协会等成为这一支社会力量的自治组织。此外，随着资产阶级大工业的发展，大量的劳动力人口涌入城市，形成了一支新生的社会力量而融入当地社会，由此催生的各类同乡会、家乡会扮演着这一社会力量的自治主体的角色。

1926年12月6日，上海举行“市民公会”成立大会。参加成立大会的有各路商界总联会、全国学生总会、上海学生联合会、上海总工会、皖苏浙三省联合会的代表，会议推举沈钧儒为主席。在当日通过的《市民工会简章》中，明确提出：“本会以实现市民自治、谋市民福利为宗旨。”[②] 上海

---

① 高华：《近代中国社会转型的历史教训》，《战略与管理》，1995年第4期。

② 《上海特别市市民公会昨晚成立》，载《申报》，1926年12月7日。

“市民公会”的组成团体涉及工、商、学以及地方联合会等多个社会组织，最大限度地实现了多种社会力量的联合和自治。上海“市民公会”的成立将民国时期国内的社会力量发展推向一个高峰。

然而，社会力量这一积极发展势头并没能一直延续下去。事实上，早在南京国民政府成立以前，社会力量的发展也并非一帆风顺，政治上反动、保守的北洋政府对新生的社会力量充满敌意，时常以查封报馆、迫害自由言论者等手段阻挠社会力量的壮大。热情宣扬马克思主义的无产阶级革命先驱李大钊惨遭杀害就是一个血的例证。然而，真正使社会力量的发展遭遇“严寒期”的，仍是在进入南京国民政府统治时期之后。

1927年国共分裂，国民党夺取了国民革命的成果，从此，逐步确立起在全国的统治。经过一年时间新军阀与旧军阀以及新军阀内部各个派系之间的混战，1928年6月南京国民政府宣布“统一告成”。6月12日，发出《对内施政方针通电》，表示要结束军政，开始训政，[①] 标志着南京国民政府统治时期的开始。蒋介石在国内推行所谓“新权威主义”的统治策略：强调以蒋介石为核心，在中国建立具有中国传统政治色彩，高度集权的新军事强人的统治。[②] 其本质是军事独裁统治。而在对于新生社会力量的仇视和敌对态度上，南京国民政府比北洋政府有过之而无不及。为了实行独裁、维持既存的社会结构的稳定，蒋介石把一切要求改革的社会力量均视为是对自己权力的威胁，不惜在国内大搞“白色恐怖”，对于工人罢工进行残酷镇压，对于倡导新思想、维护新生社会力量的人士则进行威胁、暗杀、甚至屠杀。从1927年至1929年间，蒋介石屠杀了包括共产党人、工人、农民、学生、民主派知识分子在内的各界人士约45万人。[③] 在一片白色恐怖的笼罩下，自由言论被禁止，民主被扼杀、社会力量的发展形势急转直下。

二、一叶落而知天下秋：1928年前后《申报》健康报道分析

如前所述，与清末民初相比，民国时期的社会力量参与疫病健康传播的情形，已呈现出一些新的特征，而首要的一点是社会力量主体的转变。资本主义生产方式在国内的繁衍而带来的、新的大工业都市的出现，使工人阶级、小资产阶级、手工业者和大量城市平民成为都市中新的社会力量

---

① 丁守和、鲁振祥等（著）：《第三编：两种命运的较量》，《二十世纪中国史纲》，河南人民出版社，1993年。

② 高华：《近代中国社会转型的历史教训》，《战略与管理》，1995年第4期。

③ 伊斯雷尔·爱泼斯坦（著），符家钦（译）：《从鸦片战争到解放》（后记），今日中国出版社，1997年。

构成。同时，在中国沿海都市中大量存在的外国商人、传教士等也参与到这些沿海都市的社会力量的构成中。以上海为例，民国时期参与当地疫病健康传播的主要社会力量包括：工人阶级中的一部分知识分子、城市小资产阶级、外国传教士等。而主要的参与途径和表现形式为：组建慈善团体和慈善医院免费延医施药，参与公共卫生和公共健康传播运动、普及卫生知识，对政府在疫病防治领域的作为实施监督，以大众传媒为平台、引导大众舆论、创造良好的疫病防治社会氛围等。其中，通过大众传媒的健康报道进行公共健康传播是一个重要的组成方面。

“大众传媒在一定时期内的疫病防治信息报道”与“同一时期社会力量在疫病防治领域的介入状况”之间呈现出相辅相成的关系。在日常的报道中，大众传媒不仅承担着“传递疫病防治信息”和“普及卫生知识”的任务，同时也包括对社会力量参与疫病防治工作的报道。而社会力量参与疫病防治工作的活跃程度又反过来对大众传媒的健康报道产生影响，使媒体健康报道呈现出被社会环境“再建构”的特征。具体地说，当社会力量蓬勃发展、积极参与疫病健康传播工作时，媒体上的相关报道就会增加；相反，当社会力量的发展受到遏制、无力参与疫病健康传播工作时，媒体上的相关报道就会减少。因此，某一时期大众传媒对“社会力量参与疫病健康传播工作”的相关报道的多少，可以粗略地反映出这一时期社会力量参与疫病健康传播工作的活跃程度，从而折射出该时期社会力量的发展状况。

本节以上海《申报》中有关“疫病防治”和“公共卫生”的相关报道为研究对象，检视社会力量参与疫病健康传播工作的状况在1928年前后的变化，从而探讨“外部社会环境”、“疫病健康传播活动”与“媒体健康报道”三者之间的相互影响。

1. 内容与方法

地域选择： 20世纪20～30年代，上海已经发展成为远东重要的国际大都市，中国最重要的经济中心和大工业生产基地。20～30年代的上海社会呈现出鲜明的商业社会特征。同时，上海又是当时国内重要的文化中心，各种文化思潮和意识形态在上海交融、汇集。这些因素共同促成了上海包容、多元的“市民文化”特征。各种社会力量在上海都能找到适合自己发展壮大的土壤，这一时期的上海成为国内社会力量发展最迅速、最具影响力的地区。此外，上海众多外国租界的存在，也使得这里成为西方传教士在国内活动的主要地点之一。

媒体选择： 同一时期，上海的媒体发展呈现出蓬勃的态势。当时的大众传媒仍以报纸为主，《申报》、《时报》、《新闻报》、《民国日报》、《时事新报》、《晨报》等都是当时上海有影响力的报纸传媒。其中，以《申报》最为著名。近代中国的报纸发展走过了一条从“政论报纸”到“商业报纸”的转变之路。20世纪20～30年代，《申报》已经获得了经济上的独立，摆脱了早期“政论报纸”的特征，逐步发展成为一份商业性大报。

时间选择： 1927年蒋介石发动“四·一二反革命政变”，撕下温情的面纱，在国内大搞“白色恐怖”。1928年6月，南京国民政府宣布“训政”，蒋介石在国内推行军事独裁统治，扼杀社会力量。以这一时期为界，国内社会力量的发展经历了一次显著的兴衰转变。在媒体报道的时间选择上，分别选择1927年之前的3年（1924年、1925年、1926年）和1928年之后的3年（1929年、1930年、1931年），进行比较研究。

样本选择： 在《申报》的各类报道中，选择有关“上海本地的疫病防治报道和公共卫生报道”。对于虽然涉及“疫病防治”和“公共卫生”议题，但明显带有商业广告性质的报道，不予选择。如经常出现在《医讯》、《医界快讯》、《医界新讯》中的，有关某医馆开业、或者介绍某医馆特色医疗的报道均予以排除。例如：1930年2月16日《申报》第16版中《中西药房中央支店即日开幕》、《朱杏溪悬壶应诊》、《医药评论中之新著作（介绍）》等报道虽然也涉及医药卫生，但因带有明显的广告性质、且与疫病防治议题无关，因此均不在选择范围之列。

抽样方法： 采用分层随机抽样的方法，以每一个月份为基本抽样单元，在每一个基本抽样单元内部进行随机抽样，抽样数量为1。随机抽样数字的获得依据《随机数字表》，任意选择一个起始点，依照从左至右的顺序依次寻找合适的数字（即01～30/31），二月份的选择数字以28为限。抽样结果：每一个月都有1份报纸被抽中，全年12份报纸，总体六年为72份报纸。

2. 媒体报道分析

从总体72份报纸来看，共有“疫病防治报道”和“公共卫生报道”56篇。其中，1924～1926年分别为9篇、6篇、18篇；1929～1931年分别为12篇、6篇、5篇。呈现出“中间高、两头低”的趋势。（见示意图3.1）这一趋势特征显示：在1928年之前，《申报》的“疫病防治报道”在数量上总体呈现上升的趋势；而1928年之后，总体报道数量在趋势上逐渐下降。

在总体56篇报道中，根据主体内容的不同，可以将报道分为5个类别：(1) 以各类慈善团体的疫病防治活动为主体内容的相关报道；(2) 以各类

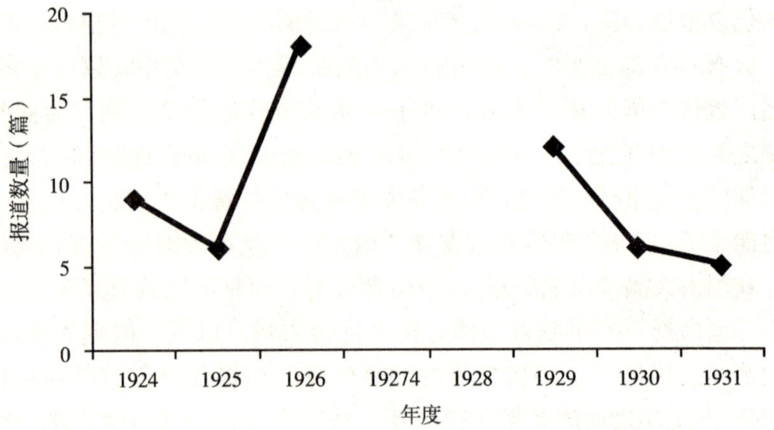

示意图 3.1：1928 年前后《申报》“疫病防治报道”变化趋势

商业团体的疫病防治活动为主体内容的相关报道；（3）以官方机构的疫病防治活动为主体内容的相关报道；（4）以个人的疫病防治活动为主体内容的相关报道；（5）媒体立场的疫病防治报道。其中，类别（4）主要包括“个人诊所、医馆的免费施治行为”和各类“读者来稿”。类别（5）主要包括媒体的“疫情信息统计与发布”、“疫病治疗信息报道”和“媒体评论”等。根据上述分类，检视 56 篇相关报道，结果如下：（见表 3.2）

表 3.2：《申报》“疫病防治报道”主体内容分布（篇）

	1924	1925	1926	1929	1930	1931	合计
（1）慈善团体的疫病防治活动	3	2	7	0	0	1	13
（2）商业团体的疫病防治活动	0	0	0	1	0	2	3
（3）官方机构的疫病防治活动	1	2	2	8	3	2	18
（4）个人的疫病防治活动	5	1	4	0	0	0	10
（5）媒体立场的疫病防治报道	0	1	5	3	3	0	12
合计	9	6	18	12	6	5	56

从上表中可以看到，在总体 56 篇报道中，“官方机构的疫病防治活动”、“慈善团体的疫病防治活动”、“媒体立场的疫病防治报道”是最主要的报道内容，分别占 32.1%，23.2%和 21.4%。由此，可以初步得出如下结论，即：从总体上看，在 1928 年前后上海的疫病防治工作中，官方机构、慈善团体和大众传媒扮演着主要的角色。

但是，如果以 1928 年前后各 3 年分别作为一个整体单元进行比较，则出现了不一样的结果：在1928年之前，总体报道33篇，其中“慈善团体”以36.4%的高比例成为这一阶段的疫病防治中的主体，高峰出现在1926年。其余的排序依次为“个人”、“媒体”、“官方机构”。由此显示：这一时期，“慈善团体”与“官方机构”在参与疫病防治的工作中，以“慈善团体”为主。1928年之后，这一结构比例被完全颠覆，3年总体报道23篇，比1928年之前明显减少，其中“官方机构”以超过半数的56.5%成为这一阶段的疫病防治中绝对的主体，高峰出现在1929年。报道内容涉及：卫生运动周（4篇）、环境卫生治理（4篇）、疫情信息发布（2篇）、政府卫生公告（2篇）、卫生会议（1篇）。其余的排序依次为“媒体”、“商业团体”、“慈善团体”。值得注意的是，“慈善团体”从1928年之前疫病防治中的最主要力量，退居为最次要力量。（见示意图3.2）

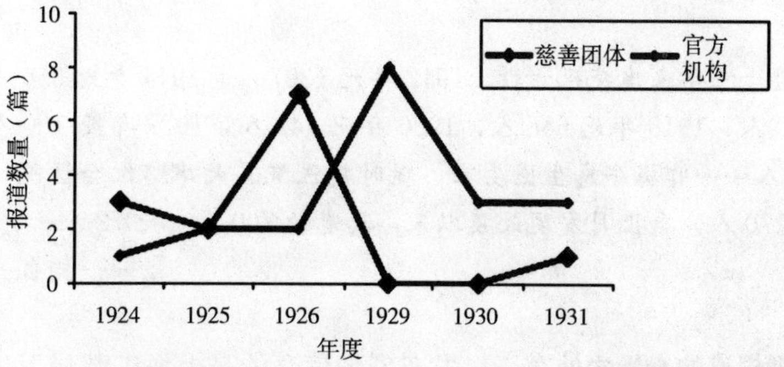

示意图3.2：1928年前后《申报》“疫病防治报道”中
“慈善团体”与“官方机构”主体地位变化趋势

再继续，将“慈善团体”做一个分解。在1928年前后参与上海疫病健康传播活动的慈善团体可分为两大类：一类是国内的民间团体，如民间开办的慈善医院、各类民间慈善组织等。另一类是以外国传教士为主体的、具有慈善性质的教会团体，如基督教青年会等。以此为分类，显示：总体6年13篇有关“慈善团体”的疫病防治活动报道中，以“国内民间慈善团体”为主体的占7篇，以“外国慈善性质的教会团体”为主体的占6篇，基本上平分秋色。而在13篇有关“慈善团体”的疫病防治报道中，有12篇集中在1928年之前，此后只有1篇。显示：慈善团体在1928年之前参与疫病健康传播活动较为活跃，而在1928年之后则明显削弱。

此外，还有一点值得注意的是：个人参与“疫病健康传播活动”的状况在1928年前后的演变。1928年之前，个人参与疫病健康传播活动的报道有10篇之多，在1924年一度成为当年最主要的报道内容；而在1928年之后则完全“销声匿迹”。显示，1928年之后个人参与疫病健康传播活动受到严厉限制。

3. 社会力量的兴衰与健康报道的演变

媒体报道是社会环境的晴雨表，社会环境的重要变化都会在媒体报道上得到反映。同时，社会环境也是媒体报道的孵化器，不同的社会环境催生不同的媒体报道。《申报》“疫病防治报道”在1928年前后的显著变化，反映出社会环境在这一时期的变化，构建出一幅社会力量兴衰起伏的发展演变图。

1925年8月19日，上海工部局卫生处在《字林报》上发布了一份“上海近十三年来霍乱死亡人数的统计报告”，并提醒市民夏季到来，注意预防霍乱。《申报》予以转载：

> 考近十三年来虎疫死亡数，1912年死1307人，1914年死350人，1916年死100人，1919年死648人，1920年死142人，1922年死100人，1923年死91人……昨据牛惠生医生言，现时疫医院及天津路红会医院，共有虎疫病人270人，自上月发现此疫以来，患者约700人，死72人云。
>
> ——摘自《申报》[1]

这则报道的奇怪之处在于，发布疫情信息的是上海工部局卫生处，即当时负责上海疫病防治的主要官方机构之一。但是，信息的来源却并非工部局卫生处自身，而是“据牛惠生医生言”。本应由官方权威发布的当年霍乱流行的信息，却要依赖一位“时疫医院”的医生之言，这不能不说是件奇怪的事。然而，还有更奇怪的。

早在一个月前，上海就已经出现了霍乱流行的苗头。7月22日，位于西藏路的“时疫医院”开诊不久即有一位霍乱病人死亡，此后患病及死亡的病例日渐增加。不到一个月，已是“院中各室悉卧病人，几乎隙地”了。[2] 然而奇怪的是，在工部局卫生处八月份的公报中，竟然完全未提及有霍乱的发生。按照当时的规定：“时疫医院及红十字会医院中病人气绝，必于24小时内报告卫生处。”[3] 工部局卫生处没有理由不知道情况，那么又为何知情不报？待到8月19日向媒体发布当年霍乱死亡人数的统计报告时，

---

① 《时疫流行之西讯》，载《申报》，1925年8月19日。

② 同上

③ 同上

又为何要转引“西藏路时疫医院”牛惠生医生之言呢？而当“西藏路时疫医院”中已经人满为患、住不下病人的时候，工部局卫生处下属的“靶子路时疫医院”却仍然还空着。在“西藏路时疫医院”牛惠生医生的商请之下，工部局卫生处才同意“暂予收容”。[①] 这一系列奇怪的表现，反映出工部局卫生处在当年上海霍乱防治中的消极被动状态。

事实上，工部局卫生处的“消极被动”并不是偶然的。在1928年之前上海的疫病健康传播活动中，官方防治机构的“消极被动状态”普遍存在。而与此形成鲜明对照的是，以各类慈善团体为代表的社会力量在霍乱防治中的活跃表现。早在7月22日“西藏路时疫医院”发生第一例霍乱病人死亡之前半个月，慈善团体“联益善会”主办的施医院就已经开办了临时的疫病诊所，免费为民众注射防疫针了。就连上海县警察所甚至也“函请该院西医士率同看护等赴署，予警士注射，以重卫生。”[②] 沪南神州医院也早早地设立了临时治疫所，于7月10日提前开诊，“日夜施救，不取分文”。[③]

1926年春天，上海天花流行，各埠均有发生。6～7月间，因闸北水厂水源受污染，引发霍乱大流行。疫病防治形势空前紧迫：

2月5日。本埠各处流行天花，现益猛烈。最近新染此症者，每日约有六十名。合计上年十月以来，约达二千人。尚有续发之征，暂难终熄。其他直扶斯、猩红热、麻疹等症亦多有流行云。

——摘自《申报》[④]

7月24日。本埠方面，自入夏以来，即有时疫病发现，然尚不甚厉，迨至最近数日中，因天气之酷热，以致蔓延无计。……昨日发生时疫病者，自上午八时起至下午十二时止，统计不下千余人，……本埠各时疫医院，至下午四时许，因限于院屋之故，即有人满为患。故四时以后发生者，简直束手待毙，无处投医矣。

——摘自《申报》[⑤]

8月20日。吴淞时疫又转剧。吴淞自雨后天气转凉，时疫顿减，不料越

① 《时疫流行之西讯》，载《申报》，1925年8月19日。
② 《联益善会施医院消息》，载《申报》，1925年7月9日。
③ 《神州医院筹设临时治疫所》，载《申报》，1925年7月9日。
④ 《本埠天花流行之猛烈》，载《申报》，1926年2月5日。
⑤ 《昨日本埠时疫之剧烈》，载《申报》，1926年7月24日。

三四日，复又烈日当空，天气复热。……因此故乡间时疫，复又盛行。……据闻临时时疫医院，自七月三十日开始施医以来，至昨日止共计投院求治及留院疗治者，计一千一百数十人。……最近两日投院求治者，较往日为多。

——摘自《申报》[①]

在这种情况下，社会力量积极参与疫病健康传播活动。各类慈善团体纷纷免费施医给药。基督教普益社每年春季免费在上海举行“种痘运动”，已经成为传统。当年自4月7日起至5月8日，集中一个月时间，普益社在全市设立13处种痘点，由本市各慈善学校负责向市民散发种痘券。为了扩大宣传，普益社另组织人员在各地张贴广告，在各个种痘点安插标识，以利民众参与。[②] 闸北慈善团自3月开始免费施种牛痘以来，民众踊跃参加，“连日求种者每有三五十号之多”，最多时“约二百余号外”。[③] 而中国红十字会总医院也积极参与疫病防治。为了适应突然增加的疫病患者，红十字会总医院“设法将写字间腾出，改为病室”，[④] 以接待更多的患者。

除了各类慈善团体之外，个人也踊跃参与。个人的参与方式主要有两种：其一，通过个体医院或诊所的免费施医给药，加入疫病防治的行列；其二，通过媒体发表个人文章，与公众分享个人的疫病防治经验，发表评论、普及知识。《申报》上有两个专栏，“面面谈”和“常识”，经常刊登读者来稿，有关疫病防治方面的文章时常可以见到。其中有的以发表个人见解和个人呼吁为主，如《取缔街道上私设厕所之我见》、《防霍乱传染要取缔老虎灶》等；有的以普及健康知识为主，如《蝇与传染病》、《急性小肠痧之注意》、《德国医界（治疗肺痨）之最新发明》、《房屋宜注意之点》等；有的以分享个人经验为主，如《我去夏收买死蝇之经过及其利用》、《捕蝇趣事述》等。在1928年之前的《申报》报道中，有关个人参与疫病健康传播活动的相关报道较为多见。这与媒体提供一定的平台有关，但更主要的是源于个人参与公共事务管理的热情。这一热情的形成与当时“社会力量蓬勃发展”的大环境是分不开的。

作为社会力量的一个特殊组成部分，大众传媒也以其特有的方式参与疫病健康传播活动，这一点在《申报》的报道中有突出的体现。除了报道一些动态新闻和疫情信息之外，《申报》还通过媒体评论的方式对疫病防治

① 《昨日疫讯汇志》，载《申报》，1926年8月20日。

② 《普益社举行种痘运动》，载《申报》，1926年3月26日。

③ 《慈善团施种牛痘之拥挤》，载《申报》，1926年3月26日。

④ 《红会总医院之扩充》，载《申报》，1926年2月5日。

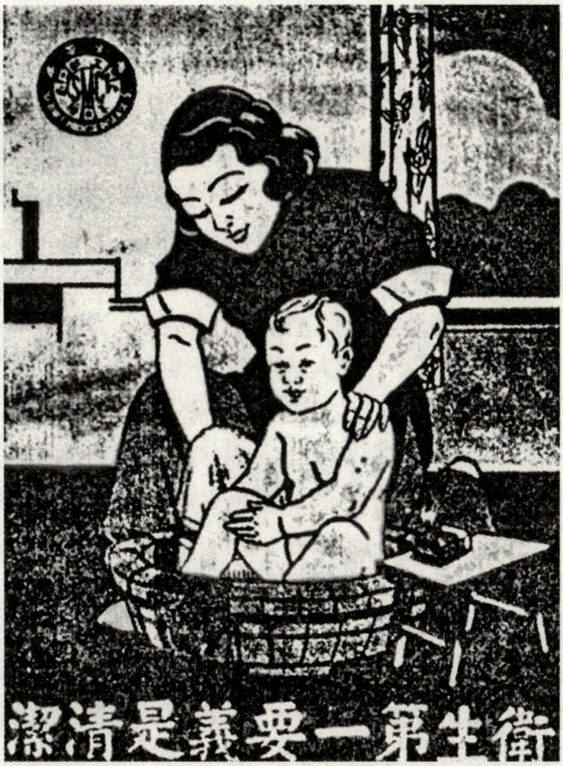

图 14：近代上海的卫生防疫宣传画（上海市档案馆提供）

工作进行“舆论监督”。1919 年 7 月，上海南市外马路一带沿路堆积垃圾数十天无人问津，导致臭气冲天。每逢下雨，污秽之物横流。市民多次请求工巡局予以清理，毫无效果。为此，《申报》接连几天刊载文章，对官方卫生防疫机构无视环境污染的失职行为提出批评。7 月 18 日，《申报》在刊登报道的同时，配发媒体评论，措辞激烈而严厉：

7 月 18 日。大码头一带之垃圾，秽气熏蒸，商民怨苦已久。诉之于工巡局，则指为不在主管范围。诉之于警署，又藉问于垃圾码头未竣，尔辈深居简出，鲜知居民与路人之掩鼻，且问尔等责任如何，市民所纳之清道捐，其效用如何。设以公共卫生废弛之故，致可怖之疫症，传染愈烈，酿成不可扑灭之势，则惟其害者又岂仅人民已耶。

——摘自《申报》[1]

① 《沿路堆积垃圾之质问》，载《申报》，1919 年 7 月 18 日。

此外，《申报》还积极策划媒体讨论。提出在疫病防治领域有争议的议题，在读者中发起广泛的辩论和观点碰撞。1926年夏季，上海霍乱大流行，霍乱防治成为公众关心的热门话题。章太炎、王一仁分别在媒体上发表文章，谈论霍乱的防治方法。然而，两人的防治观点相差甚远。章太炎认为，霍乱得病大多是因为受了寒凉，即所谓“深夜当风，裸袒露卧，多饮寒浆，暑夏感受之寒邪”所致，因此建议使用治疗“寒证”的“四逆汤”和“通脉四逆汤”。而王一仁的观点则正好相反，认为霍乱得病是由于中了暑气，即所谓“亢旱过久，暑气蒸逼心脏之热邪”所致，因此建议使用治疗“热证”的“莲萸加银翘丹皮”。[①] 二人的文章在媒体上刊发后，立即在民众中激起热烈的讨论。《申报》适时地选择了一部分读者来稿，将其一并刊登在报纸上，“无论其理由如何，汇志于下，以供众览。”[②] 通过这种方式，不仅激发了民众对疫病防治的参与热情，同时也起到了厘清健康观念、普及健康知识的作用。

此外，值得一提的是，西方传教士和一部分带有慈善性质的教会组织在疫病健康传播活动中的表现。从《申报》的“疫病防治报道”中看，总体6年13篇有关“慈善团体”的疫病防治报道中，“国内民间慈善团体”与“国外教会团体”在报道数量上基本持平。这从一个侧面反映出“国外教会团体”在疫病健康传播活动中的重要作用。

西方传教士和教会组织参与疫病健康传播活动有多种途径，主要包括：进行传染病学和流行病学调查，通过教会医院免费施医给药，开展公共健康传播活动、普及卫生知识等。其中，在“开展公共健康传播活动”方面，教会组织常常借鉴本国的经验，结合西方医学知识进行卫生宣传和普及，颇有特色。这方面的报道在媒体上时有刊登：

1920年5月12日，中华基督教青年会邀请英伦皇家医院医官谢应瑞博士在四川路演讲“上海五种流行病（霍乱、伤寒、喉痧、伤风、脑膜炎）之预防”，谢应瑞博士在演讲时将针对此五种病症所制作的幻灯片逐张演映，详为解说，以帮助广大民众了解时疫，对传染病予以警惕。（《申报》）

1924年3月，基督教普益社在全市广泛宣传种痘，采用多种办法：(1) 登报；(2) 函请各公团各业公会所转告同业人；(3) 请各路商联会转告各商店；(4) 遍发传单；(5) 以振铃、日旗、夜灯引起市民注意，宣告劝导市

① 《关于章王霍乱治法之讨论》，载《申报》，1926年8月20日。

② 同上

民速向该社各种痘分处踊跃种痘。(《申报》)

1925年5月8、9、10日三天，中华基督教青年会举行卫生运动大会，提倡公共卫生，陈列症状图书及各种关于卫生的模型，并演映卫生影片。(《申报》)

——摘自《民国时期上海传染病防治的社会环境》①

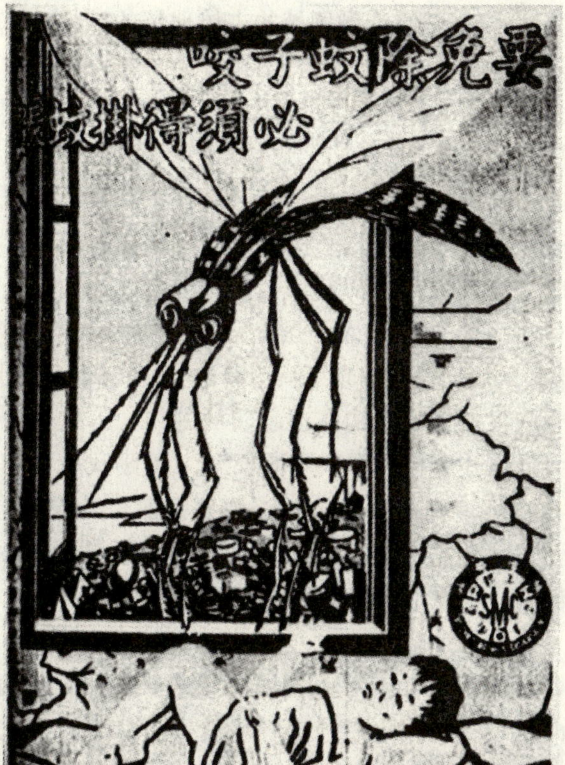

图15：近代上海的卫生防疫宣传画（上海市档案馆提供）

这一时期，与社会力量积极参与疫病健康传播活动形成鲜明对照的，是官方卫生机构在疫病健康传播领域的消极态度。反映在媒体报道上，表现为这一时期有关“官方机构疫病防治活动”的相关报道的缺乏。对此，《申报》的评论可谓一针见血：“上海疫势严重，乃起视沪人，除二三慈善团体热心救济外，地方机关绝少为积极之设。若官场方面，则更毫无措意。

① 马长林、刘岸冰：《民国时期上海传染病防治的社会环境》，《民国档案》2006年第1期。

夫疫症流行，何等危险，防疫事宜，何等重要。乃官厅竟冷淡如是，其视日毙百数十人之疫病，反不若空中楼阁之过激派，犹动色相诫。”①

1928 年之后，这一情形发生了颠覆性的转变。“社会力量”与“官方机构”在疫病健康传播活动中的结构比例关系发生了倒错。“官方机构”一跃而成为疫病健康传播活动中的绝对主体，而“社会力量”的参与则迅速弱化。这一剧烈变化的形成，显然不是“自然发生”的，而是外力作用的结果。“官方机构”在疫病健康传播领域的主体地位的获得，并非因为积极性提高了，而是外力迫使下不得已而为之。“社会力量”的退出也绝非自觉自愿，而是被外力压制、排挤的后果。而这一“迫使官方机构不得已为之”、并“压制、排挤社会力量”的外力，正是社会环境的改变。

1928 年之后，蒋介石在国内推行其“新权威主义”的统治策略。这一策略的两个显著特点是：强化国家权力，打压社会力量。政府当局、以及各个官方机构成为需要强化的部门，在各种场合、各类事务中，官方机构都应以绝对主体的姿态强势介入，强化官方机构的主体形象和权威地位。1929 年，《申报》的版面设置出现了一个新的变化，即：每周都要增加一期“市政周刊”，专门报道官方机构在市政领域的作为。这一变化显然是为了迎合当时“竭力强化政府权力和政府形象”、“鼓励政府部门强势介入社会事务”的外部社会环境而为，也从一个侧面折射出外部社会环境的变化。在这种背景下，“社会力量”与“官方机构”在疫病健康传播活动中的结构比例关系出现倒错，也就不难理解了。

综上所述，伴随着 1928 年南京国民政府宣布“训政”，蒋介石“新权威主义”统治策略的实行，国内的社会环境发生了显著的变化，呈现出若干特点：(1) 社会力量的发展遭遇起伏兴衰。1928 年之前，社会力量的发展蓬勃、活跃，呈现出多元化发展的趋势；1928 年之后受到明显的打压和排挤。(2) 政府机构介入公共事务的方式发生了转变，从原先消极、被动的状态，迅速转变为以一种强势、甚至独断的姿态介入公共事务。努力营造政府机构在社会各个领域的极端权威形象，公共事务的处理从之前的多元化走向“一言堂”。(3) 个人参与公共事务受到严厉限制。作为“压制社会力量发展”的延伸，个人在公共事务中的作用迅速弱化。

与上述社会环境的变化相对应，《申报》在 1928 年前后有关“疫病防

① 《申报》，1919 年 7 月 28 日。

治”的报道也呈现出若干显著变化：（1）总体报道数量在1928年之前呈现逐年上升的态势，在1928年之后逐年下降。（2）1928年之前，“疫病防治报道”的内容主体呈现出多元化的特征。除了“慈善团体”作为“疫病防治报道”最主要的内容主体之外，“个人”、“媒体”等也是重要的内容主体，拥有较多的相关报道。相比之下，这一时期有关“官方机构”的报道则较少。1928年之后，这一结构比例发生倒错，有关“官方机构”参与疫病防治的报道明显增多，并成为绝对主体，而“慈善团体”参与疫病防治的报道则退居次要地位。媒体报道呈现出单一化的特征。(3)“个人”参与疫病防治活动的报道在1928年之前频繁出现，在1928年之后完全销声匿迹。

通过对比不难看出，在“社会环境”、“疫病健康传播活动”与“媒体健康报道”三者之间呈现出相辅相成的关系。随着外部社会环境的改变，健康传播活动中的社会参与随之在诸多具体特征上发生改变。总体而言，20世纪20年代的上海，疫病健康传播中的社会参与呈现出空前的繁荣。外部社会环境的宽松，促使多元社会力量蓬勃发展，并自发地加入疫病防治的行列，成为疫病健康传播的主流，使得这一时期疫病健康传播的社会参与特性空前突出。1928年南京国民政府成立后，社会力量的发展受到压制，社会参与显著萎缩，疫病健康传播的社会参与特性渐趋微弱。这种变化继而反映在媒体的“疫病防治报道”中，使媒体健康报道呈现出社会环境改变的印记。

三、1932年上海霍乱防治中的社会参与

南京国民政府的成立，宣告了民国时期社会力量发展的一个“繁荣期”的结束。在此前后，社会力量参与健康传播活动，无论在主体构成的多元化方面、还是在社会参与的主动性方面，都经历了显著的滑坡。但是，如果就此断言“社会力量参与健康传播活动”的终结，显然是不客观的。事实上，在经历了一段短暂的“冰冻期”之后，社会力量的发展开始缓慢复苏。但是，这种复苏并不是全面的、快速的。从空间上看，仅仅表现为局部地区的、散在的恢复。特别是在一些大都市和经济发达地区，社会力量的缓慢复苏表现得相对明显。从时间上看，往往在重大疫情发生，政府当局应对乏术之时，社会力量参与健康传播活动才获得允许。

据夏明方[①]、李文海[②]、余新忠[③]等的研究，民国期间各地瘟疫频发，

① 夏明方：《民国时期自然灾害与乡村社会》，北京中华书局，2000年。

② 李文海：《近代中国灾荒纪年》，湖南教育出版社，1990年。李文海：《近代中国灾荒纪年续编（1919～1949）》，湖南教育出版社，1993年。

③ 余新忠：《瘟疫下的社会拯救：中国近世重大疫情与社会反应研究》，中国书店，2004年。

从 1912～1949 年的 38 年间，死亡人数超过一万人以上的重大疫情多达 19 次，平均每两年就有一次。据记载，死亡人数最多的一次，是发生在 1932 年的全国性霍乱，范围波及陕西、河南、安徽、湖北、江西等地，死亡人数约 40 万～50 万人。但是，由于这一时期同时发生了严重的水、旱、雹、震等自然灾害，因此死亡人数的统计应当被视为是多种灾害的综合结果。[①]

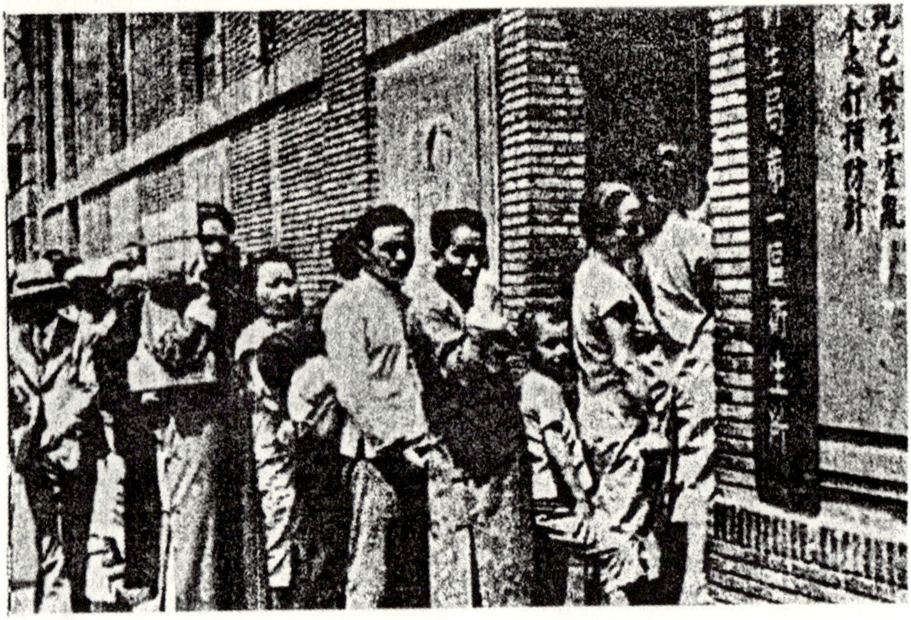

图 16：1930 年代上海市卫生局第一区卫生所为市民注射霍乱疫苗（上海市档案馆提供）

在 1932 年的全国性霍乱中，上海也是霍乱的发生地之一。与此前上海的霍乱防治中社会力量踊跃参与的情形不同，1932 年上海的霍乱防治由政府当局担当主导。南京政府专门成立了临时性的“中央防止霍乱临时事务所”，应对全国的霍乱疫情，担纲事务所主席一职的，正是曾经在 1910 年东北鼠疫防治中建立奇功的“鼠疫斗士”伍连德。鉴于上海霍乱“来势颇为凶猛”，伍连德联合上海本埠各卫生当局，成立了“上海防止霍乱临时事务所”，督导上海的霍乱防治工作。主要的防治措施包括：隔离治疗、饮用水消毒、病人报告与统计、预防注射、防疫知识宣传等。

此前由于受到当局压制而一度沉寂的一部分社会力量，在此次上海霍乱防治工作中也重新现身，加入了疫病健康传播活动的行列。一些私人和

---

① 夏明方在《民国时期自然灾害与乡村社会》中，亦将其列为“混合型灾害”予以统计。

社会团体纷纷筹设时疫医院。在1932年的霍乱防治中，上海共开办20处时疫医院，其中17处为私人或社会团体办理。私人筹办的，如吴醒亚等人筹设的时疫医院，杜月笙创办的高行时疫医院；社会团体筹办的，有红十字会下设的多所时疫医院，此外如华侨联合会等团体也积极筹建时疫医院。杜月笙在筹建时疫医院之外，还筹集资金拍摄霍乱防治的影片，以宣传防疫知识。[1] 然而，与此前上海霍乱防治中广泛、多元的社会参与相比，此时的社会参与仍然显得较为单薄。

在政府当局与社会力量的共同协作下，1932年上海的霍乱疫情得到了较好的控制。全市100万（即三分之一）以上的人口接种了霍乱疫苗，总体“患者约四千余人，内中死去三百余人”,[2] 全市7.4%的病死率居当时全国最低。[3] 但是，这样的防治结果仅仅限于上海，就全国而言，情况远远没有这么乐观。由于缺乏社会力量的参与作为有效的补充，各地的霍乱防治基本上是政府当局孤军奋战。面对突发而至的严重疫情，一些地方当局未予以足够的重视，措施不力，终于导致疫情控制的失败。《大公报》于当年7月24日发表的题为《论防疫》的评论文章，对此予以了尖锐的批评：“即概略计算，今夏全国死于虎疫之人民，已将以数十万计。倘在他国，将视为社会奇祸，预防之宣传，治疗之设计，早轰动全国，积极努力，然中国乃实际坐视之。政治废弛，社会散漫，由此一端，可概其余。”[4]

---

① 余新忠：《瘟疫下的社会拯救：中国近世重大疫情与社会反应研究》，中国书店，2004年，P. 295。

② 伍连德：《三十年来和疫菌的抗战——伍连德自述》，载《良友》杂志第104期，《良友·人物》，上海社会科学出版社，2003年。

③ 余新忠：《瘟疫下的社会拯救：中国近世重大疫情与社会反应研究》，中国书店，2004年，P. 292。

④ 《论防疫》，载《大公报》，1932年7月24日。

健康传播

第四章　霍乱、清洁与新生活：健康传播的政治动机

1935 年 2 月 19 日清晨，天刚刚放亮，北平大学医学院的学生们已经早早地在寒风中集结完毕、整装待发了。按照学校的规定，他们必须在上午 8 点 40 分之前赶到故宫太和门外东端的空地集合。同时，北平大学农学院、工学院、法商学院、女子文理学院的学生也被要求必须在同一时间准时到达。而各自分头出发时间也同样是规定好的：农学院，6 点 20 分；工学院，7 点；医学院和女子文理学院，7 点 40 分；法商学院，8 点。

除了对时间的严格规定，对着装也有要求：军训生及医学院学生必须身着制服，其余学生则必须穿中山装或朴素的国布大褂，不得穿西装。学生到会必须守时、不得迟到，沿途严禁说笑。北平大学为此停课半天，如有学生未能参加，一概以旷课论处。[①] 所有的一切都井然有序、令行禁止。而他们要去参加的，是当天上午 9 点在故宫太和门前举行的“新生活运动第一周年纪念大会”。

这是北平新生活运动促进会于上年 3 月成立以来，最轰轰烈烈的一次活动。在过去的一年中，北平的新生活运动开展得并不理想，这场以“清洁运动”为首发的新生活运动在北平只是走走形式、收效甚微。为此，新生活运动促进会希望能够借这次举办“一周年纪念大会”的机会给北平黯淡无华的新生活运动增添一些色彩。为了能够使纪念活动配得上“盛大”、“热忱”、“踊跃”等词汇，新生活促进会向北平市各机关、各市立学校下达指令，各单位务必派员参加。[②]

事实上，新生活运动促进会在当时的确拥有这样的特权，可以向北平市各政府机关下达与新生活运动相关的任何指令，各机关必须无条件服从促进会在新生活方面的指导，并接受其监控。这次举办“一周年纪念大会”各机关单位无不全力相助：大会所需经费支出“银六百元”由北平市政府照拨；所需印刷品由北平市社会局救济院代办；所需会议乐队由北平市公

---

① 《北平新生活运动促进会关于参加讲演会第一周年纪念大会的来函》，北京市档案馆 J029-003-00574，1935 年。

② 同上

安局派往。[1] 除了拥有对各政府机关的特权之外，新生活运动促进会还拥有介入普通民众生活的特权。促进会借助宪兵、警察等力量，可以随时介入民众的私人生活空间，对民众的住户房屋、殿堂院落进行任何以“清洁、卫生”为名的检查。

经过周密的“指令”和“部署”，2月19日的“一周年纪念大会”取得了空前的成功。会后，促进会终于听到了期望中的好评：“本市举行特别纪念大会，各界参加之盛况，实开任何大会之新纪元！于斯可见平市各界人士对于新运具有特殊之热忱。”[2] 得到这样的好评，使北平新生活运动组织者们的脸上颇有光彩。但谁都知道，这份“光彩”的得来仰仗的是新生活运动促进会的特权之手。而这一特权的由来与新生活运动本身的“政治出身”有着密切的关系。

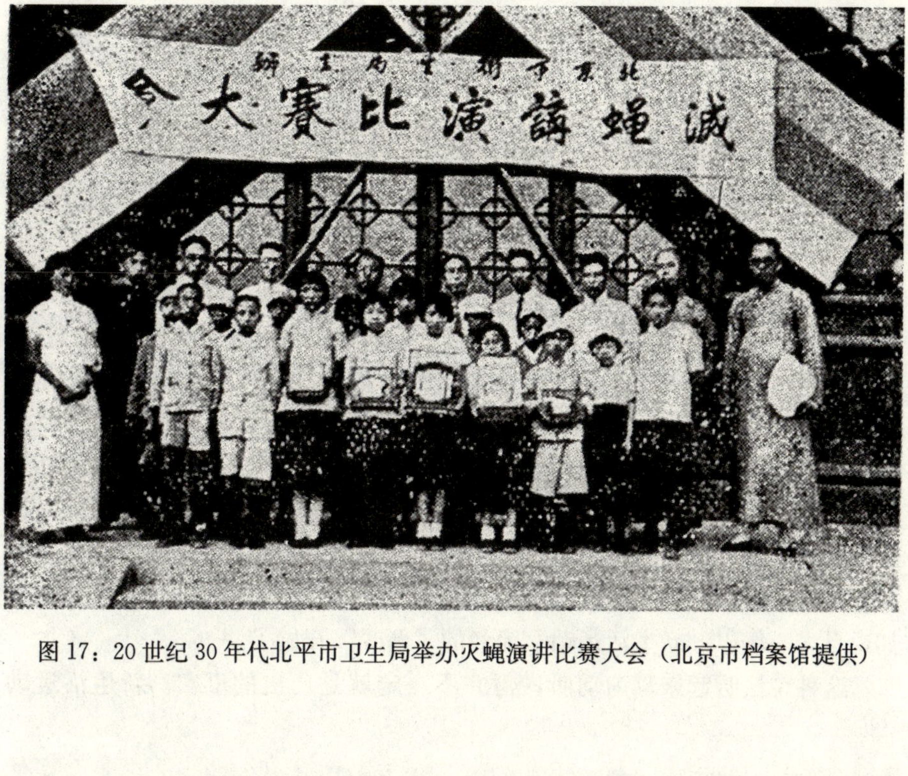

图 17：20 世纪 30 年代北平市卫生局举办灭蝇演讲比赛大会（北京市档案馆提供）

① 《北平市政府转发行政院关于新生活运动促进会简章及党政军警宪各机关厉行新生活办法的训令》，北京市档案馆 J021-001-00767，1935 年。

② 同上

第一节 新生活运动与健康传播的政治动机

南京国民政府统治时期，国内社会环境发生了很大的变化。蒋介石在推行“新权威主义”军事独裁统治的同时，大力倡导所谓“新传统主义”。新传统主义的实质是“中学为体，西学为用”论在20世纪30年代的翻版，其核心是以儒家思想作为维持社会秩序的重要手段。但是，新传统主义又不是“中学为体，西学为用”论的简单再现，镶嵌在蒋介石军事独裁统治框架中的新传统主义，在文化价值观上“试图以儒家思想为主干，将社会上各种正在滋长的分散的价值观纳入官方意识形态的框架，重建民族的新价值信仰系统，最终要求社会成员认同国民党的政治象征，服从或效忠国民党政权。”①

新传统主义在20世纪30年代的两个主要“动作”是发动了两场运动：一个是以所谓《十教授宣言》② 为发端的新道统运动，引发了一场“本位文化”与“全盘西化”的文化论争。③ 另一个则是以改造国民生活为口号的新生活运动。在新生活运动中，“清洁”、“规矩”是最初的两个主题。一场以“推行国民生活的卫生和健康”为主题的健康传播运动，成为新生活运动的先导。

一、新生活与新生活运动

有一种说法认为，新生活运动的发起最初源自宋美龄的创意。1933年夏，宋美龄在庐山牯岭避暑时，与一批美国传教士讨论中国情势。传教士们说，南京国民政府如欲获得外国政府的支持和贷款，必须在国内实施社会福利计划，使外国政府和旅华外人对蒋政权有好印象。传教士们又说，美国罗斯福总统正在推行“新政”，蒋介石何妨也实施一番改造中国社会福利方面的“新政”呢？一席话令宋美龄顿悟，立即向蒋报告，蒋迅速同意其观点。一场以“新生活运动”为名的“新政”开始了。④

这种说法听起来颇为动听，但并不一定就是历史的事实。新生活运动

---

① 高华：《近代中国社会转型的历史教训》，《战略与管理》，1995年第4期。

② 注：1935年1月10日，上海、南京、北平的10名教授联合发表了一个《中国本位的文化建设宣言》，提出了所谓“本位文化”论。这一宣言又被称为“十教授宣言”。

③ 丁守和、鲁振祥等（著）：《第三编：两种命运的较量》，《二十世纪中国史纲》，河南人民出版社，1993年。

④ 《宋美龄设计1934年“新生活运动”》，新浪读书http://book.sina.com.cn，2003年10月24日。

诞生于极其复杂的历史背景下：国内，南京政府初建伊始，反对力量此起彼伏；共产主义运动风起云涌，革命力量星火燎原。国外，日本侵略加快脚步，抗战形势迫在眉睫。在这种情形下发起的新生活运动，绝非只是“改造中国社会福利”那么简单。

1934年2月19日，蒋介石在江西南昌行营举行的“扩大总理纪念周”上，发表《新生活运动之要义》演讲，揭开了“新生活运动”的序幕。两天后，“新生活运动促进会”在南昌成立，后改为“新生活运动促进总会”，蒋介石亲任会长。一场以改造国民生活为口号的新生活运动开始了。

1934年5月，蒋介石发表了新生活运动的纲领性文章《新生活运动纲要》，进一步廓清新生活运动的理念。在《纲要》中，蒋介石一开始就接连抛出五个问题：何为“生活”？何为“新生活”？何为“新生活运动”？为何需要“新生活”？为何需要“新生活运动”？而这几个问题正是民众所不解的。对于在南昌仓促上马的新生活运动，民众大多不太了解其中的内容，更不明白新生活运动究竟要干什么。《新生活运动纲要》正是为此而作。在回答“何为新生活”之前，蒋介石首先对当下的社会环境进行了总结：

> 今日吾国社会，一般心理，苟且萎靡，其发现于行为者，不分善恶，不辨公私，不知本末。……于是官吏则虚伪贪污，人民则散漫麻木，青年则堕落放纵，成人则腐败昏庸；富者则繁琐浮华，贫者则卑污混乱。其结果遂使国家纪纲废弛，社会秩序破坏，天灾不能抗，人祸不能弥，内忧洊至，外侮频仍，乃至个人，社会，国家与民族同受其害，若长此不变，则虽欲苟延其鄙野的非人的生活亦不可得。
>
> ——摘自《新生活运动纲要》[1]

对于国民生活的现实状态，蒋介石充满鄙视地称其为“鄙野的非人的生活”，而对于理想中的新生活，蒋介石又充满褒奖，寄予厚望。对于正在实施中的新生活运动，蒋介石称之为“转移风气”的工作，希望以“转移风气”为先导，实现国家的“革故鼎新”。相对于枯燥的政治教化，蒋介石对新生活运动的教化作用给予了更高的期望，认为新生活运动“其力较政教为尤大，其用较政教为尤广，而其需要亦较政教为尤急也”。从而毫不掩饰地指明了新生活运动承担的政治教化意义。

但是，在蒋介石眼中，推行新生活运动的意义还远不止“政治教化”

---

① 《新生活运动纲要》，北京市档案馆J010-001-00340，1934年。

这么简单，而是将重塑民族精神、拯救国家危亡等重大使命的完成一概寄希望于新生活运动：

……值此国家存亡危急之时，吾人苟不愿束手待毙者，应不坐俟其自然的推演，必以非常手段，谋社会之更新。质言之，当以劲急之风，扫除社会上污秽之恶习，更以薰和之风，培养社会上之生机与正气，负此重大使命者，唯新生活之运动。

——摘自《新生活运动纲要》[①]

而时任蒋介石侍从秘书的邓雪冰更是公开声称："新生活运动的成功就是革命的成功，革命的成功，中国便可富强起来；否则，新生活运动失败就是革命的失败，革命的失败，就是中国的灭亡。"[②]

自2月19日蒋介石在南昌发表演讲，宣告新生活运动开始之后，"南京、杭州、上海、济南、天津即闻风兴起，蔚成一种国民运动"。一个月后，1934年3月17日，北平成立新生活运动促进会，标榜以"转移风气、改换旧习、提倡新生活、复兴中华民族"为宗旨，要用"昨死今生"的精神，共同协力来做"除旧布新"的工作。[③] 在北平新生活运动促进会成立的《告市民书》中，促进会对新生活运动的意义再次加以阐述。除了继续推崇新生活运动在"转移风气"、"复兴中华民族"中的重要意义之外，更加强调了新生活运动在促进"国民生活的军事化"方面的作用。在新生活运动中，提出所谓"三化"目标，即：生活军事化、生活生产化、生活艺术化。其中，生活军事化位于第一重要的位置。而在新生活运动的各项具体要求中，有关"生活军事化"的内容占了相当大的比重。如："实施民众之训练与编组"、"实施国民军训"、"普及军事常识"等，[④] 都具有鲜明的军事化特色。

事实上，有关新生活运动负载的军事意义，早在蒋介石发表《新生活运动之要义》的演讲时，就已经说得很明白。蒋介石在演讲中列举了自己在日本学陆军时亲身经历的"两件极小的事情"，并以此为例将日本人与中国人进行比较。其中一件是"洗冷水脸"。蒋介石认为，日本人每天早晚洗冷水脸是因为爱国。洗冷水脸"可以使人精神奋发，头脑清醒，又可以使

① 《新生活运动纲要》，北京市档案馆J010－001－00340，1934年。

② 邓雪冰：《新生活运动之发动及其进行》，《新生活运动须知》，第143页。

③ 《北平新生活运动促进会成立告市民书》，北京市档案馆J040－001－00026，1934年。

④ 《北平新生活运动促进会简章》，北京市档案馆J021－001－00767，1934年。

人皮肤强健，不受风寒，还有最要紧的，不致耽误时间”；而中国人“哪一个不是非热水不洗脸！往往因为没有热水而不洗脸，或因为等热水而耽误几个钟头。”所以，我们的民族不行！“我们和日本人不必在枪林弹雨之下来冲锋陷阵，就只将日常生活比一比，就可以晓得高低强弱！”① 因此，改变生活习惯就有了特殊的意义，而这一意义就是之所以倡导新生活运动的理由所在。紧接着，蒋介石又举了一个例子，说的是“吃冷饭”，而基本逻辑与“洗冷水脸”完全一样。在蒋介石看来，洗冷水脸和吃冷饭不仅仅是简单的生活习惯问题，而是“最基本的军事训练与军事行动”。至此，蒋介石终于说到了问题的关键：

> 讲到这里，我可以告诉大家，我现在所提倡的新生活运动是什么？简单的讲，就是使全国国民的生活能够彻底军事化！能够养成勇敢迅速、刻苦耐劳，尤其是共同一致的习性和本能，能随时为国牺牲！
>
> ——摘自《新生活运动之要义》②

这番话可谓点出了整篇演讲的灵魂，也昭示出蒋介石之所以发起新生活运动的真正目的。在此后发表的《新生活运动纲要》中，蒋介石再次论述了“新生活运动”与“军事化”之间的关系。作为创造“军事化之前提”的新生活运动，就是要通过养成国民“生活之整齐，清洁，简单，朴素，迅速，确实之习性”，塑造国民“守秩序，重组织，负责任，尚纪律”的品质，最终使国民“随时能为国家与民族同仇敌忾，捐躯牺牲，尽忠报国”。③ 由此可见，所谓新生活运动，本质上是一场对国民生活的军事化改造运动，旨在将民众的身体、生活、以至信仰纳入军事化的运行轨道。

这样一场意欲“使全国国民的生活彻底军事化，从而能随时为国牺牲，尽忠报国”的新生活运动能够在20世纪30年代的中国被突然炮制出来，并高调地推出，绝不是偶然的心血来潮，或是听从了某一位传教士的忠告之后的顿悟，而是当时国际、国内复杂多变的政治环境的产物。1928年，在历经了国共合作破裂，以及一系列新、老军阀的混战之后，蒋介石逐步确立了在全国的统治。然而，初建伊始的南京国民政府内外交困、危机四伏。国民党内部首先出现分裂，1929年3月蒋桂战争爆发，1930年5月中原大战爆发。而另一方面，国内共产主义运动的蓬勃发展也令蒋介石夜不能寐。

---

① 《新生活运动之要义》，北京市档案馆J040－001－00026，1934年。

② 同上

③ 《新生活运动纲要》，北京市档案馆J010－001－00340，1934年。

1927年8月1日，中国共产党发动南昌起义，打响了武装反抗国民党当权派的第一枪。1928年4月，毛泽东、朱德、陈毅率领的部队在江西井冈山会师，建立了第一个农村革命根据地。以后的两年内，在中国各地又先后建立起19个根据地，革命力量不断壮大。为了消灭革命力量，从1930年10月中原大战结束后，蒋介石便集中兵力接连对红军和根据地发起了五次大规模的“围剿”。红军奋起反击。1930年12月至1931年5月，红军粉碎了国民党军的第一次和第二次“围剿”，共歼敌4万余人。1931年7月至9月，红军取得了第三次反“围剿”的胜利。1933年2月，蒋介石集中60多万兵力向中央苏区发起第四次“围剿”，再次被红军击退，中央苏区进入全盛时期。1933年9月下旬，蒋介石调集100万兵力，并亲自指挥，向中央苏区发起了第五次“围剿”。由于“左”倾机会主义的错误路线，红军第五次反“围剿”失败，被迫开始长征。①

就在蒋介石对红军进行疯狂“围剿”的时候，日本帝国主义也加紧了侵略中国的脚步。1931年9月18日，日本悍然发动“九·一八事变”，侵占东北三省。1932年1月28日，日本又在上海挑起战火。而此时，正值蒋介石对红军发动第三次“围剿”。面对日本侵略者的入侵，蒋介石非但不抵抗，反而公然提出了所谓“攘外必先安内”的言论。1931年7月23日，蒋介石在南昌发表《告全国同胞一致安内攘外》文告，声称“不先消灭赤匪”，“则不能攘外”。②“九·一八事变”爆发后，蒋介石继续坚持其“攘外必先安内”的政策，置日本侵略于不顾，接连发动了对红军的第四次、第五次“围剿”。

1934年2月，新生活运动就是在这一背景下诞生了。对于蒋介石而言，此时最重要的任务仍然是“安内”，一切军事化的准备首先是为了“安内”的需要。而以“使全国国民的生活彻底军事化”为宗旨的新生活运动，无疑成为一场与“安内”有着密切关联的行动。此外，从新生活运动的领导人员组成也不难看出这场运动的真正目的。新生活运动的大部分干部来自于一个被称为“蓝衣社”的组织。③ 成立于1932年初的“蓝衣社”由一部分黄埔军校毕业的青年军官组成，胡宗南、戴笠、邓文仪和康泽等是其中的代表。20世纪30年代，由于法西斯主义在欧洲获得明显的成功，法西斯

---

① 丁守和、鲁振祥等（著）:《第三编：两种命运的较量》,《二十世纪中国史纲》，河南人民出版社，1993年。

② 同上

③ 费正清等主编，中国社会科学院历史研究所编译室（译）:《第三章：南京十年时期的国民党中国（1927—1937）》,《剑桥中华民国史（下）》，中国社会科学出版社，1985年。

理论渐渐引起“蓝衣社”领导人物的注意。“蓝衣社”在30年代成为颇有影响的团体，控制着军队内的政治训练。新生活运动开始后，在蒋介石的授意下，“蓝衣社”掌握了新生活运动的领导权力。蒋介石在1934年2月发起新生活运动的演讲中那句自问自答的话——“什么是我现在提倡的新生活运动？简单地说，就是把全国国民的生活彻底军事化，以便他们能培养勇敢敏捷，吃苦耐劳，特别是一致行动的习惯和能力，以便能在任何时候为国家做出牺牲。”① ——清楚地显示，“他的法西斯主义形象已经完整无缺地转变成了新生活运动。”②

二、健康传播的政治动机

肇始于20世纪30年代的新生活运动，作为一场彻头彻尾的“军事化改造”运动，从一开始便带有了鲜明的政治目的和军事目的。有趣的是，新生活运动的倡行者却选择了“清洁”、“卫生”、“防疫”等主题作为这样一场政治运动的序曲。在新生活运动的严格“改造”下，以及在当时推行军事独裁、压制社会力量发展的社会氛围中，这一时期的健康传播活动在社会参与方面受到了严厉的遏制和排斥，健康传播被赋予了强烈的政治动机。

按照最初的设计，新生活运动的推进分为几个不同的阶段，“清洁”和“规矩”是第一阶段的主题。作为新生活运动的首倡之一，“清洁”运动包括了“个人、家庭及公共场所之清洁问题”，其目的在于“除今日社会人人之污秽，减少疾病，而养成国民健康身体与良善习俗。”③

1934年2月，南昌发起新生活运动之后，各地丝毫不敢怠慢，纷纷开始着手推进。由于新生活运动最初并没有全国统一的要求，只是仓促上马，因此各地在推行过程中只能根据各自的情况分别推出“地方版”，以至于最初在国内推行的新生活运动存在多个不同的版本。3月17日，北平新生活运动促进会成立，标志着北平的新生活运动拉开了帷幕。为了能够让新生活运动切实可行，促进会制定了第一阶段的《新生活须知》，对“清洁”和“规矩”两个主题制定了具体、细致的执行条款。其中，“清洁”部分41条，“规矩”部分54条。④ 在“清洁”部分的41项具体要求中，四分之三涉及日常卫生生活习惯，如：头发要梳理、指甲要常剪、常常要洗澡、衣服要

① 《新生活运动之要义》，北京市档案馆J040-001-00026，1934年。

② 费正清等主编，中国社会科学院历史研究所编译室（译）：《第三章：南京十年时期的国民党中国（1927—1937）》，《剑桥中华民国史（下）》，中国社会科学出版社，1985年。

③ 《新生活运动》，新生活运动促进总会编，1934年。

④ 《新生活须知》，北京市档案馆J040-001-00026，1934年。

干净等；四分之一涉及疫病防治，如：苍蝇要扑灭、蚊子要扑灭、老鼠要捕杀、要种痘防疫等。

制定了具体规范和要求，下一步的任务就是实施。除了督促市民个人在日常生活中改变旧习惯、按照《须知》的要求建立卫生新习惯之外，促进会还积极组织各项具体的清洁卫生运动和疫病防治运动。1934 年 5 月 12 日～20 日，1935 年 5 月 12 日～19 日，1936 年 5 月 17 日～24 日，北平市连续三年举办卫生运动大会，并于 1936 年 4 月 15 日举办了清洁运动扫除大会。①

1934 年，北平的疫病流行情况较之往年相对平稳。各种传染病中除鼠疫和霍乱没有发现外，其他各类传染病中以猩红热、天花为最多，伤寒、赤痢、白喉、脑膜炎等次之。为了加强疫病防治，北平新生活运动促进会与北平市卫生局联合开展了两项主要的防治运动：其中一项为预防伤寒霍乱运动，另一项为扩大种痘运动。预防伤寒霍乱运动的举办时间为（夏季）两个月，每日在卫生局附属各院所为市民免费注射预防伤寒霍乱混合疫苗。扩大种痘运动的举办时间则在春秋二季（各两个月），由卫生局各附属院所为市民免费种痘。并竭力设法扩大宣传，如分别按区逐户散发通告，张贴标语图画，组织宣传队，雇用要傀儡戏者表演等，形成了一定的声势。②

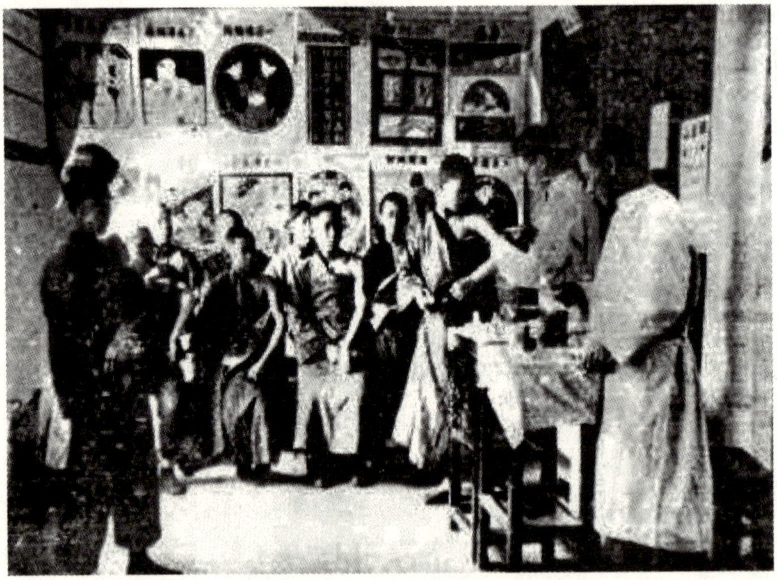

图 18：1935 年北平市第一卫生区卫生事务所进行预防针注射

（北京市地方志编纂委员会提供）

---

① 杜丽红：《20 世纪 30 年代北平市的公共卫生教育》，载《北京档案史料》，2004 年第 3 期。

② 《北平市传染病管理概况和卫生局工作概况》，北京市档案馆 J005－001－01931，1934 年。

然而，为民众注射预防针和接种痘苗并没有实现新生活运动的完全目标，充其量只是达成了“清洁”、“防疫”的初级目标。但是，这一初级目标的设置又是不可或缺的。新生活运动对于民众来说，毕竟是陌生的。而所谓“彻底军事化的生活方式”也并不为大多数人所感兴趣。如何在民众中倡行新生活运动，让民众自觉地参与、并进而接受新生活运动的理念，成为一件需要策略的事情。对于普通民众而言，从日常生活习惯入手、从个人卫生健康入手，无疑最容易引起注意、达成共鸣。在运用这一策略的过程中，一种被研究者形象地称之为“丑怪建构”[①] 的方式被频繁地使用。

北平新生活运动促进会成立时，在《告市民书》中对时下的市民生活进行了尖锐的贬斥，将市民生活状态描写成一团漆黑，认为：“民国以来，国民生活形态，竟复散漫放纵，崩溃无余！如衣服则污垢有光，饮食则蝇蚁围集，居室既尘土堆积，起居更不别昼夜……做事而无精神，应约而不守时间，交友既不讲信义，谋己亦何来决心！”[②] 此后，北平新生活运动促进会在草拟《北平新生活运动推行方案》时，谈及时下的社会现状，也是连连斥责，鄙之以“萎靡”、“散漫”、“退缩”、“颓唐”、“废弛”，其尖刻的程度实属少见。而这种表达方式似乎也来自于蒋介石本人的“言传身教”。

蒋介石在1934年2月19日首倡新生活运动的重要演说《新生活运动之要义》中，对时下国民在日常生活中“吃饭”的状态有一段堪称经典的“漫骂”：

> 现在一般中国人的生活，一言以蔽之，就是野蛮的不合理的生活。你看吃饭的时候，不要说一切食物餐具凌乱污秽，而且吃的时候，有的将身体靠着墙壁或门板上来吃，有的坐着，有的蹲着，有的坐在地下，有的站在门外。吃完以后，菜汤饭屑，弄得狼藉满地，甚至使人不敢近身。试问这种吃饭，哪里是人吃饭的样子，这不是野蛮的生活吗？……这和牛马猪羊等动物吃东西有什么区别？你看人家的猪槽、猫碗、马厩、狗窠也没有如此污秽！
>
> ——摘自《新生活运动之要义》[③]

---

① 参见＜丑怪的装扮：新生活运动的政略分析＞，台湾东海大学社会学系网站http://soc.thu.edu.tw/acdamic/。

② 《北平新生活运动促进会成立告市民书》，北京市档案馆J040-001-00026，1934年。

③ 《新生活运动之要义》，北京市档案馆J040-001-00026，1934年。

这段表述，不禁让人想起前文中述及的“蒋介石有关日本人和中国人在‘洗冷水脸’、‘吃冷饭’方面的差异”的那段表述，两段表述的风格完全一致，实质上都是出于同一个“路子”，即：用刻薄、鄙视、斥责的语言极度丑化国人的生活状态，从而构建出一个被“污名化”了的“旧生活”，然后“理所当然”地对“旧生活”宣战，倡导“新生活”。这种做法的本质，是为新生活运动寻求某种合法性。或者说，人为地制造某种合法性。

这种“制造合法性”的手法，日后在各地的新生活运动倡行过程中被屡屡使用。在新生活运动第一阶段倡行“清洁”的运动中，这种手法也派上了用场：

> ……试看各处的国民穿衣服，既不讲究清洁，又不知道整齐，袒裼污秽，令人望之生厌。吃饭不讲求卫生整洁，吃时坐位不正或不坐在屋内，到处行走。住的房子如牛栏马厩，臭气熏人。走起路来，曲其背而俯其首，如有痨病或吸鸦片一样，到处吐痰，到处小便，到处拥挤，到处吵嚷，完全不知注意公共的卫生与公共的秩序……像这样的民族还有甚么希望呢？所过的生活完全是野蛮生活，全无近代国家的文化。无文化的国家，无文化的民族，有衣食住行，也是枉然。
>
> ——摘自《新生活运动之发动及其进行》[①]

更有甚者，竟不惜以“野蛮”、“走尸”、“鬼生活”、“活死人”等词汇来攻讦既有的生活形式，[②] 极尽“污名”之能事。它显示出新生活运动的组织者正试图以最快速的方式为新生活运动的倡行寻找合法性的努力。同时，从“饮食”、“起居”、“卫生”、“清洁”等民众最熟悉的生活习惯和健康习惯入手，以最快速的方式达成与民众日常生活的契合。在这里，以“清洁”、“卫生”、“防疫”、“种痘”为主题的健康传播运动，被赋予了不寻常的“政治动机”，成为倡行新生活运动的借口与开端。“勤洗澡、勤刷牙、常剪指甲、梳理头发、不随地吐痰、不随地大小便”等这些细小的个人清洁习惯，以及“灭蝇、捕鼠、消灭蚊虫”等具体的日常卫生行为，与“军事化改造、安内攘外、民族复兴”等宏大主题之间，被强行建立起了某种生硬的逻辑关系。以“促进清洁、改善卫生”为目标的健康传播运动，经

---

① 邓雪冰：《新生活运动之发动及其进行》，139 页。（转载自＜丑怪的装扮：新生活运动的政略分析＞）

② 参见＜丑怪的装扮：新生活运动的政略分析＞，台湾东海大学社会学系网站 http://soc.thu.edu.tw/acdamic/。

过几个层次的逻辑递进之后，被“改造”成了一场精心策划的政治运动的前奏和序曲。

然而，值得注意的是，新生活运动的倡行者在“健康传播运动”与“政治运动”之间建立起某种浅层次的逻辑关系之后，并没有再接再厉、将这种生硬的逻辑关系进一步引申、泛化，最终达到两者“你中有我、我中有你”的水乳交融状态，实现健康传播运动的“政治化改造”、将健康传播运动本身改造成一场政治运动。而是就此裹足不前，将健康传播运动停留在了政治运动“开幕式”的位置上。这使得以“清洁”、“防疫”、“卫生”为主题的健康传播运动与以“国民生活的彻底军事化”为目标的新生活运动，最终成为各不相干的“两张皮”。民众无法在两者之间建立起更深层次的逻辑联系，而新生活运动本身在发展的过程中又往往流于形式，无法取得与民众之间的互动而真正转变为一场群众运动。在这种情形下，这场“健康传播运动”与“政治运动”之间的“嫁接”，最终的结局只能是失败。

1934年2月19日，当蒋介石在南昌发表《新生活之要义》演说，发起新生活运动的时候，蒋介石曾经自信满满地说：“……如此努力干去，我相信三个月以后，南昌一定可以造成一种新风气，造成一个新南昌，新江西；半年以内，一定可以风动全国，使全体国民的生活都能普遍的革新!”[①] 然而，结果却并不如蒋介石想象得那么好。

各地的新生活运动由于严重脱离民众生活的实际、无法使民众真正动员起来，从而无法实现“落地”。对于大多数民众来说，新生活运动只是遍布大街小巷的标语和各处声嘶力竭的演讲，只是提灯、游行、开市民大会之类令人乏味的政治宣传形式，而没有任何实际的作用。新生活运动成为一种“空中楼阁”式的景观。冯玉祥将军曾经毫不留情地批评说：

……年年到了新生活纪念日都要开会的，有好多次找我去讲话。其实，新生活是说着骗人的。比如新生活不准打牌，但只有听见说蒋介石来了，才把麻将牌收到抽屉里，表示出一种很守规矩的样子；听见说蒋介石走了，马上就打起麻将来。……又如新生活不准大吃大喝，普通人吃一桌饭只花8块钱，蒋介石左右的大官吃一桌饭约60元，总是燕窝席、鱼翅席。不但大

① 《新生活运动之要义》，北京市档案馆J040-001-00026，1934年。

官是这样奢侈，大官的女人、奴才也是这样。……这些违反所谓新生活的故事，若是发生在离蒋介石远的小官身上，蒋介石也可以装不知道，而这些事都是发生在离蒋介石很近的文武大官身上，这还能装不知道吗？

——摘自“新浪读书”[①]

最后，就连蒋介石自己也不得不承认新生活运动的失败。面对各地的新生活运动大搞形式主义、走过场，而并没有真正的发挥实际效用，蒋介石不无失望地表示：“……我们现在到处都可看到新运的标语，而很少看到新运的实效；到处都可看到推行新运的团体或机关，却是很少看得见有多数国民确实受了新生活运动的效果。”[②] 到新生活运动召开十周年纪念会时，蒋介石对于新生活运动已是彻底心灰意冷了：

新生活的成绩是怎样的呢？有若干地方，始而热烈，终于冷淡下去了。也有若干地方，只有推行新生活运动的机构，而没有真正实行新生活的成绩。一般社会依旧是污秽，浮靡奢侈，不守规律，不重秩序，不爱清洁，不讲卫生……

——摘自《新生活运动十周年纪念》[③]

蒋介石一再希望通过新生活运动重塑民族形象、跻身国际外交，然而没想到新生活运动竟会落到这样的结果。外国人将新生活运动戏称为“一个企图将国家的复兴建立在牙刷、老鼠夹和苍蝇拍上的运动”，[④] 而美国作家项美丽更是坦言：新生活运动已经成为“一场不大不小的笑话”。[⑤]

第二节　霍乱预防与健康传播的技术维度

传播、社会与健康，是健康传播的三个结构性因素。前述对新生活运动中的健康传播之政治动机的分析，考察的是健康传播的社会维度，显示

---

① 《宋美龄设计1934年“新生活运动”》，新浪读书http://book.sina.com.cn，2003年10月24日。

② 《新生活运动二周年纪念之感想》（转载自<丑怪的装扮：新生活运动的政略分析>）

③ 《新生活运动十周年纪念告全国同胞书》，http://chungcheng.org.tw/thought/class07/0018/0002.htm。

④ James C. Thomson, Jr. *While China Faced West: American Reformers in Nationalist China, 1928－1937*, P.158。（转载自<丑怪的装扮：新生活运动的政略分析>）

⑤ 《宋美龄设计1934年“新生活运动”》，新浪读书http://book.sina.com.cn，2003年10月24日。

了健康传播的社会参与特性在特殊政治环境下的变异。而对于健康传播中具体的传播手段、传播形式等的关注，则考察的是健康传播的技术维度（或传播维度），显示了健康传播在传播能力方面的变化。

从历史的宏观角度看，“技术”具有不断向前发展的本质追求和内在动力，传播“技术”也不例外。因此，健康传播在传播能力方面的变化从总体上遵循“发展”的原则。从现实的角度看，民国时期的健康传播在“社会维度”方面经历了以“南京国民政府成立”为分水岭的两个不同阶段，不同的社会参与状况使得两个阶段的健康传播表现出显著的差异。然而，在以传播能力为关注点的“技术维度”方面，这种差异则表现得不那么明显。即使在20世纪30年代之后、社会环境历经剧烈变化的情况下，健康传播在“技术维度”方面仍然显示出内在的“发展”特性。

一、民国时期北平市的5次霍乱预防运动

霍乱又叫作cholera，因为形容它的厉害，所以有人按着原文的名词，译作虎烈拉，就是所谓虎疫。实在说起来，霍乱流行传染比老虎还要厉害。因为老虎的大可以叫我们看得见，如果说老虎吃人无人不信、无人不知，捕杀后就可除去大害。但是霍乱菌，不是我们的眼睛看得见的，它的微小简直不能同老虎的一根毛相比，可是它的危害甚于老虎。因为霍乱菌的传染霍乱，不容易叫人相信，或者还有人说是瘟神下界、阎王爷请人呢。这一般无知的同胞是多么可怜，我们应当用什么力量唤醒他们呢……

——摘自《预防霍乱传染病都要注射预防霍乱疫苗》①

这篇文字节录出自民国时期“北平市霍乱预防运动”中的一篇广播演讲稿，宣传的是霍乱的危害，并督促民众抓紧注射疫苗、预防霍乱。类似的演讲在当时经常可以听得到，主题从霍乱预防、到伤寒预防、到天花预防，再到感冒、肺病、花柳病，甚至婴儿营养、孕妇保健等，涉及面相当广泛。而宣传的导向也大体一致，即：用科学的知识，唤醒那些“无知的、可怜的同胞”。

① 《预防霍乱传染病都要注射预防霍乱疫苗》，北京市档案馆J005-001-00242，1937年。

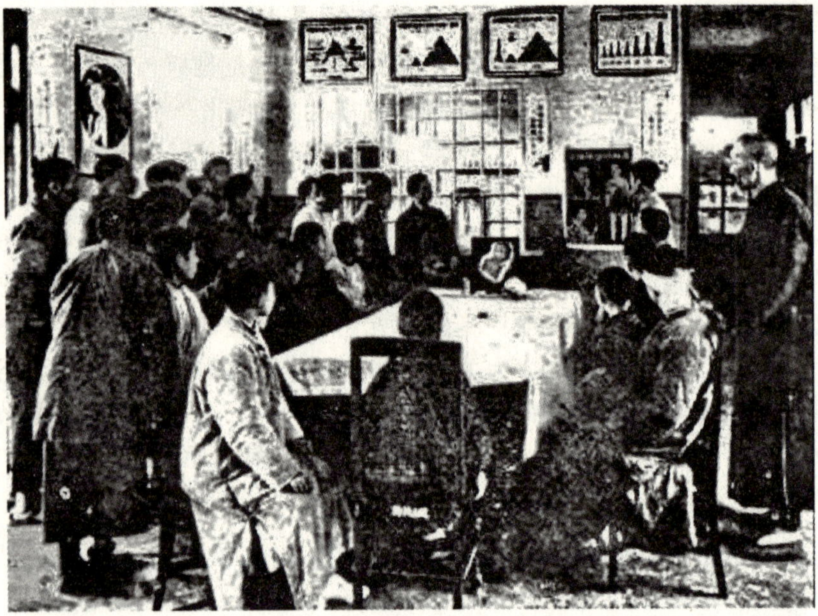

图 19：1934 年北平中央卫生教育系在小汤山卫生实验区事务所门诊部进行卫生讲演
（北京市地方志编纂委员会提供）

霍乱防治中的科学话语

对于霍乱，传统中医典籍中时有记述。但是，中医的霍乱并非现代的霍乱。民国时期危害各地的霍乱病是一种自清朝道光年间从国外传入的烈性传染病，又叫真性霍乱、虎烈拉（英文 cholera 的音译）。在民国时期普遍开展的霍乱预防运动中，现代“科学话语”成为健康传播的主导话语。在上面这篇演讲稿中，演讲人接着描述了霍乱的病症和患者的表现：

> 霍乱病的症状，就是突然上吐下泻，每天可泻数十次，吐出及泻出的东西，均如米泔水样的东西，因此体内水分特别减少，以致面容憔悴、眼凹陷、皮肤干枯、口唇及指甲均呈青紫色、声音嘶哑、尿少、口渴、下腿肌肉痉挛、感头痛、渐即手足寒冷，数小时后即可死亡。
>
> ——摘自《预防霍乱传染病都要注射预防霍乱疫苗》[1]

再看看今天的临床医学书籍中，对霍乱病症又是如何描述的：

---

① 《预防霍乱传染病都要注射预防霍乱疫苗》，北京市档案馆 J005－001－00242，1937 年。

霍乱患者，突然发生剧烈腹泻，继之呕吐，……腹泻每日十余次至数十次，……大便初为黄色稀便，迅速变为“米泔水”样……由于剧烈吐泻，病人迅速呈现脱水和周围循环衰竭，……出现“霍乱面容”：眼眶下陷，两颊深凹，口唇干燥，皮肤皱缩湿冷，弹性消失；手指干瘪似洗衣妇，腹凹陷如舟，可引起肌肉痛性痉挛……

——摘自《传染病学·霍乱》①

两者的描述基本一致，这反映出在民国时期的健康传播运动中对西医“科学话语”的运用。事实上，在贯穿整个民国时期的各类疫病防治运动中，已经没有了中医的地位，西医话语成为疫病防治运动中唯一被承认的“科学”，西医话语成为“科学话语”的典范。除了对病症的描述采用“科学话语”之外，在疫病防治的其他方面也是如此。

以霍乱的诊断为例，现代西医认为霍乱是一种肠道传染病，在患者的粪便中可以检出具有特异性的霍乱弧菌，从而得到确诊。以此为依据，衍生出一种“强制采便”的做法，成为在当时北京的霍乱预防运动中一件既新鲜又令人尴尬的事情。为了适应采便的需要，卫生局特别制作了采便管和装采便管的铅铁容器。“采便”首先在全市菜市场和饮食物店中的伙友、水夫中进行。每天上午 8 点至 11 点，下午 3 点至 6 点，菜市场和饮食物店中的伙友和水夫必须到指定地点前去“采便”。违反者“在职工得勒令停职或解雇，扭送本管区署罚办；在店铺得勒令停止营业，函社会局处办。”②然而，这一“强制采便”的做法在推行过程中却“殊感困难”，民众“囿于习俗、羞耻规避”也是可以想见的状况。

此外，对霍乱的防治也不例外。主要的霍乱防治手段是接种疫苗，即注射霍乱预防针。“这种预防针，就是把加热杀死的霍乱菌，用生理食盐水稀释后作成疫苗”；“此种疫苗须每隔七日，连续三次，即可免霍乱病症之侵袭”……类似的“科学话语”充斥整个霍乱防治运动。显然，运动的发起者希望通过灌输这类知识，以达到更新观念的目的。

事实上，所谓“科学话语”在当时只不过是“西医话语”的另一种表述方式。清末民初，传统话语与现代性话语、中医话语与西医话语的交锋、冲突曾经一度成为健康传播的社会性主题。然而，当历史的车轮行进到 20

① 《传染病学·霍乱》，大夫网http：//www.daifumd.org/_daifumd/blog/html/592/article_48960.html。

② 梅佳：《民国时期北平的传染病管理与卫生防疫》，载《北京档案史料》，2003 年第 2 期。(详见其中《强制采便计划》、《采便详细办法》、《强制检便规则》)

世纪 30 年代、40 年代，这一主题已经不复存在。以“科学话语”为新的表述形式的“西医话语”已经成为健康传播的主流，对“科学话语”的讨论也逐渐从“社会维度”向“技术维度”转移。

霍乱防治中的技术演进

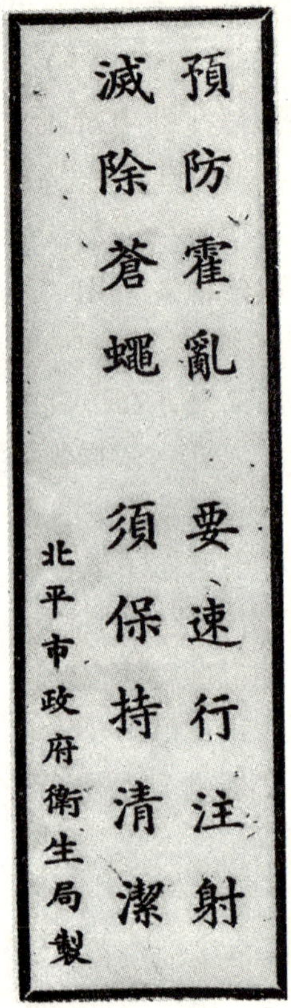

图 20：20 世纪 30 年代北平市卫生局印制的卫生宣传标语（北京市档案馆提供）

在民国时期的各类疫病防治运动中，霍乱预防运动是其中最主要、也是开展得最频繁的一种。各地几乎每年都要举行霍乱预防运动，在此基础上还有各种预防霍乱伤寒运动、预防伤寒霍乱运动、扩大预防霍乱运动等，共同构成了一个“以霍乱预防运动为主体，多种疫病防治运动共存”的健康传播运动体系。而定期举行的霍乱预防运动，也使得这一时期的健康传播运动显现出制度化的特征。

此外，在多年持续进行的霍乱预防运动中，随着传播经验的积累和新的传播技术的应用，健康传播在策略、方法和手段等方面也显现出不断演进的趋势。这一点，在霍乱预防运动的宣传工作中得到了集中的体现。

1937 年 5 月，北平市卫生局按照惯例举办了为期一个月的“预防霍乱伤寒运动”。哪知，待到 8～9 月间，各地霍乱疫情又起。8 月初，香港、广东发生霍乱流行，香港被指定为霍乱病流行港，凡经由香港航行各地之船舶，必须经过各当地海港检疫所对船员旅客一一施以严密检疫后，始准登岸。[①] 9 月间，上海相继发生霍乱，疫情逐日北移。于是，出于慎重起见，北平市卫生局在当年 10 月又举办了一次为期一个月的扩大预防霍乱运动。在这次扩大预防霍乱运动中，主要的宣传办法有五种：（1）张贴公告、标语、标布；（2）散发小传单、小通告；（3）举行汽车音乐游行宣传；（4）刊登新闻；（5）开办无线电广播演讲。[②] 其中，张贴标语包括影剧院标语和电车标语。上述五种

① 《北京特别市霍乱预防工作报告书》北京市档案馆 J005－001－00305，1938 年。

② 《北平市卫生局关于扩大预防霍乱运动的宣传工作》，北京市档案馆 J005－001－00207，1937 年。

宣传办法基本上以“大众传播”方式为主，采用“普适性”的游行、散发传单、张贴标语等方式，并辅以报纸、广播等大众传媒的影响力。这在当时，已经算是相当丰富的手段了。

1938年的霍乱预防运动较之上年规模更大，宣传手段也更加多样，有了较大的改观。这次宣传工作的着眼点不再笼统地放在游行、标语、公告等粗线条的宣传方式上，而是更加注重发挥不同表现形式和表现手法的特长，为不同的宣传内容选择各自适宜的表现形式，讲求形式与内容的配合。具体到不同的表现形式方面，分为文字形式、图画形式、电影形式、讲演形式。文字表现形式包括：特刊、新闻稿、通告、小册子、传单，共计五种。与文字形式相对应的宣传内容主要为：霍乱预防知识和霍乱疫情，尤其是“本市发现病人数目，隔离、诊治、消毒工作情形，以及注射检疫等项人数”等。至于通告，则改除以往在全市张贴统一公告的做法，根据不同的人群制定有针对性的通告内容。其中：

（一）通告市民内容条例，预防霍乱办法十项，并附灭蝇及防蝇之意义。

（二）通告粪夫，严令对于经营公厕，妥加整理，按日清除，洒布石灰，不使蝇蛆孳生。

（三）通告饮食店铺，对于一切食品，均应设置纱罩，勿令苍蝇驻足，以绝病源。

——摘自《霍乱预防工作报告书·宣传工作实施情形》①

对于图画表现形式的运用，也有专门的设计。在前期宣传过程中，特意“绘制预防霍乱灭蝇彩色图画一种”，“触目惊心，慎为预防”，并且在王府井大街、东安市场西门外，以及天桥，增设大型公告牌两座，以增加图画宣传的效力。电影宣传和讲演宣传，也都根据各自的形式特点，设置了相应的内容。播放电影时，由卫生局人员利用播音机，随片讲解。另外，专门为各电影院制作幻灯片，在防疫运动期间，“按日逐场代为加映”。讲演宣传颇有特色，不仅在广播中演讲，而且连续三天在全市18处不同的场所巡行讲演。为配合巡行讲演引人注目、热闹好看的形式特点，特意在巡行队伍中做了额外安排，“每组车上携具特制巨型苍蝇两个，在蝇脚各处悬有霍乱、伤寒、赤痢细菌放大图形及死人骷髅”，以此吸引过往行人的

① 《北京特别市霍乱预防工作报告书》北京市档案馆J005-001-00305，1938年。

注意。①

1939 年的霍乱预防运动在宣传策略和宣传手段上基本沿用了上年的做法，在个别地方做了改进。如：将原先绘制一种宣传图画增加为两种，并加制多种布质彩色壁画。除上年设置的两块大型公告牌之外，又加制三角形标语木柱五座，分别设立于前门外天桥、东四牌楼、西四丁字街、崇文门外花市、宣武门外平民市场等闹市通衢处。②

在当年的宣传中，一个新的做法是在民众中开展“讲演比赛”。普通民众的参赛讲演稿由各区防疫委员会征集，内容涉及灭蝇、防蝇的知识、观点和个人经验。选择其中优秀的讲演稿在报纸上印发。中小学生的讲演比赛内容则主要是灭蝇的意义和灭蝇方法，优胜者还有机会在广播电台儿童节目中演播。③ 显然，讲演比赛的开展是一个显著的变化。与以往由卫生局工作人员或医院医生包揽讲演内容的宣传方式不同，讲演比赛超越了单纯的“我做——你看”的模式，变为“自己做——自己看”。霍乱预防的宣传不再是主办者的独角戏，而是有了民众自身的参与，实现了传播主体的超越。

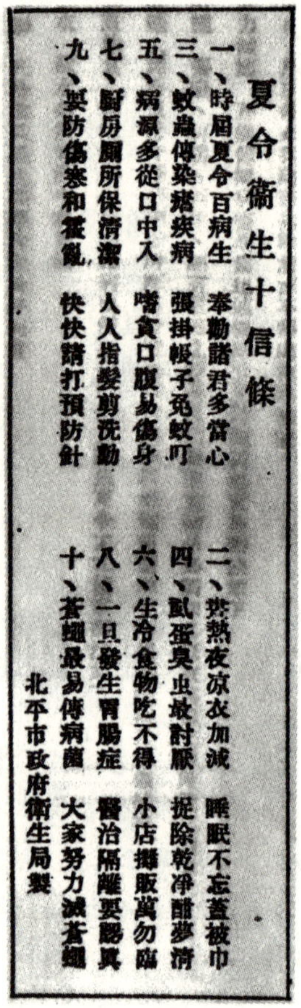

夏令衛生十信條

一、時屆夏令百病生　奉勸諸君多當心
二、晝熱夜涼衣加減　睡眠不忘蓋被巾
三、蚊蟲傳染瘧疾病　張掛帳子免蚊叮
四、虱蚤臭虫最討厭　捉除乾净酣夢清
五、病源多從口中入　嘴貪口腹易傷身
六、生冷食物吃不得　小店攤販萬勿臨
七、廚房廁所保清潔　人人指髮剪洗勤
八、一旦發生胃腸症　醫治隔離要認真
九、要防傷寒和霍亂　快快請打預防針
十、蒼蠅最易傳病菌　大家努力滅蒼蠅

北平市政府衛生局製

图 21：20 世纪 30 年代北平市卫生局印制的卫生宣传标语（北京市档案馆提供）

1946 年的霍乱预防运动与铁路交通有关。据当年北平市政府发布的公告和防疫传单称：“山海关西行列车中发生虎疫，患者约二十名，……京沪、长春、沈阳、锦州、天津等处，也已发现真性霍乱，……平津区铁路管理局同意在本市东车站设立检疫注射队，实施严格检疫工作。”④ 于是，当年霍乱预防运动的宣传重点就集中在了火车站的防疫方面。按照规定，凡是经行北平火车站的旅客，无论是“来平”、还是“离平”，都必须接受霍乱疫苗的注射，并随身携带“预防注射证”，否则一律实施强迫注射。根据这一

① 《北京特别市霍乱预防工作报告书》北京市档案馆 J005－001－00305，1938 年。

② 《北京特别市霍乱预防工作报告书》北京市档案馆 J013－001－01392，1939 年。

③ 同上

④ 《北平市政府布告》、《霍乱预防传单－3》，北京市档案馆 J001－003－00187，1946 年。

要求，北平市卫生局特意制作了相关内容的宣传标语、布告，在火车站、以及火车站周边的饮食店铺、大街通衢等公共场所张贴、悬挂。其中，两种特制的布标语悬挂于车站出入口，其余布标语悬挂于专用的宣传汽车上。同时，又编写了口语化的文字，制成《夏令卫生十信条》的纸标语，在火车站广为散布、张贴。①

及至1948年，北平市的霍乱预防运动已经开展了十余年，在宣传工作方面的各项传播策略、方法已经定型。当年的霍乱预防运动宣传工作中，没有什么特别的新意，以往运用过的各项传播手段基本上都有涉及。从某种程度上说，1948年的霍乱预防运动宣传代表了民国时期北平市霍乱预防运动宣传的综合水平：

1948年北平市夏季霍乱防疫之宣传工作实施情形（节录）

（一）电台广播：由各附属院所医师轮流假电台讲播夏季防疫对象之霍乱病、天花病，及其预防要旨。并撰制公告一份，分交由北平、中国、华生、民生、国华各电台予以广播，每日播送5次，为期一月。

（二）公开讲演：六月三日假中和影院举办北平市各界夏季防疫讲演大会，敦聘协和、北大教授担任讲演，并派员分赴市内各公私立学校讲演。

（三）发布新闻：随时供给各通讯社及各报社，以防疫工作进行状况之消息，请予登载。

（四）印制传单及告市民书5万份，分赴各区散发。

（五）撰制防疫宣传公告或映片，交由本市各影院逐场放映。

（六）布告：印制布告，公布霍乱预防注射之推行方式，及注射地点、时日表。

（七）通知本市各饮食店铺、理发馆、浴室等行业，抄录各该区集中注射场所时日表，张贴于显明易见地点。

（八）印制防疫宣传标语数种，张贴于电车、汽车及公共场所门窗等处。

（九）广播车宣传：派员乘坐广播宣传车一辆，上置广播播音器，每日赴通衢，对民众讲述防疫工作。

（十）壁报：制壁报多份，择市内重要街衢张布。

——摘自《北平市夏季霍乱防疫工作报告》②

① 《北平市霍乱预防工作报告》，北京市档案馆J001-003-00187，1946年。

② 《北平市夏季霍乱防疫工作报告》，北京市档案馆J005-001-01731，1948年。

二、新兴的健康传播方式

1923年1月，上海“大陆报——中国无线电公司广播电台”开播，标志着广播在中国的出现。1926年10月1日，哈尔滨广播无线电台成立，成为中国人自办的第一座广播电台。广播，这一大众传媒的新秀，一出现便很快受到了欢迎，并迅速地被应用于各个领域。此外，其他一些新兴的传播表现形式和传播手段的应用，也共同丰富着这一时期的健康传播运动。

广播

在疫病健康传播中运用广播这一新传媒进行宣传，有着显而易见的好处。特别是对文化程度参差不齐的普通民众而言，通过收听广播的方式可以将由于文化水平的差异而造成的接受障碍降到最低。尤其是像卫生、健康、疫病防治这类希望人人都能获知的知识、信息，采用广播这一传媒手段进行宣传普及可以说是再合适不过了。

1934年新生活运动发起之后，由北平市卫生局卫生教育股组织、指定医务人员定期到学校进行卫生谈话及卫生防病演讲。根据不同季节的好发疾病，选择不同的主题和内容进行公开演讲。同时，在中央广播电台每周六及北平广播电台、河北广播电台每周三下午均为卫生教育节目，全年播

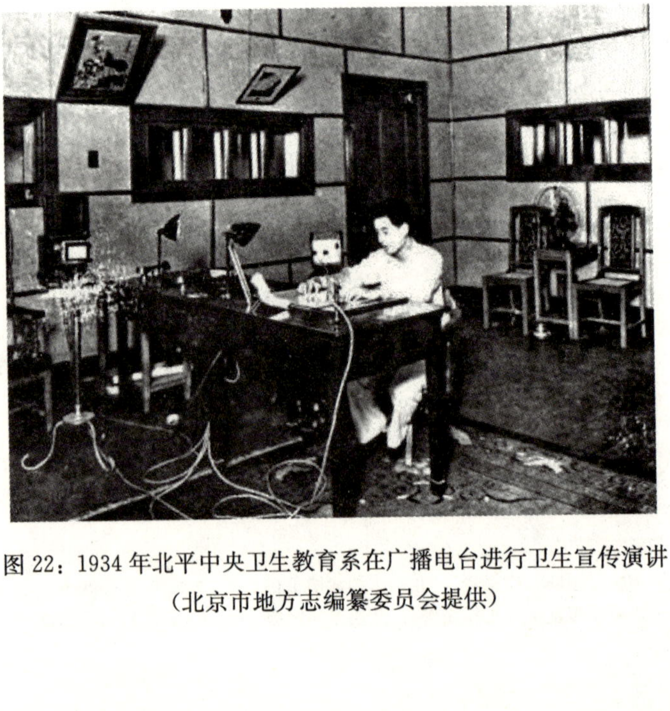

图22：1934年北平中央卫生教育系在广播电台进行卫生宣传演讲

（北京市地方志编纂委员会提供）

出稿件百余篇。[1] 1936 年，北平市卫生局颁布《广播卫生演讲实施办法》，规定讲演每周举行 1 次、对讲演人、讲演内容、讲演稿件等有关事项均做出明确要求。

1937 年，北平市开展霍乱预防运动，在宣传方面最大的亮点就是“开办无线电广播演讲”。广播演讲以每周为一个单元，一周更换一个主题，一周之内以每日午后 2 点至 4 点为播出时段，形成制度。主讲人的组成包括：卫生局的官员、医院医生或院长、各类卫生健康事务所（如：卫生事务所、保婴事务所、妓女检治事务所等）的工作人员等。演讲内容涉及：疫病防治、卫生常识、日常卫生习惯、性病防治、妇婴健康、精神卫生、毒品危害等。这些广播演讲的内容涉及面广、主题贴近生活，而且浅显易懂、便于接受，起到了一定的健康传播效果。

（见本章附录）

戏剧

通过戏剧演出的形式传递健康理念和健康知识，也是这一时期健康传播运动中的一个新特点。戏剧演出生动、通俗，容易被观众接受；而且题材大多来源于日常生活，观众看后易懂、易学。1939 年北平《卫生月刊》（霍乱预防专号）上刊登了一则话剧文稿，颇有意思。话剧的题目叫《人类之敌》，[2] 讲述的是霍乱与饮食卫生的问题。主人公一共只有 3 个：30 岁左右的年青工人李光华、妻子王氏、李光华的工友张世泽。

故事发生在李光华的家里。几天前，李光华因为吃了不干净的食物，感染了霍乱，差点送命，幸好被工友张世泽及时送到了传染病医院隔离、治疗。几天过去了，李光华的妻子王氏想去医院探望，却被告知霍乱病人是不许家属探望的。于是，王氏只能在家等消息。但王氏始终不明白为什么丈夫生病住院了，却不许妻子探望，还抱怨工友张世泽不该将丈夫送去医院隔离。一天傍晚，王氏正在洗衣服。工友张世泽来到李光华家。就此引出了一段关于霍乱的谈话。在这段谈话中，借主人公之口对“传染”、“隔离”等这些时常容易被民众误解的概念进行了通俗的解读。

张：大嫂您洗衣服呢！

王：嗯！（停止洗衣服）你瞧，他也不知道怎么样了，是好是坏，连个

---

① 《北京卫生志》，北京地方志网http：//www.bjdfz.gov.cn/index.jsp。

② 《人类之敌》（话剧），载《卫生月刊》霍乱预防专号，北京市档案馆 J013－001－01392，1939 年。

信都没有，快要把我急死了。……病了这么多天，连看看都不许。哼！……

张：不准人看，那是怕传染啊！

王：什么叫传染，我不懂。自古至今，没有听说过，丈夫病了，连自己的老婆都不许去看看。干脆，医院治不了，你把他接回家来，找个大夫看看罢！要死也得死在家里，不能就这么糊里糊涂的送了命！

为了说服和安慰王氏，工友张世泽前去医院打听消息。不一会儿，李光华果然出院回家了。经过这次大病，李光华对“苍蝇传播霍乱病”的说法深信不疑，对自己先前不相信科学的做法后悔不已。妻子给李光华端上馒头，准备吃饭。看到馒头，李光华终于忍不住向妻子诉说了自己几天前得病的经过。在这段对白中，着重对“苍蝇传播霍乱病”进行了说明，台词简洁明了，富于生活气息：

李：那天我跟世泽，我们下小馆来着。那有许多苍蝇，他就说什么卫生不卫生的。我偏不信……我们俩说着说着，就抬起来了。他说什么苍蝇能传染霍乱、伤寒、赤痢。又说什么有证据。

王：什么证据呀？

李：嗐！你先别打岔。我就说：我们的祖先前一代、两代，以至于前二百代，不是都有苍蝇吗？可是我们的祖先并没有因为苍蝇而短寿啊！这也是我的一个大大的证据呀！

王：对啊！

李：可是你猜他说什么？他说“那也不然，没有因着苍蝇而死的，我们固然看见了，但那因着苍蝇而死的，又谁来计算过？”你瞧他这不是抬死杠吗？

王：可不是吗！

李：我气急了。正好桌上有苍蝇，我一下子就拿手给打死了一个，顺手拿了馒头就吃。他还想拦呢，可是那怎么拦得住。我就跟他说：“你瞧这就是证据！”

王：他怎么说呢？

李：他呀！他还有什么说的。只跟那儿说：“你留神，你留神。”嘿！谁想到第二天下午，我忽然肚子痛起来了……想起世泽说苍蝇会传染什么霍乱、伤寒、赤痢，我就怕是霍乱罢！嘿嘿，真应了他的话了……

整出话剧编排得生动有趣又耐人回味、简洁明了又寓意深刻，对于民众中间最常遇见的疑问一一做了解答。事实上对于霍乱预防，当时的民众存在不少误解，其中有两个最大的误解：一个是“隔离”，一个是“传染”。治病为什么要隔离？隔离了之后为什么连家属都不能探望？人如果没有死在家里、而是死在了医院里，会不会成为孤魂野鬼？这些疑问，来自中国传统的医学治疗理念和伦理道德观，成为阻碍民众接受、并参与霍乱预防的一个重要因素。此外，“传染”也是个新名词。为什么人跟人能传染，苍蝇跟人也能传染？如果苍蝇真的那么危险，为什么古人照样活得好好的，而没有被“传染”？这些疑问通过主人公之间的对话，一一被化解，对于扫除民众的思想障碍，有着积极的作用。

除了主题的设置切中要害之外，语言的使用也颇具特色。如“一半天”、“上好”、“下小馆”、“短寿”、“抬死杠”等北京方言的使用，使得语言更贴近普通民众的生活。而三位主人公“李”、“王”、“张”的姓氏安排，也体现出话剧“代表最大多数人的心声”、“面向最大多数人宣传”的愿望。

卫生展览

1915年，京都市政公所在中央公园（今中山公园）社稷坛西侧配房设立了卫生陈列所，主要展出医疗器械、人体构造、模型、图表等。次年2月创办《卫生丛报》。1922年由北京中央防疫处创办《通信卫生月刊》，1924年创办《卫生季刊》，至1935年共创办《大众卫生》等卫生宣传报刊十余种。[①]

自1915年卫生陈列所成立以来，不断有民众前来参观，但由于在此期间卫生陈列所主管机构频繁变更，发展缓慢，一定程度上影响了民众的参观。1933年11月，北平市卫生处接管卫生陈列所，并对其加以改造，分为三厅九组，即南厅医药组、传染病组、肺痨组、儿童卫生组；中厅花柳病组、胎产组；北厅卫生常识组、居住卫生组、衣服卫生组。[②] 据统计，1933年11月至1934年6月，新生活运动在北平兴起之时，八个月的时间里就有两万名市民参观卫生陈列所，平均每月约有2500多人参观。[③] 此后，各类卫生展览成为疫病防治运动和卫生运动中的“保留节目”，一直得以延续。据一份有关卫生陈列所1941年参观情况的统计报告显示，当年参观卫生陈列所的人数多达28万5千人，平均每月2万4千人左右。[④]

① 《北京卫生志》，北京地方志网 http：//www.bjdfz.gov.cn/index.jsp。

② 同上

③ 《北平市政府卫生处业务报告》（转载自杜丽红：《20世纪30年代北平市的公共卫生教育》）

④ 《卫生陈列室呈报每月参观人数表》，北京市档案馆J005-001-00606，1941年。

客观的说，民国时期的疫病健康传播在“技术维度”方面，的确获得了一定程度的发展和提高。逐渐丰富的传播形式和新兴传播技术的应用，都使得这一时期的健康传播在形式上趋于更加完善。这一点，在20世纪30年代之后、各地定期开展的霍乱防治运动中，有着较为显著的体现。然而，形式上的优化和发展并不能直接导致传播效果的提升，使得疫情的发生得到控制。事实上，在整个民国时期，疫情的发生总体上恰恰呈现逐步上升的反常态势。在发生于民国时期的19次死亡人数超过万人的重大疫情中，1912～1928年的17年间，共发生9次，总死亡人数约51万人；而在1931～1947年的17年间，共发生10次，总死亡人数达到105万人。[①]由此可见，疫病健康传播在“技术”上的提升并未能实现控制疫情、减少人员伤亡的目的。

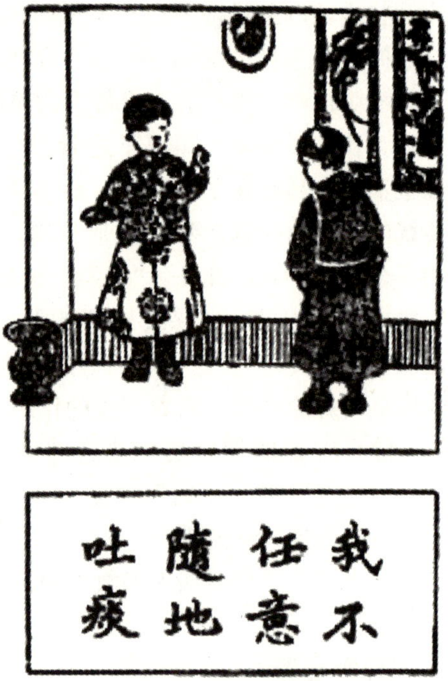

图23：1916年由北京卫生教育联合会印制的《不要随地吐痰》的宣传画（北京市地方志编纂委员会提供）

当然，民国时期连年的战乱和饥荒是导致这种反常现象的一个重要原因。但不可否认的是，参与疫病健康传播的社会力量的严重不足是一个关键的因素。国民党军事独裁统治的推行，使得社会力量的发展遭遇困境，社会参与受到压制，疫病健康传播被强制纳入国家的政治框架。此时，如果能够妥善地引导社会诉求，实现国家诉求与社会诉求的认同，有效地开展社会动员，那么，完全有可能使健康传播在国家的政治框架内实现社会参与和社会动员的最大化，从而提升健康传播的效能。但遗憾的是，这一理想的结果并没能实现，取而代之的是僵化的制度规训、以及国家诉求与社会诉求在健康传播运动中的背离，最终导致了疫病健康传播在实际效果上的失败。

① 根据余新忠等研究数据整理。余新忠：《瘟疫下的社会拯救：中国近世重大疫情与社会反应研究》，中国书店，2004年，P.281。

附录：

附表4.1：民国时期（北平）广播卫生讲演目录

	时间	主讲单位	题目
第1周	1935年（初）		
……	……		
第108周	1937年10月2日	保婴事务所	婴儿啼哭之一般观察
第109周	10月9日	妓女检治事务所	性生活与健康生活之连环性
第110周	10月16日	卫生局第二科	预防霍乱传染病都要注射预防霍乱疫苗
第111周	10月23日	卫生局第三科	北京市管理户外清洁之概况与实施户内清洁管理之必要
第112周	10月30日	卫生局第四科	肺病养生常识
第113周	11月6日	第一卫生区事务所	一般人对于优生学应有的常识
第114周	11月13日	第二卫生区事务所	怎样才能预防天花
第115周	11月20日	第三卫生区事务所	由白喉之危险说到扁桃体肿大之矫治的重要
第116周	11月27日	第四卫生区事务所	家庭卫生常识
第117周	12月4日	市立医院	生育问题
第118周	12月11日	传染病医院	白喉病
第119周	12月18日	精神病疗养院	什么是惊风
第120周	12月25日	保婴事务所	妊娠期中的卫生常识
第121周	1938年1月1日	妓女检治事务所	冻伤常识
第122周	1月8日	东郊平民医院	要免去白喉的发生必先行预防注射
第123周	2月15日	西郊平民医院	煤气中毒的预防及其治疗方法
第123周	2月26日	西郊医院	猩红热病的原因症状治疗及预防法
第124周	3月5日	南郊医院	捕捉野犬与狂犬病的预防
第125周	3月12日	北郊医院	医病和择医的问题
第126周	3月26日	卫生局第一科	为什么要种痘
第127周	4月2日	卫生局第二科	家用厕所的改善问题
第128周	4月9日	卫生局第三科	人民健康在乎卫生常识之普及
第129周	4月16日	第一卫生区事务所	花柳病
第130周	4月23日	第二卫生区事务所	预防传染病最适用之消毒药及其用法

续表

	时间	主讲单位	题目
第131周	4月30日	第三卫生区事务所	本市第三卫生区事务所办理学校卫生的工作概况及其意义
第132周	5月7日	第四卫生区事务所	伤寒与霍乱之预防法
第133周	5月14日	北京市立医院	水的净化
第134周	5月21日	第一传染病医院	传染病的免疫法
第135周	5月28日	第二传染病院	回归热
第136周	6月4日	精神病疗养院	关于精神病人应有的普通常识
第137周	6月25日	保婴事务所	接生婆接生的危险
第138周	7月2日	妓女检治事务所	1. 关于夏季卫生市民应有之认识及注意 2. 睡眠对于人生之关系
第139周	7月9日	东郊医院	1. 怎样才能避免疾病的危害 2. 灭蝇为防疫中之重要工作
第140周	7月16日	西郊医院	伤寒霍乱和赤痢的预防法
第141周	7月23日	南郊医院	霍乱预防注射的重要性
第142周	7月30日	北郊医院	人人对于夏日卫生的注意方法
第143周	8月20日	卫生局第一科	预防霍乱期间人人应负报告霍乱传染病义务并自动接受预防注射
第144周	8月27日	卫生局第二科	1. 预防疟疾 2. 本市霍乱预防实施工作
第145周	9月3日	卫生局第三科	霍乱流行时期检疫及隔离之重要性
第146周	9月10日	第一卫生区事务所	新鲜空气与健康
第147周	9月17日	第二卫生区事务所	婴儿营养
第148周	9月24日	第三卫生区事务所	谈谈伤风
第149周	10月1日	第四卫生区事务所	安全助产
第150周	10月8日	市立医院	赤痢证候及疗法
第151周	10月15日	第一传染病医院	关于儿童的预防注射
第152周	10月22日	第二传染病医院	谈谈儿种“学校病”
第153周	10月29日	精神病疗养院	精神病的预防须要注重心理卫生
第154周	11月5日	保婴事务所	婴儿之衣服

续表

	时间	主讲单位	题目
第155周	11月12日	妓女检治事务所	花柳病之影响与社会上的负担
第156周	11月19日	东郊医院	贫困与疾病之因果关系
第157周	11月26日	西郊医院	煤气中毒的预防及其治疗的方法
第158周	12月3日	南郊医院	妇人在家庭中与一家人健康的关系
第159周	12月10日	北郊医院	防病的X（匆匆）见
第160周	12月24日	卫生局第二科	煤气的预防及其救治方法
……	……		

——整理自《北京市卫生局举办预防传染病、婴儿啼哭之一般观察等篇广播卫生讲演稿》、《北京市卫生局拟定的预防煤气中毒、狂犬病、为什么种痘等广播卫生讲演稿》等文献[①]

① 《北京市卫生局举办预防传染病、婴儿啼哭之一般观察等篇广播卫生讲演稿》，北京市档案馆J005-001-00242，1937年。

《北京市卫生局拟定的预防煤气中毒、狂犬病、为什么种痘等广播卫生讲演稿》北京市档案馆J005-001-00296，1938年。

第五章　爱国卫生运动：国家名义下的社会动员

当中华人民共和国于1949年10月1日正式建立时，国家的新领导面临一些棘手的问题，社会和政体四分五裂，公共秩序和风气已经败坏，被战争破坏的经济遭受严重的通货膨胀和失业的折磨，中国根本的经济和军事落后性给社会精英争取国家富强的目标造成了巨大的障碍。可是到了1957年，中国的领导人可以以相当满意的心情回顾1949年以来的一段时期。一个强有力的中央集权国家经过了几十年的分裂后已经建立。中国的民族自尊心和国际威信由于在朝鲜与世界上最大的强国打得相持不下而大为提高；这个国家在工业化的道路上已经走了几大步并且取得了引人注目的经济增长速度；人民的生活水平已经有了即使是适度的、但也是显著的提高；国家的社会制度已经比较顺利地按照马克思主义的教导得到改造。

——摘自《剑桥中华人民共和国史》[①]

这段话是一位西方的历史研究者[②]在将目光投向新中国建立之初那段风云变幻的岁月时写下的，曾经在那段岁月中发生在新中国大地上的一场场翻天覆地的巨变跃然纸上。

第一节　爱国与卫生：以国家的名义

“爱国＋卫生＋运动＝爱国卫生运动”，这个看上去颇有些“望文生义”式的解读方式，恰恰反映出一条爱国卫生运动的发展轨迹。从“爱国”到“运动”到“卫生”，爱国卫生运动经历了三个不同的发展阶段。作为新中国建立之初的一次轰轰烈烈的健康传播运动，爱国卫生运动成功地实现了“爱国”、“运动”与“卫生”的结合。

一、爱国：从反对美帝国主义细菌战到爱国卫生运动

1950年6月25日，南北朝鲜因为统一问题爆发了大规模内战。27日，

---

① 费正清等主编，中国社会科学院历史研究所编译室（译）：《第二章：新政权的建立和巩固》，《剑桥中华人民共和国史》，中国社会科学出版社，1985年。

② 注：《剑桥中华人民共和国史》＜第二章：新政权的建立和巩固＞作者是美籍澳大利亚悉尼大学教授弗雷德里克·C·泰韦斯，撰写本章时他仍是悉尼大学政治学讲师。

美国公然宣布武装援助南朝鲜，同时命令其海军第七舰队开入台湾海峡，“阻止对台湾的任何进攻”，插足中国领土台湾。美国通过在朝鲜的战争，将侵略的矛头直指中国，并试图将战火进一步引向中国，将刚刚诞生不久的新中国扼杀在襁褓之中。10月初，美军悍然越过朝鲜“三八线”，大举向北朝鲜进犯，并疯狂地向朝中边境推进，同时频繁地出动飞机侵犯我国领空，轰炸我国东北边境地区的城镇和乡村，公然将战火烧向我国。

在这种危急的形势下，中共中央毅然做出了抗美援朝、保家卫国的战略决策。10月19日，中国人民志愿军跨过鸭绿江，拉开了抗美援朝的序幕。从1950年10月至1951年6月，志愿军五战五捷，歼敌23万人，把战线稳定在“三八线”附近，迫使美国于1951年7月举行停战谈判。然而，美国并不甘心就此失败。利用谈判的间隙，不断挑起战事，并在这一时期发动了细菌战。

1. 寻找证据

关于美国发动细菌战的证据，最初并不充分。大量的证据来自战场上的目击者，这些目击者包括军人和平民，目击的情形大致相同。1952年1月，细菌战在朝鲜战场最早拉开帷幕。自1月28日至2月17日，美军“连续在朝鲜我军前线阵地和后方的上空，大量撒放传布细菌的各种毒虫”，“根据我方军医部门初步化验结果，敌机撒下的这些小虫含有鼠疫、霍乱及其它病菌。”① 2月底，细菌战的范围扩大到我国东北。2月29日，美军飞机侵入我国安东（今丹东）、抚顺、凤城等地。先在抚顺，后来又在其他地区撒布带有病毒、细菌的昆虫，对我国发动了细菌战争。② 之后，类似的目击频率变得越来越繁密。据当时的目击统计，仅仅在1952年2月29日至3月5日的六天时间里，美国军用飞机先后侵入我国东北领空共68批次、448架次，在抚顺、新民、安东、宽甸、临江等地撒布了大量传播细菌的毒虫，并对临江、长甸河口地区进行轰炸扫射。③

《人民日报》有关细菌战的报道最早见于1952年2月22日发表的《侵朝美军疯狂撒布细菌》一文。此后，类似的报道频频出现，以连续、周期的方式频繁发布。在当时众多的目击报道中，新华社著名记者戴煌发自朝

---

① 《妄图挽救无法挽救的军事惨败，侵朝美军疯狂撒布细菌》，载《人民日报》，1952年2月22日。

② 《爱国卫生运动大事记》，星辰在线http：//www.csonline.com.cn。

③ 《不顾我国和世界人民正义警告，美机侵入我东北撒布毒菌》，载《人民日报》1952年3月7日。

鲜战场上的一篇报道，写得颇为详细：

1952年3月24日。上午九点左右，忽然听到飞机的马达声由远而近，一架飞机飞到洗浦里西北五里左右的上空时，即转向正北，接着又折向正东。当它刚要转向东南方向时，从飞机的机尾喷出了一片雾状的东西，每隔三秒钟喷一次，连喷三次。这些雾状的东西在空中被风吹散，慢慢飘落下来，到低空时可以分辨出许多彩色的传单。接着转回来的飞机又从机尾喷出了一团黄色雾状物，连喷两次，以后该机即向东南飞去。不一会儿，敌机喷出的雾状物就在空中消散了。人们朝着敌机喷出雾状物的方向跑去寻找，发现就在洗浦里西北约三公里的一个积雪的无名高地上，南北约一百米、东西约七十米的面积内遍布土黄色的毛虫和苍蝇，最密处每平方米内有三百多个。

——摘自《人民日报》[1]

尽管，事后经过采样和化验，证实敌机撒下的毛虫的确含有鼠疫、霍乱等细菌。但是，所有的声音都来自一个方面，美军并没有公开承认。此后，类似的目击越来越多，间隔越来越密，但是所有的目击无非是对同一事实的重复，并未发生质的进展。更重要的是，由于对美军撒布细菌的具体计划和细节一无所知，因此潜在的恐惧就更加巨大。民众中开始出现恐慌的情绪。正当寻找证据的过程陷入僵局的时候，转机突然出现了。

1952年5月6日，《人民日报》全文刊登了美军战俘凯尼斯·伊纳克和约翰·奎恩的供词。此后在1953年2月，《人民日报》又再次先后公开了被俘的美国海军陆战队第一空军联队参谋长弗兰克·赫·许威布尔上校和该空军联队军械官罗伊·赫·布莱少校的供词。几份供词有力的证实了美军在朝鲜战场发动细菌战的阴谋。这份阴谋有着详细的计划安排，可谓精心策划：

我的一切指示和决定都必须由副司令莱姆逊斯克里布纳将军批准。在我完全担负起参谋长的职责前，莱姆逊斯克里布纳将军把我召到他的办公室去讨论联队的各种问题。在会谈中，他说："宾涅告诉了你VMF—513的特别任务的所有背景了没有？"我问他是否就是指"超级宣传"而言（这就

---

① 《新华社朝鲜前线记者和英国"工人日报"记者报道目击美国侵略军飞机撒布毒虫毒物情形》，载《人民日报》，1952年4月9日。

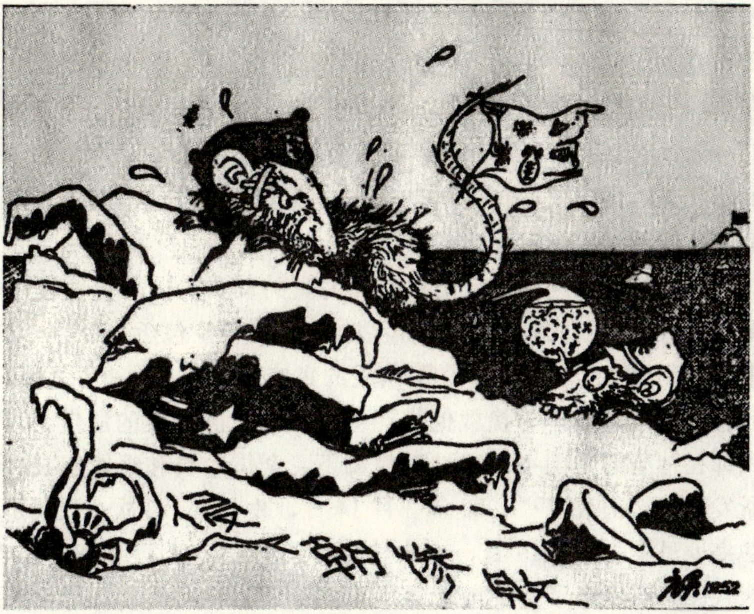

图 24：漫画节选—前车之鉴（摘自 1952 年 2 月 24 日《人民日报》）

是我们替细菌弹所起的密码名称)，他证实了这一点。我告诉他，宾涅已经把一切背景告诉我了。

……在朝鲜的细菌战的总计划，是由美国参谋长联席会议在一九五一年十月指示的。在那一月，参谋长联席会议特派专人送给远东司令部总司令（当时是李奇微将军）一个指示，命令在朝鲜开始细菌战。最初是在一个小的、试验性的阶段，但是渐渐扩大。

——摘自《人民日报》①

美军战俘的供词使“美国在朝鲜战场发动细菌战”这一论断不再仅仅限于单方面的目击证据，而拥有了具体的细节。除此之外，我国还主动邀请国际人士对细菌战展开调查：一次是由“国际民主法律工作者协会调查团”，对朝鲜战场的细菌战情形进行调查；另一次是由“世界和平理事会”出面组成“国际科学委员会”，对发生在朝鲜战场和中国东北的细菌战进行调查。两次调查，均证实美军的确在朝鲜战场和中国东北发动了细菌战。细菌战，终于从目击变成了事实。

① 《美国海军陆战队第一空军联队参谋长、上校弗兰克·赫·许威布尔供词之一：主要供词》，载《人民日报》，1953 年 2 月 24 日。

2. 反对美帝国主义细菌战

美国发动细菌战的卑劣行径激起了人们的愤怒，在各地掀起了一股反对美帝国主义细菌战的浪潮。“大规模谋杀”、“丧心病狂”、“灭绝人性”、“空前残酷、空前阴狠”等词汇被频繁使用，“谋杀犯”、“战争贩子”等成为人们指代美帝国主义的同义词。仇恨在人们心中滋长，而只有仇恨才是拿起战斗武器的动力。

与对敌人的仇恨同在的，是对战斗力量的动员。反对美帝国主义细菌战需要最广大的同盟战线，这一同盟战线的形成至少包括三个层次：

最核心的层次是美帝国主义细菌战的直接受害者——朝中人民。“美国侵略者想倚靠细菌战作为挽救他们在朝鲜战场上的失败的法宝，可是，朝中人民却在神圣的爱国主义精神的鼓舞下，全体动员和组织起来，粉碎了美国所发动的细菌战。”① 1952年3月14日，政务院128次会议决定，成立中央防疫委员会。3月19日，中央防疫委员会向各大行政区及各省、市、自治区人民政府发布了反细菌战的指示，要求各级人民政府都成立防疫委员会。② 一场以消灭病媒虫害为主要内容、以反对美帝国主义细菌战为直接目的的卫生防疫运动在全国城乡广泛开展起来。中央将这一运动定名为爱国卫生运动。从此，中国人民以爱国卫生运动为武器，投入了反对美帝国主义细菌战的斗争。

第二个层次进一步扩大，从美帝国主义细菌战受害国的人民扩展到全世界有正义感的人民。“当美帝国主义有计划地这样做的时候，他们竟不肯对他们的犯罪行为负起责任，竟不敢承认事实。正相反，无数的科学家、医生、法学家、工人、学生、农民、诗人、战士和政治家们从世界的无数角落里站起来，众口一词指责他们的罪状。”③ 世界各地的许多科学家，“包括亚洲的、澳洲的、非洲的、欧洲的、南北美洲的，都相信美国政府进行细菌战的罪行是确实的。”④

第三个层次超越了前两个层次中“人民”和“正义”的概念，进入“人道”的层面。“一切爱好和平的亚洲人民和全世界人民，……一切有正义感的科学家们和有远见的政治家们，一切不愿看见瘟疫在世界上猖獗泛滥的人们都有责任站出来说话，反对美国瘟疫制造者和传播者们企图使五

---

① 《为彻底粉碎美帝国主义的细菌战计划而斗争》，载《人民日报》，1953年2月24日。

② 《当代中国卫生事业大事记》(1949年～1990年)，人民卫生出版社，1993年6月。

③ 同上

④ 《美国细菌战犯们的残暴和愚蠢》，载《人民日报》，1953年3月14日。

百年前黑死病流行于欧洲的景象重新出现的疯狂计划。”① 1952 年 12 月在奥地利维也纳举行的世界人民和平大会上，中国派科学家参加了会议。在会议期间，一个主题为“美国细菌战罪行”的展览在维也纳、柏林等地举办，吸引了各国的代表参观。“各国参观人士写下的感想有几本厚册，许多人对美国细菌战犯的罪行，表示了无限的愤怒。”②

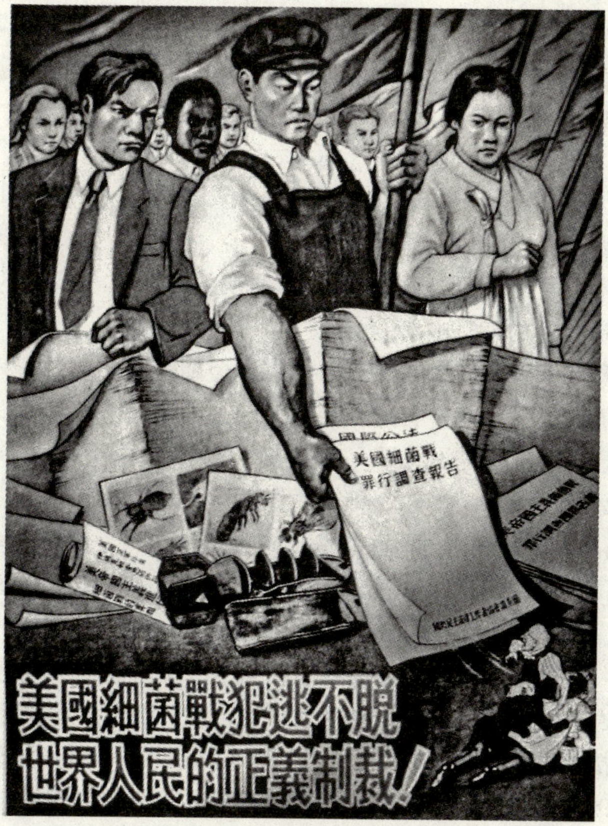

图 25：宣传画《美国细菌战犯逃不脱世界人民的正义制裁》

（作者：马长利、王乃壮）

随着“同盟圈”向外的不断延展，一幅反对美帝国主义细菌战的清晰蓝图呈现出来。在这幅蓝图中，最核心、也是最不可动摇的力量是人民。发动人民的力量，使绝大多数的人民加入到反对美帝国主义细菌战的行列中来，是巩固同盟圈、凝聚同盟圈、实现彻底粉碎美帝国主义细菌战这一

① 《为彻底粉碎美帝国主义的细菌战计划而斗争》，载《人民日报》，1953 年 2 月 24 日。

② 《美国细菌战犯们的残暴和愚蠢》，载《人民日报》，1953 年 3 月 14 日。

目标的根本所在。

如果说对“同盟圈”的构建，体现了中国在反对美帝国主义细菌战的过程中，诉诸“国际主义”和“人道主义”、动员全世界正义力量和人道力量的努力；那么，在对国内群众的动员过程中，这种努力则转变为对“爱国主义”的建构。在美军战俘的“血腥供状”确凿无疑地证实了美帝国主义发动细菌战的丑恶行径之后，媒体上有关反对美帝国主义细菌战的报道出现了一些变化。报道的题材和内容不再以媒体评论、社论、领导讲话、民众目击报道为主，转而被大量的群众来信、来稿取代；报道者也一改此前以记者和媒体自身为主的局面，越来越多的普通群众成为报道的主要来源。

主动参与媒体报道的，首先是劳动模范、卫生模范、先进工作者等先进群众的代表，以现身说法的形式表达决心、抒发情感、分享经验。这种以先进模范带动普通民众、以群众带动群众的做法，在后来的群众动员过程中被证明是有效的——

全国甲等卫生模范李中波曾经参加志愿援朝铁路职工的行列，在朝鲜运输线上做司机长。后来因为美国在朝鲜发动细菌战，李中波被调到铁道部参加技术改造，成功地研究设计了一种列车的消毒方法，扫除了列车在“细菌沾染带”内运行的障碍。当在报纸上看到“狼心狗肺的美国强盗”扩大推进“万恶的细菌战”计划的供词时，李中波“无限愤怒”地呼吁“全国的工人弟兄和全国人民，在共产党、毛主席的领导下，给美国强盗的细菌战以粉碎性的打击。”①

天津市特等劳模、天津市第三医院外科主治医生张化新在看到美军战俘对细菌战的供词之后，以“万分愤怒”的心情报名参加了赴朝志愿医疗队，并被任命为抗美援朝总会卫生工作委员会国际医防服务队的队长。在张化新等先进群众的带动下，天津市医务工作者纷纷热烈报名参加，“三天中间，全市医务工作者报名的有四千一百人，许多人三番五次地要求领导同志批准他们赴朝。”②

青岛市78岁的老卫生模范张公制年老心不老，也和年轻人一起站在反对美帝国主义细菌战的行列。青岛市的家家户户无论男女老少无一例外地积极投入了反细菌战的斗争，全市广泛地展开了群众性的反细菌战宣传。人们参加化妆宣传，唱着自编的反细菌战快板，表演着揭发美帝国主义细菌战罪行的活报剧，轰轰烈烈、深入人心。在文章的结尾张公制老人无限感慨地说：

---

① 李中波：《中朝人民有力量粉碎美国细菌战》，载《人民日报》，1953年3月4日。

② 张化新：《反对细菌战，把我的技术贡献给志愿军》，载《人民日报》，1953年3月4日。

"我亲眼看到像我这样的老年人和青年人、妇女和儿童，都英勇地站立起来，和制造瘟疫的美帝国主义者作斗争。我坚信，有毛主席的领导，有广大群众的坚持斗争，我们就有充分的信心和足够的力量粉碎敌人的细菌战，取得彻底胜利。"①

在这些报道中，用以描绘美帝国主义的"万恶"、"罪行"、"狼心狗肺"等词汇与表达人民群众心声的"斗争"、"粉碎"、"无限愤怒"、"万分愤怒"等词汇形成了强烈的反差。这种反差，使得在"反对美帝国主义细菌战"与"爱国"之间建立起合理的逻辑关系。1952年5月11日，《人民日报》第一次使用"爱国防疫卫生运动"的说法，对当前正在国内各地开展的以"反对美帝国主义细菌战"为目的的卫生工作进行总结，并且鼓励各地"把做好爱国防疫卫生工作的目标订入爱国公约之内，或者另订爱国防疫卫生公约"。② 自此，"爱国"正式与"卫生"结下了缘分。

二、卫生：从疫病防治到爱国卫生运动

搞好疫病防治和改善环境卫生，是爱国卫生运动的两个中心工作。在爱国卫生运动的各个发展阶段，疫病防治始终是一项重要的内容。

1. 新中国的疫病防治工作

用"百废待兴"描述新中国建立初期国内的卫生状况，实不为过。环境卫生恶劣、缺医少药、各地疫病频发、人口死亡率居高不下……解放前的各类卫生防疫运动由于缺乏社会力量的参与，又无法开展广泛的社会动员、实现在民众中的"落地"，因此常常成为有名无实的"花架子"，未能实际地发挥效用；加之连年不断的战争，人们流离失所、家破人亡，更是无心关注卫生防疫，国内的卫生状况水平在解放前下滑到了一个空前的低谷。新中国成立后，摆在人们面前的是一个卫生的"烂摊子"。

以北京为例，1943年北平的人口死亡率高达21‰，达到一个历史高峰；而人口出生率则连连下降，在1944年跌到最低点，仅有5.5‰，人口出生与人口死亡比严重倒挂。③ 人民寿命普遍偏低，解放初期的1950年，北京市区人口平均寿命为52.84岁，其中男性平均53.88岁，女性平均50.22

① 张公制：《加强爱国卫生运动，粉碎美国细菌战》，载《人民日报》，1953年3月14日。

② 《时评：进一步开展爱国防疫卫生运动，彻底打败美国侵略者的细菌战》，载《人民日报》，1952年5月11日，第4版。

③ 北平市政府统计室汇编，《北平市政统计》，1948年8月。

岁。[1] 各类疫病爆发频仍，据 1949 年统计，北京城区 200 余万人口中因传染病死亡的人口数占全部死亡人口的 4.36%。如果将 1949 年与 1959 年北京市各类传染病的发病率和死亡率做一个比较（以 1949 年为基数 100），不难看出新中国建立初期北京的疫病流行状况是何等的严重。（见表 5.1）

表 5.1：北京市 1949 年与 1959 年几种主要传染病发病率、死亡率、病死率比较表

（以 1949 年为基数 100）

时间	天花			斑疹伤寒			流行性乙型脑炎			白喉		
	发病率	死亡率	病死率	发病率	死亡率	病死率	发病率	死亡率	病死率	发病率	死亡率	病死率
1949	100	100	100	100	100	100	100	100	100	100	100	100
1959	0.0	0.0	0.0	6.0	0.0	0.0	39.4	7.0	17.7	14.1	5.1	35.4

——根据北京卫生史料整理

新中国成立后，国家在疫病防治方面做了大量的工作，取得了显著的效果。尤其是天花、鼠疫、霍乱等烈性传染病的流行，得到了有效的控制。为了预防天花，新中国成立后在全国普遍开展了预防接种，约有两亿余人接受了种痘，使天花的发病大大降低。[2] 同时，全国在八个鼠疫流行中心地区设置了鼠疫防治所，发动群众捕鼠、灭蚤。内蒙、东北等以往鼠疫频发的地区，基本上控制了鼠疫的流行。而对霍乱的防治则效果更加显著。由于加强了交通检疫和早期检验，有重点地进行饮水消毒、改进环境卫生，并推行早期预防注射，自新中国建立之后的最初三年间，“未曾发现一个真性霍乱病人。”[3] 正当新中国的防疫工作节节进步、蒸蒸日上的时候，一场“反对美帝国主义细菌战”的斗争拉开了序幕。

2. 爱国卫生运动的发展

爱国卫生运动与反对美帝国主义细菌战的斗争几乎是同时起步的。两者最初只是手段和目的的关系，前者为手段、后者为目的，前者为后者服务。换句话说，捕鼠灭蝇、搞好环境卫生的努力只是为了更好地反对美帝国主义细菌战。全国闻名的捕鼠小英雄刘俊英在开导妈妈支持自己的捕鼠行动的时候，也是说：“捕鼠是为了反对美国鬼子的细菌战呀！我要做到学

① 北京市地方史编纂会委员会，《北京志·卫生卷》，北京出版社，2003 年，第 584 页。

② 李德全：《中央人民政府卫生部全国防疫工作的报告》，载《人民日报》1952 年 1 月 4 日，第 3 版。

③ 同上

习又好，捕鼠又多，气死美国鬼子！”[1] 但是，这种情形很快就发生了变化。

1953年夏天，朝鲜战场的形势发展对美国越来越不利。7月27日，美国不得已在停战协定上签字，宣告朝鲜战争结束。抗美援朝战争至此划上了胜利的句号。伴随着抗美援朝战争的结束和美国从朝鲜的撤军，反对美帝国主义细菌战的斗争完成了历史使命。而此时，爱国卫生运动已不再简单地依附于反对美帝国主义细菌战的斗争目的，而发展成为一项独立的群众运动，开始了新的发展历程。

一般而言，新中国建立初期的爱国卫生运动，依据话语主题的不同，大致可以划分为三个阶段。[2] 第一阶段从1952年反对美帝国主义细菌战开始，到1953年抗美援朝战争结束。这一阶段的话语主题为“反对美帝国主义细菌战”。在这一阶段中，爱国卫生运动与反对美帝国主义细菌战之间的逻辑关系基本上可以表述为：“爱国卫生运动不但粉碎了敌人的细菌战，而且在斗争中大大地改进并加强了自己祖国的卫生建设，提高了人民的健康水平，无限增强了人民进一步彻底粉碎美帝国主义者这个阴毒计划的高度信心。”[3] 第一阶段的爱国卫生运动尚不具备独立发展的条件。

第二阶段从1953年初（准确时间为1952年12月31日）政务院发布《关于1953年继续开展爱国卫生运动的指示》、以及周恩来总理在第二届全国卫生会议上指示“卫生工作要与群众运动相结合”开始，到1956年。这一阶段的话语主题即为周恩来总理提出的“卫生工作要与群众运动相结合”。在这一阶段中，爱国卫生运动超越了与反对美帝国主义细菌战之间的逻辑关联，以独立的姿态发展。第二阶段的爱国卫生运动实现了与群众运动的结合，逐步发展为一场真正意义上的群众运动。

第三阶段从1956年《全国农业发展纲要（草案）》的实施为转折点，爱国卫生运动的工作重点再次发生了变化。这一阶段的话语主题是中共中央为爱国卫生运动提出的新任务：“除四害、讲卫生”。这一带有具体指向性和日常生活特色的主题成为爱国卫生运动发展的新指南。这一阶段的爱国卫生运动被纳入政府日常工作的整体框架，与社会主义生产建设相结合，为社会主义生产建设服务。爱国卫生运动找到了新的落脚点。

---

① 夏详瑜：《捕五千多只老鼠的小姑娘——全国甲等卫生模范刘俊英的故事》，载《人民日报》，1952年12月15日。

② 注：爱国卫生运动三个阶段的划分在时间上略有交叉，主要是考虑到三个阶段在内在特征上的延续有一定的时间，不会嘎然而止，多有短暂的时间顺延。

③ 《为彻底粉碎美帝国主义的细菌战计划而斗争》，载《人民日报》，1953年2月24日。

第二节 卫生与运动：爱国卫生运动中的社会动员

1952 年 2 月，黑龙江省洮南县第四区民治村小学的孩子们上了一堂特殊的教育课。老师们在课堂上向孩子们讲述了美帝国主义在朝鲜和我国东北进行细菌战的消息。听完老师的讲述，孩子们气愤地议论开了。一个名叫刘俊英的小姑娘格外地气愤和伤心。她想起过去日寇在东北设立细菌工厂、撒布鼠疫细菌，害得自己家破人亡，自己的爷爷、伯父、伯母、叔叔和婶娘先后都因为感染了鼠疫而去世。如今美帝国主义又在我国进行细菌战，刘俊英气愤难当。

很快，村里开展了反对美帝国主义细菌战的爱国卫生运动，刘俊英喜欢得跳起来。她看到村干部贴在墙上的宣传扑灭老鼠、防止鼠疫的宣传画，心想："一只老鼠一年要吃掉八斤粮食，一只老鼠到秋天就会繁殖很多只小老鼠，算算这些老鼠一年要糟蹋多少粮食，传染多少鼠疫细菌呵！"[①] 刘俊英下决心要努力想办法，多捕鼠。她根据各种鼠不同的活动时间和特点，想出了不同的捕鼠方法。家鼠用夹子打、掘杆套或用吊坯压；野鼠多，就用挖洞的办法。一开始，刘俊英挖鼠洞，发现鼠洞里总是空空的。后来才知道原来老鼠都从旁边的小洞里逃走了。于是，刘俊英每次挖鼠洞前，总是先找到附近的小洞，用泥土堵死后再挖大洞，这样就没有一只老鼠能跑掉了。就这样，刘俊英白天专心上课，中午休息时或放学后就捕老鼠。妈妈一时不理解刘俊英的做法、埋怨她，刘俊英就反问妈妈："你忘了爷爷他们是怎样死的吗？捕鼠是为了反对美国鬼子的细菌战呀！我要做到学习又好，捕鼠又多，气死美国鬼子！"[②]

在刘俊英的不懈努力下，不到一年时间她一个人就捕鼠五千多只，并带动同学一起捕鼠六千多只，使他们住的屯子变成了无鼠区。周围屯子的人们都积极向她学习，一个大的捕鼠热潮在当地掀起来了。在 1952 年 12 月举行的第二届全国卫生会议上，刘俊英，这个年仅 16 岁的小姑娘，被光荣地评为全国甲等卫生模范。

这个传奇式的故事通过《人民日报》的报道在当时家喻户晓。配发有刘俊英大幅照片的报道成为全国各地争相阅读、纷纷学习的材料。刘俊英作为"时代模范"的形象，在爱国卫生运动中被树立起来，成为动员更广

---

① 夏详瑜：《捕五千多只老鼠的小姑娘——全国甲等卫生模范刘俊英的故事》，载《人民日报》，1952 年 12 月 15 日。

② 同上

大的群众投身爱国卫生运动的榜样。在新中国建立初期这场轰轰烈烈的运动中，能否成功地发动群众、组织群众以饱满的热情参与到这场运动中来，成为决定运动成败的关键因素。一场空前的社会动员在中国大地迅速推进。

一、卫生工作与群众运动相结合

1952年12月，第二届全国卫生会议在北京召开。这次会议对于明确爱国卫生运动在下一阶段的发展方向而言，无疑是至关重要的。经过全国人民近一年的努力，反对美帝国主义细菌战的斗争取得了很大的成绩，各地开展了积极的卫生防疫运动，不仅消灭了大量的老鼠和苍蝇等病媒害虫，而且对环境卫生进行了大力的整治。据统计，在1952年当年的爱国卫生运动中，全国共捕鼠一亿两千多万只，灭蝇一千三百多亿只，清除垃圾粪便一亿六千多万吨，疏通沟渠二十八万余公里。许多城市和农村出现了无蝇无鼠的奇迹。①

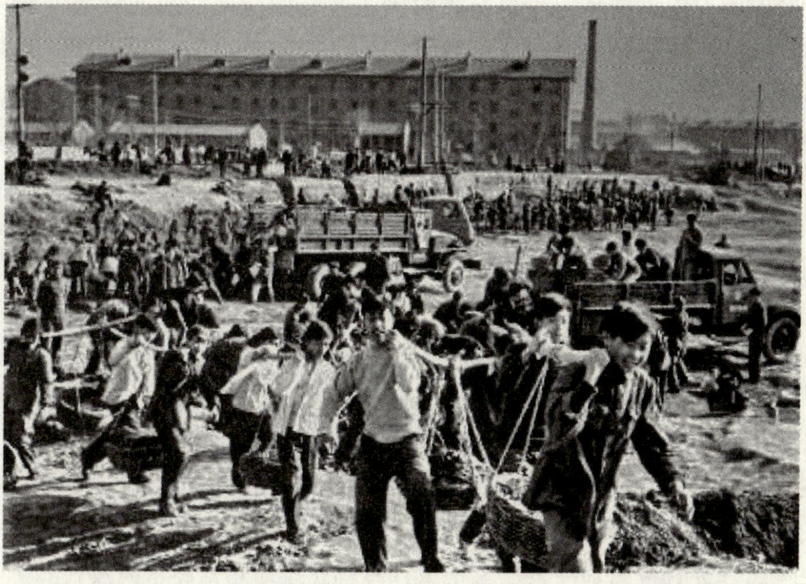

图26：20世纪50年代北京市各界人民参加疏沟建路除害灭蚊蝇义务劳动
（北京市地方志编纂委员会提供）

但是，在取得一系列成绩的同时，隐忧也渐渐产生。“部分地区对爱国卫生运动的领导有放松的现象，以致有的地区的卫生工作不能保持经常性，没有巩固和扩大过去已取得的成绩。”同时，与一般城乡的爱国卫生运动相

① 《进一步开展爱国卫生运动，粉碎美国细菌战》，载《人民日报》，1953年2月25日。

比，某些机关、工厂、矿山的爱国卫生运动开展得并不理想，受到点名批评。“有些生产单位的领导者，还有认为卫生工作和生产工作有‘矛盾’、‘不能兼顾’的错误思想。”这些都妨碍了爱国卫生运动的进一步开展。而从全国的整体情况来看，更主要的问题还在于“许多人被过去卫生工作的成绩冲昏了头脑，发生了麻痹自满的情绪。”① 所有这些现象都表明，爱国卫生运动的下一步发展遇到了瓶颈。如何使爱国卫生运动走出瓶颈、走入一片新天地，已经成为了摆在眼前的问题。

1952 年 12 月 31 日，借着第二届全国卫生会议闭幕的机会，中央人民政府政务院发布了《关于 1953 年继续开展爱国卫生运动的指示》。要求：“无论在城市、农村、工厂、矿山、交通线、部队、机关、学校，应更加普遍深入地发动群众，进行清除垃圾、改善饮水、捕鼠、灭蝇、灭蚊、灭蚤等工作”；并将各级防疫委员会一律改称为爱国卫生运动委员会，把爱国卫生运动作为我国人民卫生事业的重要组成部分。② 这一《指示》的重要意义在于将爱国卫生运动从原先反对美帝国主义细菌战的“应急状态”转变为“日常状态”，同时格外强调了“普遍深入地发动群众”的重要性。毛泽东主席为第二届全国卫生会议的题词——“动员起来，讲究卫生，减少疾病，提高健康水平，粉碎敌人的细菌战争”——成为日后爱国卫生运动发展的纲领，而“动员起来”成为达成一切后续目标的起点。

爱国卫生运动的社会动员最初从国家层面开始，由中央定了调子。第二届全国卫生会议期间，周恩来总理给参加会议的人员做了一次报告，“着重说明了卫生工作必须与群众运动相结合的道理”。在报告中，周恩来总理强调：

> 卫生工作必须与群众运动相结合，才能将成绩巩固起来并向前发展。如果卫生工作不与群众运动结合起来，卫生工作“面向工农兵”、“预防为主”、“团结中西医”的三大原则，就不可能很好地贯彻。……因此，今后的卫生工作方针应增加一条“卫生工作与群众运动相结合”的原则。
>
> ——摘自《人民日报》③

周恩来总理的报告获得了会议代表的一致赞同，人们通过前后对比认

---

① 《进一步开展爱国卫生运动，粉碎美国细菌战》，载《人民日报》，1953 年 2 月 25 日。

② 《中央人民政府政务院关于 1953 年继续开展爱国卫生运动的指示》，载《人民日报》，1953 年 1 月 4 日。

③ 《周总理指示卫生工作要与群众运动相结合》，载《人民日报》，1953 年 1 月 4 日。

识到，爱国卫生运动巨大成就的取得“就是我们发动广大群众推行卫生工作的结果，如果我们不发动广大群众，如此程度的改进绝不是短短一年时间所能实现的。”[①] 经过讨论，会议采纳了周恩来总理的建议，并将其“作为今后全国卫生工作努力的方向”。[②] 这一转变，为爱国卫生运动在下一阶段工作中开展广泛社会动员，确定了基调和方向。

二、组织与规范：社会动员的策略与目的

对于一场群众运动来说，往往含有双重目的：其一是“针对一个特定的政治和社会问题的解决”，其二是“动员群众资源”。[③] 爱国卫生运动也不例外。

从宣传动员、组织动员、价值动员等多个层面，爱国卫生运动在全国范围内展开了一场全方位的动员实践，动员的触角遍及城市、乡村的各个角落，并利用遍布全国各地的各级爱国卫生运动组织架构，构建出一张立体、繁密的动员网络。爱国卫生运动的社会动员，实际上完成了一项“组织群众资源、规范群众行为”的任务，将散在、广泛的“群众参与／社会参与”有效地组织起来、并纳入国家的制度框架，最大限度地达成“群众参与／社会参与”的组织化、规范化和制度化。

事实上，爱国卫生运动的组织者并非一开始就自觉地意识到了社会动员的重要意义，而是经历了一段从自发到自觉、逐步摸索的过程。北京市爱国卫生运动委员会在总结1952年的爱国卫生工作时，认识到在过去的一年中，爱国卫生运动与群众运动在组织发动层面上的差距，而这种差距主要来自于宣传教育的不足：“宣传教育工作是推动运动开展的基本关键之一，在运动初期，由于对宣传方针领会不够，宣教工作曾一度落后于群众行动，但随即得到纠正。”[④] 而普通群众对爱国卫生运动与群众运动之间的关系，起初的了解也是欠缺的。第二届全国卫生会议中央提出卫生工作要与群众运动相结合，人们才开始普遍总结爱国卫生运动与群众运动之间的关系：

---

① 《社论：卫生工作必须与群众运动相结合》，载《人民日报》，1953年1月4日。

② 《第二届全国卫生会议闭幕：贺诚副部长提出今年继续开展爱国卫生运动的方针与任务》，载《人民日报》，1953年1月4日。

③ 詹姆斯·R·汤森、布兰特利·沃马克（著），顾速、董方（译）：《中国政治》，江苏人民出版社，1996年，第102页。

④ 《北京市爱国卫生运动委员会关于一九五二年爱国卫生运动的各项总结》，北京市档案馆002－004－00111，1952年9月。

> 到会代表详尽地研究了各地模范单位和模范人物的事迹及其经验……，例如：北京市由于发动了群众开展爱国卫生运动，铲除了解放以前遗留下来的大量垃圾，把满蓄臭水的龙须沟修成下水道……，中国人民志愿军某军二连由于发动了全连指战员，共捕杀老鼠八万五千四百八十三只……，陕西省长安县尚村由于发动了群众开展爱国卫生运动，使全村一九五二年比一九五一年增加肥料三分之一……，这些经验说明：一九五二年爱国卫生运动之巨大成绩，主要是由于依靠了群众而获得的。
>
> ——摘自《人民日报》①

进入1953年，爱国卫生运动与群众运动的结合成为一种自觉的行动。积极的社会动员成为开展爱国卫生运动的先导和重要内容，各种不同侧重、不同特征的动员策略和手段被纷纷使用。总体而言，爱国卫生运动中的社会动员可以分为几个不同的层面，其中“宣传动员”、“组织动员”和“价值动员”是三种最主要的机制。新旧对比、典型示范是宣传动员中最常用的策略；组织调控和主体培育是组织动员的手法；而诉求认同和奖惩激励则是价值动员的有效手段。

1. 新旧对比

在各种动员策略中，“新旧对比”是最常用、也是最容易生效的策略之一。社会动员中的“新旧对比”策略有多种形式，有的诉诸理性，有的诉诸情感。当年的卫生部副部长贺诚在总结爱国卫生运动的实施经验时，认为在农村中开展爱国卫生运动的首要经验就是运用“新旧对比”，通过“开诉苦会，诉说在旧社会无法讲卫生的痛苦”，② 使群众在情感上被调动，产生情感上的共鸣，体会到开展卫生运动的好处和甜头，从而达成群众个人诉求与国家诉求的协调。在现实操作中，“新旧对比”策略的运用也是随处可见。

1954年国庆前夕，北京市副市长吴晗就建国以来北京的爱国卫生运动开展情况，做了一次题为《伟大的爱国卫生运动在北京——关于北京市开展爱国卫生运动的主要成就和初步体验》的动员报告，对北京的爱国卫生运动发展做了继往开来式的总结和动员。在报告中，大量“新旧对比”的运用是其显著的特点之一。报告一开始，吴晗就讲了一个“二龙路”的

---

① 《第二届全国卫生会议闭幕》，载《人民日报》，1953年1月4日。

② 《为继续开展爱国卫生运动而斗争：卫生部副部长贺诚在第二届全国卫生会议上的报告（摘要）》，载《人民日报》，1953年1月4日。

故事：

西城有一条马路，叫做“二龙路”。在日本统治时期，这条路原来叫做“二龙坑”，和南城的“龙须沟”一样的有名，到处都是坑坑洼洼的，地势又低，下了雨，四周的雨水就都流到这儿，水浸到屋里有半人高；路旁有一条明沟，人们都往里面扔死猫、死耗子，倒屎、倒尿，真是臭气冲天。到了夏天，蚊子咬得你混身红肿，苍蝇叫唤闹得你头晕脑涨。到了冬天，因为没有下水道，人们就往街上泼脏水，结果路上结了一层冰，谁要不留神就滑你一跤，弄得衣裳又脏又臭。

国民党反动派来了，他们下了个“大决心”，把“二龙坑”改名叫“二龙路”，口口声声要人讲卫生，收捐加税，却看不见修马路的人影。原来收来的钱都入了他们的腰包，修路只不过是骗人的鬼话而已。不久以后，从四处拉来了垃圾，堆得山似的有一丈多高，沟也更深了。人们自动的管它叫“二龙山”，下雨天就叫成了“二龙河”。

直到解放后，才真正被叫做“二龙路”了。

——摘自《伟大的爱国卫生运动在北京》①

这段故事中，至少蕴涵着两个对比。一个是新旧卫生状况的对比。通过对二龙路原先恶劣的卫生环境的回忆，勾勒出一幅“旧卫生”的图景，与民众脑海中原有的对旧卫生状况的记忆产生共鸣；然后通过对如今二龙路焕然一新的“新卫生”状况的描述，形成强烈的感观反差。另一个是新旧社会的对比。“旧社会”只有口号、没有行动，“收捐加税，却看不见修马路的人影……收来的钱都入了他们的腰包，修路只不过是骗人的鬼话”；“新社会”说到做到，“由市人民政府把这条路修成了柏油马路，安装了下水道，盖上了楼房”。通过对新旧社会显著差别的对比，激起情感的振荡，将对群众的动员从“感观认知”的层面引领到“情感”的高度。

类似的新旧对比，在报告中频繁出现，并逐渐实现从“以新旧卫生状况对比”为主向“以新旧社会对比”为主的过渡，将对比的结论引向社会主义制度优越性这一“新旧制度对比”的宏大主题。通过群众对社会主义制度优越性的认同，实现在“价值”层面上的认识提升，进入最高层次。一个典型的例子是有关北京市东城一条胡同里发生的“怪事”：

① 吴晗：《伟大的爱国卫生运动在北京——关于北京市开展爱国卫生运动的主要成就和初步体验》，北京市档案馆 002-010-00229《吴副市长关于爱国卫生运动报告的录音》，1954 年。

东城有一条胡同，柏油马路只从东口铺到胡同中间的一家大红门门口，西边一段就不铺了，还是土路。人们也许会感到奇怪，为什么只铺半截就不铺了呢？道理说起来很简单，因为住在这里的国民党的这位大官，汽车每天进出只走东半段，西半段对他来说是没有什么用处的，所以不铺了。……所有这些，使住在城里的人们都深刻的懂得了这是统治阶级残酷压迫的一种尖锐表现。

解放以来，市人民政府贯彻执行了城市建设事业首先要为劳动人民服务的正确方针，在卫生建设事业上，做了很多的工作。……短短的五年中，能够作出这样的成绩，这是一些资本主义国家根本办不到、也想不到的事情。通过爱国卫生运动，又一次雄辩地证明了：我们伟大祖国的人民民主制度具有无比的优越性。

——摘自《伟大的爱国卫生运动在北京》[①]

从“感观认知层面”到“情感层面”再到“价值层面”，实现了动员层次的递进和提升，而每一层次又是通过新旧对比的策略得以实现。同时，动员实现的难度也在增加。感观认知层面的动员最容易达成，但最不稳固；情感动员次之；价值动员最难形成，但形成之后往往具有较强的外力抵抗作用，表现得较为持久。事实上，在大多数情况下，依靠单纯的新旧对比策略所实现的社会动员往往停留在较低的感观认知和情感认知层次，持久性差、较易流失，需要通过多种动员策略的共同配合，予以强化和巩固。

2. 典型示范

“典型示范”是社会动员过程中另一种常用的策略，在爱国卫生运动中被广泛使用。黑龙江省捕鼠小英雄、16 岁的捕鼠能手刘俊英的模范形象就是一个极好的例子。此外，各地的爱国卫生运动还通过树立本地典型、身边典型的做法，增强模范与群众之间的心理亲和力。北京市宣武区仁祥和尚采用灯光捕蚊法，一夜灭蚊万余；[②] 中国人民解放军北京公安总队某连战士积极动员，一年之内捕鼠七千六百余只[③]…… 一个典型就是一个标竿，众多典型模范的树立构建出一张鲜明的行动坐标系，每个群众个体在这张行

① 吴晗：《伟大的爱国卫生运动在北京——关于北京市开展爱国卫生运动的主要成就和初步体验》，北京市档案馆 002-010-00229《吴副市长关于爱国卫生运动报告的录音》，1954 年。

② 《北京市爱国卫生运动委员会关于一九五二年爱国卫生运动的各项总结》，北京市档案馆 002-004-00111，1952 年 9 月。

③ 《吴副市长关于爱国卫生运动报告的录音》，北京市档案馆 002-010-00229，1954 年。

动坐标系中都被赋予了一个具体的坐标位置，并被标出了与他人之间（特别是与模范之间）的差距。从而，行动被量化成可以丈量的距离，追赶有了时间表。

“典型示范”不仅限于个体的人，也可以是群体，或者是经验、做法，甚至是地域空间。爱国卫生运动中，北京的龙须沟、南京的五老村等都是著名的卫生改造典型。在爱国卫生运动中，规模最大、影响最广的典型树立行动无疑是一年一度的卫生模范评选。卫生模范有个人的、也有单位的，有国家级的、也有地方各级的。1952 年度的全国爱国卫生模范包括模范单位 91 个，模范工作者 62 人。其中模范单位的设置又分为 11 种类型：大城市、中等城市、小城市（县）、区镇、街巷、乡村、铁路列车、工厂、机关、学校、部队。[①] 这样的细致划分，使得行动坐标系的构建更加微观、更加具体，使群众在坐标系中的定位也更加准确、更加精细。通过这种树立典型模范、构建行动坐标系的方式，尽可能多的群众被纳入集体行动之中，使爱国卫生运动向着群众运动的方向演变。

3. 组织调控

“组织调控”在社会动员过程中的作用非常显著。“组织调控”按其调控机制的不同可分为权力调控和制度调控两种形式，在爱国卫生运动的广泛社会动员中，权力调控的特征性表现形式为“领导挂帅”，制度调控的表现形式则分为“构建组织网络”和“检查汇报”两种。领导挂帅是爱国卫生运动进行社会动员的有效手段，在各地的爱国卫生运动经验总结报告中，领导挂帅几乎是必备的一条，而且往往占据重要的位置：

> 北京市的爱国卫生运动，几年来是统一由市级各有关负责同志组成市爱国卫生运动委员会来实现领导的。……1952 年经市各界人民代表会议决议，将爱国卫生运动列为当时全市的三项中心工作之一。领导上这样有力的号召，立即得到了广大人民群众的热烈拥护，形成了强大的物质力量。
>
> ——摘自《伟大的爱国卫生运动在北京》[②]

> 防治冬季疾病运动的经验，应当是：（1）党委挂帅、统一领导、统一布署，抓思想、抓宣传、抓措施、抓检查、抓汇报、抓评比。（2）建立领

① 《一九五二年度爱国卫生运动全国卫生模范名单》，载《人民日报》，1953 年 1 月 4 日。

② 吴晗：《伟大的爱国卫生运动在北京——关于北京市开展爱国卫生运动的主要成就和初步体验》，北京市档案馆 002-010-00229《吴副市长关于爱国卫生运动报告的录音》，1954 年。

导核心，层层确定专人负责……并明确应由领导亲自挂帅。(3) ……

——摘自《北京市东城区防治冬季疾病运动的行动计划》[①]

领导挂帅一个最大的好处，是能够尽可能广泛地协调各种社会资源，实现多种社会资源的重新整合。而对于一项群众运动来说，多种社会资源的共同使用是一个基本的特征和要求，也是判断一项行动是否成其为群众运动的一个重要指标。在最初的爱国卫生运动开展过程中，这种协调多种社会资源和社会力量共同参与的做法并未受到普遍重视。

1952年秋，北京举行秋季防疫运动，要求在三个月的时间内实现“种痘30万人”、“注射白喉类毒素15万人”、“注射百日咳疫苗4万人”，可谓任务繁重。然而在防疫运动的实施办法中，仍然单纯地以卫生行政部门作为各项工作的领导者和组织者，其他行政机构（如机关、团体）只是作为“密切联系”的部门，处于边缘地带。如，在“实施办法”中规定：“由公共卫生局向各区卫生所布置工作，以各区卫生所为中心，以防疫组为基础，发动医务工作者及卫生、保健人员等，并与区内有关机关、团体密切联系推动工作。”[②]这样做的结果是，对于一般民众而言，“爱国卫生运动仍然很容易被理解为一种较为纯粹的医疗活动，而不是一场社会运动。”[③]

但在同期，也有一些以多种社会资源的“协调动员、共同配合”为特点的尝试。1952年7月，为配合刚刚兴起不久的爱国卫生运动的开展、“普及卫生知识”、“提高群众对美帝国主义细菌战的认识”，人民出版社、人民美术出版社相继出版了一批有关卫生防疫的小册子、卫生挂图和宣传画。其中包括小册子5种、卫生挂图11种、宣传画11种。出版物有了，如何将这些出版物推销出去，成为一件令人头疼的事。按照当时的图书发行体制，出版物一律经由新华书店发行，各地新华书店承担着推销、普及这些卫生防疫出版物的重任。据当年新华书店华北总分店的统计，该区第三季度发行任务总数初步估计就多达127万5千册（张）。[④] 如此繁重的任务要求，依靠新华书店的力量显然很难完成。

---

① 《北京市东城区1958年防治冬季疾病运动的行动计划（草案）》，载《市卫生局、防疫站、区防病办有关麻疹防病通知计划、总结、报告》，北京东城区档案馆70-1-004，1958年。

② 《1952年秋季防疫计划及实施办法》，载《关于卫生防疫工作的指示办法》，北京东城区档案馆11-10-001，1952年。

③ 杨念群：《再造“病人”：中西医冲突下的空间政治（1832～1985）》，中国人民大学出版社，2006年3月。

④ 《北京市防疫委员会请协助新华书店推销有关防疫卫生出版物的函、计划》，北京市档案馆008-002-00446，1952年。

为了帮助新华书店完成发行任务，各地纷纷由刚刚成立的“卫生防疫委员会”以行政公文的形式，协调各相关部门共同参与出版物的发行工作。特别是动员各地工商联合会“发动各行业（包括电影院、戏团、各种娱乐场所）工商户购买”；动员各地文教行政部门“协助发动（辖区内所属）中、小学校及郊区民校、夜校等单位积极购买，并向群众宣传，协助推销”，动员各机关、团体、工厂、学校、部队购买。与此同时，各地“卫生防疫委员会”自身也积极参与发行，“由各区会（卫生防疫委员会）指示各分会、协同派出所，组织街道卫生小组和积极分子按户宣传推销。”① 从而，最大可能地动员各种社会资源参与这次卫生防疫出版物的发行工作。很显然，这种做法在当时仍然具有“救急”的性质，尚且没有成为一种主动、自觉的行为。

1953年之后，类似的情形在爱国卫生运动中变得逐渐普遍。卫生行政部门不再担纲“独角戏”，而是由多个行政机构共同参与，实现“各有关部门——卫生部门、文教宣传部门、公安部门、交通运输部门、工业部门、农业部门、水利部门、以及各种群众团体”② 的共同配合。1955年北京市组织夏秋季爱国卫生运动，在运动方案中特别强调了对“各部门共同参与卫生运动”加以协调，并规定：“各区人民委员会一定要有副区长一人负责领导卫生运动，并抽调区级防疫、妇幼、医疗等卫生部门的干部（二十人左右）组成工作组，在区卫生运动委员会的领导下执行全区的卫生工作。每一个街道办事处必须指定一位干部，每一个居民委员会至少应指定一两个居民委员专门负责经常的卫生工作。”③ 这一转变最大可能地实现了各部门资源的动员和参与，使爱国卫生运动摆脱了单纯的“卫生防疫活动”的局限而转变为一场“群众运动”。

爱国卫生运动组织网络的构建在社会动员中发挥了重要的作用。位于组织网络顶端的是中央爱国卫生运动委员会，前身是成立于1952年3月14日的中央防疫委员会，周恩来总理担任主任。3月19日，中央防疫委员会在全国发起爱国卫生运动。第二届全国卫生会议之后，中央防疫委员会更名为中央爱国卫生运动委员会，由中央人民政府政务院直接领导。各地各级的爱国卫生运动委员会也在同一时期建立，“由各级人民政府负责，首长

① 《北京市防疫委员会请协助新华书店推销有关防疫卫生出版物的函、计划》，北京市档案馆008-002-00446，1952年。

② 《为继续开展爱国卫生运动而斗争：卫生部副部长贺诚在第二届全国卫生会议上的报告（摘要）》，载《人民日报》，1953年1月4日。

③ 《北京市人民委员会关于加强夏秋季爱国卫生运动工作的指示（草案）1955年》，载《北京档案史料》，2003年第2期。

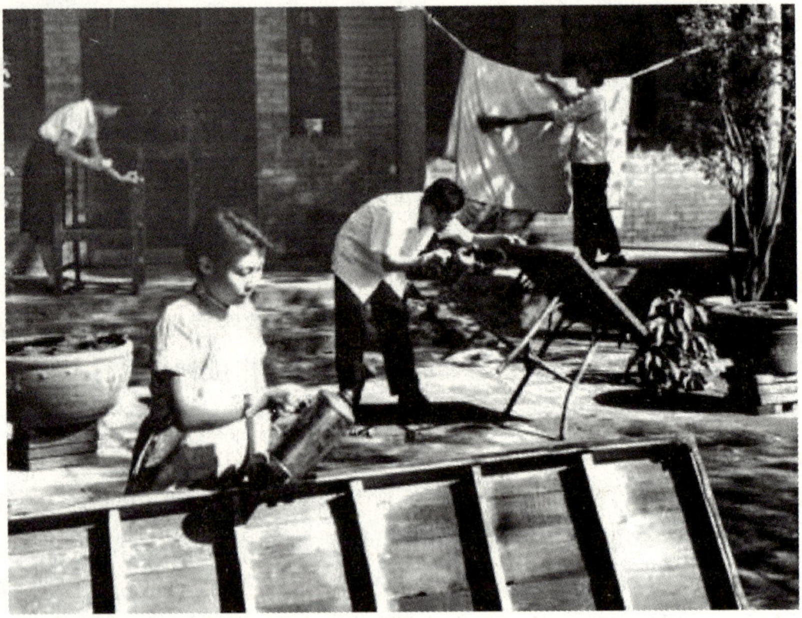

图 27：20 世纪 50 年代北京市居民喷药及开水烫灭臭虫
（北京市地方志编纂委员会提供）

任主任委员，所属各有关部门负责人及当地工、青、妇团体负责人担任委员组成。”① 1954 年 2 月，爱国卫生运动委员会的组织网络进行过一次调整，“各级爱卫会的工作，统归各级人民政府领导。爱卫会设办公室，省、市、县不设专人，由同级卫生部门兼管。”② 1961 年 7 月，中央爱国卫生运动委员会正式并入卫生部。经过一系列的组织构建，一个从中央到地方的爱国卫生运动组织网络建立起来。每一个具体的爱国卫生运动计划都通过这一组织网络由中央向地方传达，并通过同一组织网络由地方向中央汇总。繁密的组织网络构建，为广泛的社会动员提供了组织上的条件和可能性。

此外，检查汇报也是重要的组织调控形式。在第二届全国卫生会议上，“重视卫生工作的检查”被作为一项重要的经验推广，并被要求在今后的爱国卫生运动中进一步继承：

凡是爱国卫生运动开展得好的地区和单位，其成绩都是与反复深入检查分不开的。在市县级以上的卫生委员会里设专门负责检查的机构，并临

① 《中央人民政府政务院关于 1953 年继续开展爱国卫生运动的指示》，载《人民日报》，1953 年 1 月 4 日。

② 《当代中国卫生事业大事记》（1949 年～1990 年），人民卫生出版社，1993 年 6 月。

时组织检查队，定期检查，总结经验，这种做法今后仍应继续采用。

——摘自《人民日报》[1]

北京市的爱国卫生运动在最初开展的半年时间内，共组织了八次全市性的大规模检查和众多的小型卫生检查，坚持“普遍检查与重点抽查相结合”，“自我检查与相互检查相结合”，“突击检查与经常检查相结合”。[2] 在每次的检查中都结合当时的工作重点发现问题、纠正问题、解决问题。检查的原则也颇为细致，要求做到“四到”，即：眼到（观察周详）、手到（实际下手检查）、口到（检查结合宣传教育）、腿到（不厌其烦多跑路多检查）。[3]

与“检查”同时发挥作用的，还有“汇报”。汇报制度在爱国卫生运动初期就已经广泛实行。1952 年北京市卫生局制定《北京市防治流行性感冒实施办法》，规定：“各区卫生所、院、站于工作布置后，首先对工作初步开展情况书面汇报一次，最初并以电话逐日汇报流行情况（以学校、工厂、幼儿园、托儿所等发病情况为重点）；每周并将发病人数、免费治疗人数、死亡人数等列表汇报，每月终并将防治经验等写于月总结内。”[4] 进入 1953 年，北京市爱国卫生运动委员会又创设了“三日情况汇报”制度，要求全市各区的爱国卫生运动委员会每三日向市爱国卫生运动委员会做一次书面汇报。并且在此基础上基本做到：三日一小报、一周一中报、一月一大报，形成制度。这一做法使得北京市爱国卫生运动的组织者能够及时掌握全市爱国卫生运动的发展动态，及时控制运动的发展走向，并为广泛地开展社会动员创造条件。但是，由于汇报过于频繁，导致内容往往缺乏新意，一些“鸡毛蒜皮”的小事成为汇报内容的主体：

市民组：……玉石胡同有个二周岁的小孩田少元，妈妈给他馒头不吃，要洗了手再吃；……笔管胡同 9 号李老头经常不洗脚，经过宣传洗脚了；……李老太太不拆洗棉衣，现在开始拆洗棉衣了。

行业组：……东来顺进行了大扫除，有防蝇设备，食具消毒，但工人

---

① 《为继续开展爱国卫生运动而斗争：卫生部副部长贺诚在第二届全国卫生会议上的报告（摘要）》，载《人民日报》，1953 年 1 月 4 日。

② 《北京市爱国卫生运动委员会关于一九五二年爱国卫生运动的各项总结》，北京市档案馆 002-004-00111，1952 年 9 月。

③ 《北京市卫生局关于防疫工作的通知及办法》，北京市档案馆 180-004-00053，1952 年 6 月。

④ 《北京市防治流行性感冒实施办法（1952 年）》，载《北京档案史料》，2003 年第 2 期。

们强调天热，有赤背的；……祥春茂的厨房在屋里，消毒锅在门外；……复兴号刷白了楼梯，没有什么作用。

——摘自《（北京市）东单区爱国卫生运动委员会三日情况汇报》[①]

4. 奖惩激励

以奖优罚劣为特征的各种激励机制几乎是所有类型的动员行为中常用不衰的法宝。奖惩的目的不在于对行为重复能力的简单刺激，而在于通过奖与惩的极端手段构建人们对于“荣誉”、“耻辱”、以及与两者相对应的“行为表现”之间的刻板印象，并使之内化为精神和信仰的一部分，从而实现从物质到精神、从行动到价值的自觉约束。在“奖励”与“惩罚”之间，“惩罚”往往被认为具有更强的价值规范和价值动员的作用。通常情况下，“惩罚并不是作用到人的肉体后便嘎然而止，它还通过监视和强制的方法塑造人的灵魂，由此演变成一种通过惩罚肉体而实现精神约束的方式。”[②] 按照理性主义的解释，公众在价值动员的过程中，可能会“为了避免受到权威的惩罚，与其拒绝不如按照动员意图形成认同”，因此“惩罚”有时也被认为是一种“治理社会的重要手段”。[③]

爱国卫生运动中的奖励手段主要形式为口头表扬、登报表扬、奖状、奖章、大红花、评选模范、以及少量的物质奖励等；惩罚手段的主要形式为点名批评、大会批评、内部通报批评、公开登报批评、自我检讨等。1952 年 10 月，北京市开展“捕鼠运动月”活动，北京东单区 15 个区属单位全部参加了捕鼠。在捕鼠月的最后一周，10 个单位已经完成了“捕鼠一人一只”的任务，另有 5 个单位还没有完成。东单区人民政府以政府公报的形式对此专门予以通报，对已经完成任务的单位进行表扬，对尚未完成任务的公开点名批评，并将捕鼠不力的单位按照从多到少的顺序排列，把各家单位的捕鼠数字完全公开，不留任何情面。[④] 在总结建国五年来北京市爱国卫生运动的经验时，“批评与表扬相结合”被作为一条重要的成功经验而提出：“在运动中我们曾在干部大会、报纸和内部通报上，表扬和奖励了一

---

① 《东单区爱国卫生运动委员会三日情况汇报》，《（北京市）东单区爱国卫生运动委员会 1953 年关于卫生工作的简报及周报》，北京东城区档案馆 11－10－017，1953 年。

② 张凤阳等：《政治哲学关键词》之＜规训＞，凤凰出版传媒集团、江苏人民出版社，2006 年7月。

③ 张凤阳等：《政治哲学关键词》之＜政治动员＞，凤凰出版传媒集团、江苏人民出版社，2006 年 7 月。

④ 《东单区人民政府关于区属各单位捕鼠情况的通报》，《市人民政府及区人民政府卫生工作检查通报》，北京东城区档案馆 11－10－007，1952 年。

批好的单位和个人，同时也批评了、以至于处分了一部分坏的单位。批评与表扬相结合……是推动运动进展的重要动力。”①

北京市在爱国卫生运动中专门制定了《奖惩实施办法》，通过奖惩的手段实现对民众的激励。其中，适合奖励的情形有四种：（1）发挥模范带头作用有显著成绩者；（2）真正做到无蛆、无孑孓者；（3）积极钻研、创造、提出先进的、行之有效的工作方法、经验和建议者；（4）其他具有显著成绩者。适合惩处的情形有两种：（1）对爱国卫生运动敷衍塞责或拒不办理，致本单位或地区内卫生情况恶劣，孳生蛆或孑孓的情况严重，蚊蝇很多，屡经教育仍不改进者；（2）由于本单位或地区的卫生状况恶劣，致使传染病大量发生，严重地影响人民的身体健康者。② 显然，奖励的情形同时针对单位、组织者和普通个人；而惩处的情形则主要关注单位和组织者，普通个人不是惩处的主要关注点。同时，《办法》对具体的奖惩措施也做出了详细的规定，使“奖惩”成为一种具有实际操作意义的社会动员手段：

奖励办法：

1. 单位（包括厂矿、工地、机关、团体、学校、公私营企业等）：（1）通报或大会表扬；（2）奖状；（3）奖旗；（4）奖品（卫生用具）。

2. 个人：（1）通报、黑板报或群众会上表扬；（2）奖状或奖信；（3）奖章；（4）奖品（卫生用具）；（5）记功（干部）。

惩处办法：

1. 厂矿、工地、机关、团体、学校、公营企业等：（1）口头警告，限期整改；（2）书面警告单位负责人，同时通知其直属上级领导机关督促改正；（3）通报或登报批评；（4）对单位负责人给以行政处分。

2. 私营饮食业及其他行业：（1）书面警告，限期改善；（2）酌予罚款；（3）登报批评；（4）停业处分。

3. 个人：除个别严重情形得单独处理外，一般应进行说服教育。

——摘自《北京市爱国卫生运动奖惩实施办法》③

---

① 《吴副市长关于爱国卫生运动报告的录音》，北京市档案馆 002-010-00229，1954年。

② 《北京市爱国卫生运动奖惩实施办法》，载《北京市爱国卫生运动委员会关于一九五二年爱国卫生运动的各项总结（附录）》，北京档案馆 002-004-00111，1952年9月。

③ 同上

5. 主体培育

“主体培育”在广泛社会动员中的作用不容忽视。在一项社会动员中，动员的发起者是绝对的主体（即“当然主体”），担纲着社会动员的组织、推行和实施。如政治动员中的政党、国家；一般社会动员中的政府行政机关、社会团体、民间组织；商业推广活动中的商业机构等。而主体培育是相对于“当然主体”而言的。一项小范围的动员活动，如街道居民的募捐、商场的促销，往往只需要单一主体即能完成，动员的发起者足以担纲。但是，对于一项大规模的社会动员，如紧急情况下的战争动员、紧急疫病应对动员，以及各种需要在尽可能广泛的范围内实现民众动员的社会运动、群众运动等，单一主体往往无法完成，而需要培育新的主体共同参与。

新主体的培育分为两种情形：一种是同级主体的培育，另一种是次级主体的培育。所谓同级主体是指与动员的发起者在社会动员过程中担负同一职责、具有同一功能、承担同一权利义务、接受同一监督制衡的其他主体。同级主体与动员发起者之间的“同一性”仅限于在特定的社会动员活动中，超越这一活动范围则“同一性”消失。比如，在疫病防治和卫生普及的动员活动中，除政府卫生行政部门担纲“当然主体”之外，其他社会力量和社会组织，如各类非盈利的民间社会团体、公益组织等也可以成为与政府卫生行政部门担负同一职责（预防接种、普及卫生知识）、具有同一功能（促进民众健康水平的提升）、承担同一权利义务（挂牌设点、走家串户、组织发动、义务宣传）、接受同一监督制衡（上级政府工作检查、民众举报、舆论监督、法律法规监督）的同级主体。同级主体的存在不仅可以分担“当然主体”的动员工作任务和工作压力，而且有利于发挥同级主体自身的特点和优势，弥补“当然主体”的不足。同样以疫病防治和卫生普及的动员活动为例，政府卫生行政部门的动员优势在于其“权威性”、“可靠性”、“严肃性”，这方面是民间同级主体所欠缺的；但是，民间同级主体在动员过程中通过“诉诸情感动员”、“构建亲情网络”等“软性”方式所达成的情感认同、诉求认同，又是政府卫生行政部门的“刚性”方式所无法替代的。在社会动员中，有效地培育、调动、使用同级主体，将产生积极的作用。

在大多数情况下，社会动员的实现并不是从主体到客体的“一步式”完成，而往往需要通过多个级别、多个层次的中介，形成社会动员的多级架构。这种多级架构的存在，在大规模的社会动员中更加普遍。所谓次级主体是指在社会动员的多级架构中，处于中间层次、承担中介作用的动员主体。在社会动员中，次级主体的存在缓解了“当然主体”的动员级差，降低了动员的难度；同时，有利于社会动员的触角向更深层的民间社会延伸，使得大规模的广泛社会动员更有可能实现。

爱国卫生运动中的主体培育主要体现在次级主体的培育方面。次级主体的构成包括：工厂、学校、街道、市民防疫组织等。爱国卫生运动通过与次级主体内部运行机制和组织架构的"对接"，达成运动内容的"分级传递"和"内化"，从而实现新一层级的社会动员。北京市爱国卫生运动委员会创设的爱国卫生运动"三日情况汇报"制度，规定汇报内容必须按照"机关组"、"工厂组"、"行业组"、"市民组"等几个不同的次级领域分别阐述，[①] 体现出在爱国卫生运动中对次级主体的调动和运用。同时，在卫生运动中强调对基层组织者的调动。1955 年北京市夏秋季爱国卫生运动中，特别注重对"院卫生负责人"的发动，认为："推动各区居民的爱国卫生运动的中心环节是充分发挥'院卫生负责人'的作用，明确他们的任务，并具体帮助和指导他们如何深入地发动群众推行工作。"[②]

在各类次级主体的培育中，对市民自身作为主体的培育格外重要。市民自身以主体的身份参加爱国卫生运动，有利于更彻底地实现对"全民"的动员，使爱国卫生运动成为一场真正意义上的群众运动。1955 年，北京市爱国卫生运动委员会在全市内推行"市民防疫组干部业务学习"计划，对市民组织的代表进行卫生业务培训。培训内容涉及医学基础理论、流行病学理论和实践、以及针对各种传染病的具体防治措施，包括：麻疹、流行性感冒、猩红热、痢疾、流行性乙型脑炎、煤气中毒、食物中毒等的防治，"地段工作方式方法"、"细菌学"等。学习时间安排为每周两个下午，每个下午两小时。[③] 这一培训计划的实施，为市民以主体的身份直接参与爱国卫生运动提供了能力上的准备。市民防疫组主要由一般地段工作干部和普通市民组成，主要工作内容是卫生防疫和健康知识普及。通过类似的培训计划，无疑有利于"使一般地段工作干部初步掌握医疗预防常识，提高工作方法，更好地联系群众，进一步提高工作质量"，[④] 为实现更广泛的社会动员打下基础。

---

① 《（北京市）东单区爱国卫生运动委员会 1953 年关于卫生工作的简报及周报》，北京东城区档案馆 11-10-017，1953 年。

② 《北京市人民委员会关于加强夏秋季爱国卫生运动工作的指示（草案）1955 年》，载《北京档案史料》，2003 年第 2 期。

③ 《市民防疫组干部业务学习计划》，载《卫生科关于防治传染病的办法及宣传材料》，北京东城区档案馆 11-10-091，1955 年。

④ 同上

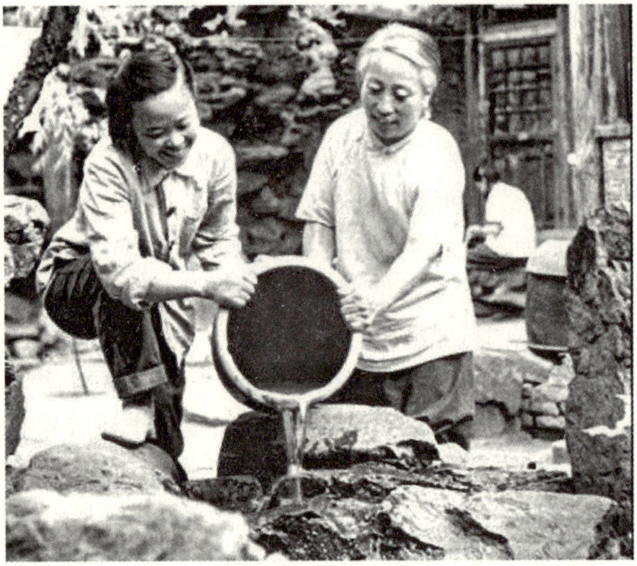

图 28：20 世纪 50 年代北京市居民翻盆倒缸消灭蚊子
（北京市地方志编纂委员会提供）

6. 诉求认同

在一般群众中进行社会动员，最困难之处是将一般群众千差万别、指向各异的利益诉求和精神信仰统一到一个能够被所有人（至少是绝大多数人）一致接受、并集体认同的特定目标上来，实现个人理性与集体理性的叠合。这一点，通常作为社会动员的一个充要条件而存在，对社会动员的成败与否发挥着决定性的作用。这一最困难之处，即是社会动员中的诉求认同过程。从本质上说，诉求认同是一个双方（或多方）利益诉求相互型塑、相互妥协的过程，是一个“求同”的过程。

爱国卫生运动从最初作为反对美帝国主义细菌战的一个有机组成部分，发展为一场独立的群众运动，面临着一个巨大的转变。在这一转变中，杨念群先生认为，在民众的“卫生”诉求与爱国卫生运动的“卫生”诉求之间建立起相关的联系，是必须首先克服的“弱点”之一：

防疫运动从单纯反对“细菌战”而转型为常规化的“爱国卫生运动”，实际上面临着一个相当艰难的转换过程……，这个转换需要庞大的社会动员机制做后盾和支撑……。要在细菌战与普遍的时疫之间建立起相关的联系，而使反“细菌战”从暂时状态转化为一种常态的社会控制行为，就必须克服两个弱点：首先要克服反“细菌战”作为一种战争状态的暂时性，其次是要使“细菌战”的超空间讹诈转化为一种日常生活中实实在在的威胁，从而使民众意识到“卫生”是日常生活中不可或缺的内容而变得重视起来。

——摘自《再造“病人”》①

实现个人利益诉求与国家利益诉求的叠合，是一件极需要技巧的事情。一般而言，个人利益诉求往往带有功利性，“实用”与否是重要的衡量指标。实用性好、能够在短期内转化为个人收益的行为往往被一般群众看好，受到欢迎；反之，实用性差、收益转化缓慢的行为往往无法获得一般群众的支持和采纳。与此相对应，国家利益诉求往往在总体上着眼于长远，见效慢、持久性好，与一般群众着眼于短近的利益诉求很难契合。而诉求认同的过程，就是需要在两者之间寻求共同点，达成默契。一般地说，在这一过程中国家利益诉求会适度地向满足个人利益诉求的方向做一定的调整和妥协，有意增加一些有利于一般群众实现其个人利益诉求的机会，从而使一般群众愿意接受国家利益诉求。当然，国家利益诉求的调整并不是没有边界的，在诉求认同过程中，个人利益诉求同样需要做出让步。“如果仅仅单独强调群众自己所理解的眼前利益的重要性，却未必与党（国家）的长远革命的根本利益相符合，如遇到这种情况就需要使用制度化的强力手段使两者保持一致。”②

在爱国卫生运动的诉求认同过程中，除了在少数情形下“使用制度化的强力手段”使得诉求认同得以强制实现之外；在大多数情形下，个人利益诉求与国家利益诉求之间的“求同”过程是通过与“当下利益”的对接得以平稳实现的。对于国家而言，所谓“当下利益”就是国家在某一特定时期内的工作中心和工作重点。1952 年，“抗美援朝、反对美帝国主义细菌战”是国家的工作中心之一；1953 年抗美援朝胜利结束，我国进入有计划的经济建设时期，开始实行发展国民经济的第一个五年计划，中央提出了党在过渡时期的总路线，③ 此时“建设社会主义”成为国家的中心工作。而对于一般群众而言，所谓“当下利益”就是对于周期性发生的疫病流行的防治，以及与日常生活生产密切相关的春耕秋收、增产增收等。两者之间

① 杨念群：《再造“病人”：中西医冲突下的空间政治（1832～1985）》，中国人民大学出版社，2006 年 3 月。

② 同上

③ 注：党在过渡时期的总路线，即：在一个相当长的时期内，逐步实现国家的社会主义工业化，并逐步实现国家对农业、对手工业和对资本主义工商业的社会主义改造。又被简称为“一化三改造”。1954 年 2 月，中共中央七届四中全会，正式批准了中央政治局提出的党在过渡时期的总路线。

存在一定的差距。在第二届全国卫生会议上，卫生部在总结全国开展爱国卫生运动的经验时，已经清醒地认识到了这一点：

一九五二年爱国卫生运动的一般性经验：

第三、必须使爱国卫生运动与生产任务及其他当前任务相结合，把爱国卫生运动看作是保证完成生产或其他当前任务的重要条件之一。强调生产忽视卫生是不对的，进行卫生工作时不照顾生产部门的具体情况也是不对的。

在农村中开展爱国卫生运动的经验：

第四、爱国卫生运动必须与农业生产结合。在洋塘乡先是领导生产和领导爱国卫生运动的同志各搞各的，结果群众反映开会太多，耽误生产；后来区里决定生产与卫生统一组织，统一计划，统一布置，统一检查，情况就大大改变了。

——摘自《人民日报》[①]

在与“当下利益”结合的同时，还要注意技巧和方法，采用逐步深入、循序渐进的方式，从群众最切身的个人利益着手，一步步向国家利益的方向引导，才能使群众最终接受。人员的选择也要循序渐进，从先进分子、模范、代表，逐步向普通群众过渡。比如当时被作为优秀经验推广的大苗山苗族自治区卫生工作队的“四步走”的做法：第一步，“先给病人治病，一面治一面宣传”；第二步，“召集干部们、妇女们、儿童团员们开会，发动大家进行清洁扫除”；第三步，等大家懂得了清洁的好处之后，“再发动大家捕老鼠、灭苍蝇、砍竹头防积水生蚊”；最后，“才动员大家挖水井、修厕所、疏通沟渠、修平道路”。[②] 显然，“治病”与群众的个人利益最密切，是群众眼前的、短近的利益诉求点，可以在短时间内迅速看到收益回报。从这个短近的利益诉求点出发，与个人利益诉求的功利指向最相符，然后在此基础上逐步深入，最终实现“挖水井、修厕所、通沟渠、修道路”等长远利益诉求。

另一种使国家利益的公益旨趣与个人利益的功利指向密切挂钩的做法，是对可能获取的收益回报加以强调。一些农村在宣传爱国卫生运动的重要性时，从讲卫生、促生产的实际好处说起，用最实在的数字说话。比如：

---

① 《为继续开展爱国卫生运动而斗争：卫生部副部长贺诚在第二届全国卫生会议上的报告（摘要）》，载《人民日报》，1953 年 1 月 4 日。

② 同上

“岗上村 1952 年原计划积肥比 1951 年增加 1150 车，开展卫生运动后，截至 1952 年 10 月份已经比 1951 年多积肥 1050 车，预计到 1952 年年底可多积肥近 2000 车”；又比如：“尚村在开展爱国卫生运动以后，积肥也增多了。全村 1952 年积人粪 1400 车，是过去没有的。1952 年平均每垧地比 1951 年多打了 2400 斤稻子”[①] 等。这些直观、具体的数字，使群众很容易地感受到参加爱国卫生运动的实际收益和好处，从而使群众的个人利益与国家利益之间建立起联系。类似这些技巧和方法，在实践中被证明是有效的。

1956 年社会主义改造基本完成之后，我国历史进入一个新的发展时期。摆在全国人民面前最基本的任务是如何逐步完善社会主义的生产关系，尽快发展生产力，为把我国建设成为一个伟大的社会主义强国而奋斗。1956 年 1 月，毛泽东主席主持起草了《1956 至 1967 年全国农业发展纲要（草案）》，对农业发展提出了更高的要求。同时，在《纲要》中提出了消灭“四害”的具体目标：“从 1956 年起，在十二年内，在一切可能的地方，基本上消灭老鼠、麻雀、苍蝇和蚊子。”[②]

《纲要》颁布后，各地掀起了除四害的热潮。1957 年 9 月，党的八届三中全会对爱国卫生运动进行讨论，进一步将爱国卫生运动在新时期的任务和目的确定为：“除四害，讲卫生，消灭疾病，人人振奋，移风易俗，改造国家”。[③] 这意味着，爱国卫生运动转入一个新的发展时期，“除四害”成为爱国卫生运动与国家社会主义建设之间新的契合点。同时，“除四害”也成为个人利益诉求与国家利益诉求在爱国卫生运动新时期中的“求同”点。

爱国＋卫生＋运动＝爱国卫生运动。从一场以“反对美帝国主义细菌战”为目的的“紧急行动”，逐步转变为一场与日常生产生活相结合的、常规性的群众运动，爱国卫生运动体现了社会动员的巨大成功。在国家的倡导和授意下，爱国卫生运动“以国家的名义”获得了良好的发展环境，成功地达成了国家诉求与社会诉求的统一。与此同时，多种社会动员策略的运用，也使得爱国卫生运动中的“群众参与 / 社会参与”被高度地组织化和制度化。从而，终于将爱国卫生运动打造成新中国建立初期一场广泛但不松散、热情但不混乱、整齐但不呆板的“全民集体舞”。

---

① 《为继续开展爱国卫生运动而斗争：卫生部副部长贺诚在第二届全国卫生会议上的报告（摘要）》，载《人民日报》，1953 年 1 月 4 日。

② 《一九五六年至一九六七年全国农业发展纲要（草案）》，《除害灭病爱国卫生运动手册》，中央爱国卫生运动办公室、中华人民共和国卫生部防疫司编，人民卫生出版社，1959 年。

③ 《建国以来重要文献选编》（第 13 册），中央文献出版社，1995 年，第 91 页。

第六章　卫生宣传画的话语建构

传播具有社会建构功能，处于具体社会环境中的传播行为，常常以特有的方式呈现着周围的社会形态、建构着社会话语。作为爱国卫生运动中一种重要的传播手段和传播载体，卫生宣传画在这方面发挥着独特的作用。

第一节　新中国建立初期的卫生宣传画

宣传画，又叫招贴画，是指以宣传鼓动、制造社会舆论和气氛为目的的绘画，一般带有醒目的、号召性的、激情的文字标题。宣传画具有很强的政治、文化内容，按其主题的不同可分为政治宣传画、电影宣传画、文化宣传画、体育宣传画、卫生宣传画等。[①] 新中国建立初期，宣传画曾经兴盛一时。其中，以反对美帝国主义细菌战、爱国卫生运动、卫生防疫等为主题的卫生宣传画构成了当时宣传画的一个重要组成部分。

一、宣传画：此处无声胜有声

我国的宣传画起源于近现代的中国革命运动。辛亥革命、五四运动和北伐战争时期，宣传画的创作都十分活跃。作品多以报刊登载、传单或墙壁画的形式出现。内容以揭露帝国主义侵略、清政府和军阀的残暴与腐败为主，还有的歌颂北伐战士的英勇。抗日战争时期是宣传画创作的又一个高峰。当时的不少画家以画笔当枪，创作了许多鼓舞士气、振奋人心的优秀作品。1938 年，由周恩来、郭沫若领导的军委政治部第三厅，团结了一批抗日画家，创作了许多抗日宣传画。[②] 老一辈画家如：古元、彦涵、黄新波等“鲁艺”师生们在这一时期创作的大量充满战斗激情的宣传画，极大的鼓舞了抗日斗志。[③]

新中国建立之后，宣传画的创作进入了一段黄金时期，涌现出一大批有影响的宣传画家和优秀的宣传画作品。如：表达新中国要争取和平的

① 《20 世纪的中国年画、连环画和宣传画》，载《20 世纪的中国·文学艺术卷》，甘肃人民出版社，2001 年。

② 同上

③ 劳汝根：《宣传画纵横谈》，载《劳汝根宣传画选》，广州岭南美术出版社，1996 年。

《我们爱和平》、反映农村发展生产的《争取更大的丰收，献给社会主义》（钱大昕）、反映人民群众热爱生活、热爱党的《社员都是向阳花》（刘秉礼）、反映人民热爱祖国的《祖国万岁》（哈琼文）、反映人民群众艰苦奋斗的《学大庆精神》（哈琼文）、《走大寨之路》（钱大昕）等，都是当时非常著名的作品。[①]

新中国建立初期的国内宣传画受到苏联宣传画的强烈影响，无论在表现形式、还是主题思想上都具有鲜明的政治性。1951 年 4 月 3 日，“苏联宣传画和讽刺画展览会”在北京举行，为国内的宣传画创作领域吹进一股“苏联风”，使这一时期国内的宣传画创作体现出激烈的战斗风格和浓郁的讽刺风格。由于宣传画具有主题鲜明、时代感强、色彩亮丽、通俗易懂等特点，同时又兼具装饰的功能，因此在群众中很受欢迎。在建国最初的五年间，仅北京一地就印出了一千一百多万份宣传画。[②] 当时，在家中张贴宣传画、用宣传画作为房屋内的色彩点缀和装饰，甚至已经成为一种时尚。

1955 年《美术》第 8 期发表了一组关于宣传画的文章，对一个时期以来的宣传画创作所取得的成绩和出现的问题，进行了总结。在《必须加强宣传画的鼓动力量》一文中明确提出：“为了把宣传画创作从现有的基础上提高一步，使其更加充分发挥它的宣传教育作用，就必须研究宣传画的鼓动作用。…… 一方面，不能把宣传画和一般的绘画绝然分开，抹煞宣传画与一般绘画的共同性；另一方面，更重要的是必须充分理解到宣传画的特殊性，那就是它的强烈的鼓动作用。”[③] 鼓动干劲、催人奋进成为新中国建立初期国内宣传画的总体风格。

宣传画的一个最大特色，是其强烈的时代感。为响应国家号召，1952 年国内掀起了反对美帝国主义细菌战和爱国卫生运动的热潮，卫生宣传画在这一时期兴起。1952 年 5～6 月间，由人民出版社、人民美术出版社相继出版了 11 种宣传卫生知识的挂图和 11 种以反对美帝国主义细菌战和爱国卫生运动为主题的宣传画，并出版了 5 种宣传小册子，包括：《彻底粉碎美帝国主义细菌战》、《防疫常识》、《农村防疫常识》、《家畜防疫常识》、《城市防疫常识》。这是国内第一次出版有关爱国卫生运动的宣传品。在 11 种宣传画中，创作者以不同的形象表现了中国人民坚决粉碎美帝国主义细菌战的

① 劳汝根：《宣传画纵横谈》，载《劳汝根宣传画选》，广州岭南美术出版社，1996 年。

② 《建国初期的宣传画整顿》，新中国美术图史网站 http：//www.cnarts.net/cweb/exhibit/show/newchina/meishu。

③ 同上

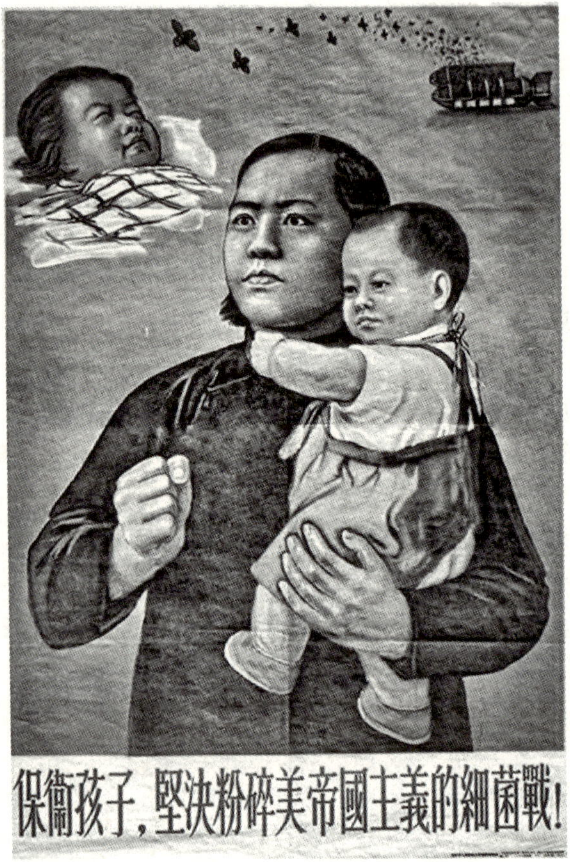

图 29：宣传画《保卫孩子，坚决粉碎美帝国主义的细菌战》（作者：张松鹤）

力量和信心。① 刘继卣创作的《响应祖国的号召，坚决消灭美国侵略者的细菌战》、张文新创作的《作好防疫卫生工作，就是粉碎美帝国主义细菌战的具体爱国行动》、沙更思创作的《打死一只苍蝇，就是消灭一个敌人》、叶善绿创作的《人人防疫，粉碎美帝国主义的细菌战》、张松鹤创作的《保卫孩子，坚决粉碎美帝国主义的细菌战》等都是当时的代表作。

普及一般卫生防疫知识的宣传画在这一时期也大量出现。1950 年 10 月由山东自然科学教育研究所编辑出版的《传染病挂图》是其中较早的作品，详尽地介绍了当时流行于我国的天花、霍乱等各种传染病的防治知识。1952 年由东北医学图书出版社编辑出版的《卫生挂图（霍乱、赤痢、伤寒）》、人民美术出版社出版的《人人种痘，预防天花》、《坚决消灭传染病

① 《介绍几种宣传卫生常识的挂图和招贴画》，载中国美术网，1952 年。

菌的毒虫》、《老鼠、跳蚤和鼠疫：怎样防止鼠疫传染》、《传病的蚊子》、《传病的苍蝇》、《传病的虱子》等[1]，都是同一类的作品。

二、卫生宣传画的话语分析

作为一场需要广泛社会动员的群众运动，爱国卫生运动的宣传是一次全方位的实践过程。在这一过程中，一切可能想到的方法都得以运用。其中，卫生宣传画是一个重要的手段。在爱国卫生运动的不同时期，不同主题的卫生宣传画伴随着卫生运动的发展演变一路走来，并以其独特的影响力成为爱国卫生运动的宣传法宝。

(一) 卫生宣传画：爱国卫生运动的宣传法宝

宣传的目的是为了说服。说服的手段除了文字、声音之外，图像也是重要的一种。图像以其形象、生动、通俗、易懂、以及强烈的色彩冲击、丰富的画面隐喻等特点，成为对普通群众、特别是文化程度不高的群众进行政治宣传、社会动员的极好手段。早在 19 世纪中叶的欧洲工人运动中，马克思就曾经大力提倡使用招贴画（即宣传画）进行革命宣传。对于招贴画在宣传中的作用，恩格斯给予了极高的评价："招贴（画）可以把每条街的拐角变为一张大报纸，过路的工人能从中得悉当天的事件和这些事件的意义，了解各种不同的观点及这些观点的反对意见。他们能在这里同时遇到不同阶级和不同见解的人，跟这些人讨论招贴的内容；简而言之，招贴对于工人来说同时既是报纸，又是俱乐部，并且这一切都是不要花费分文的。"[2] 在谈到德国画家布纳尔的一幅织工向厂主交亚麻布的画时，恩格斯说："从宣传社会主义这个角度来看，这幅画所起的作用要比一百本小册子大得多。"[3]

新中国建立初期的卫生宣传画，按照爱国卫生运动本身的发展阶段、以及主题内容的不同，可以划分为多种类型：首先是 1952～1953 年的反对美帝国主义细菌战宣传画；然后是 1954～1956 年的爱国卫生运动早期宣传画；接下来是 1957 年之后的除四害、讲卫生宣传画，这类宣传画包括"除四害"和"讲卫生"两个主题；还有一类是没有明显时间阶段的一般卫生防疫宣传画。前述三类卫生宣传画带有明显的时代符号特征，是特定时期、特定社会环境下的产物，有很强的时间阶段性；第四类一般卫生防疫宣传

---

① 刘忠民：《略谈新中国建立初期卫生防疫宣传画》，载《文献研究》，2004 年。
② 陈力丹：《精神交往论——马克思恩格斯的传播观》，开明出版社，1993 年。
③ 同上

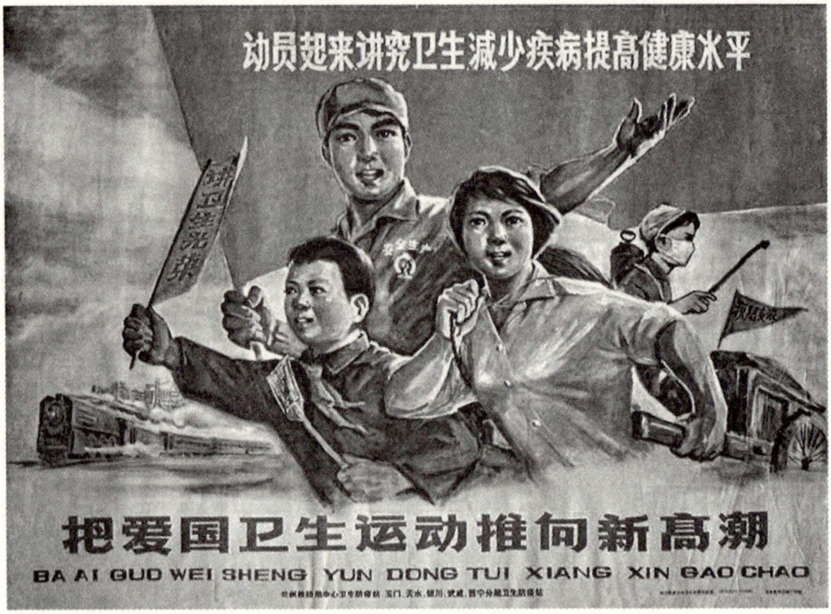
动员起来讲究卫生减少疾病提高健康水平
把爱国卫生运动推向新高潮
BA AI QUO WEI SHENG YUN DONG TUI XIANG XIN GAO CHAO
图 30：宣传画《把爱国卫生运动推向新高潮》（兰州铁路局中心卫生防疫站制）

画属于科普宣传画的范畴，其主题内容不具有时间阶段性，科普作用的发挥不受时间的限制，但是在画面形象上仍然带有一定的时代特色，这类宣传画直到今天仍然大量存在。此外，当时大量存在的、还有一些特殊主题的卫生宣传画，比如：农村合作医疗（赤脚医生）宣传画、餐厅厨房饮食卫生宣传画、计划生育宣传画、保护视力宣传画、口腔卫生宣传画等。

本节选取上述前四种类型的卫生宣传画共 40 幅，展开分析。① 其中反对美帝国主义细菌战宣传画 5 幅；爱国卫生运动早期宣传画 4 幅；除四害、讲卫生宣传画 16 幅；一般卫生防疫宣传画 15 幅。总计 40 幅宣传画中，黑白招贴画 2 幅、彩色招贴画 38 幅。分析内容包括：人物、行为、表情、着装、色彩、背景、文字、以及表现手法等。

1. 人物

人物是宣传画的主体。对人物的选择不是随意的，而是根据主题的需要。政治宣传画的人物形象通常以男性为主，文艺宣传画的人物形象通常以女性为主，以宣传社会公德为主题的宣传画则往往以少年儿童为主要人物形象。本节对卫生宣传画的人物分析设置四个变量：类别、性别/年龄组

① 注：本节分析的四类卫生宣传画为：（1）反对美帝国主义细菌战宣传画；（2）爱国卫生运动早期宣传画；（3）除四害、讲卫生宣传画；（4）一般卫生防疫宣传画。详细目录见本章附录。

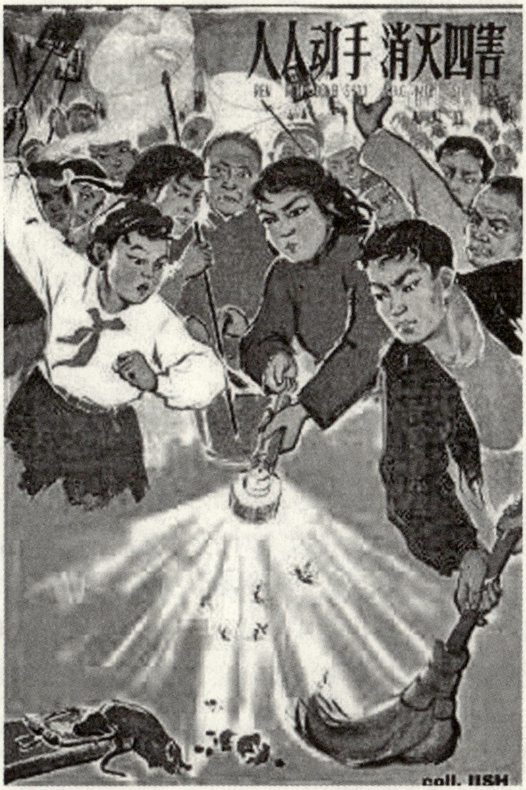

图 31：宣传画《人人动手，消灭四害》

合、职业、人数。使用“类别”一词是为了对人物（或非人物）主体进行区分。在反对美帝国主义细菌战的宣传画中，常常出现“美国鬼子”、“老鼠”、“苍蝇”等形象，“类别”变量的设置仅为对此进行区分。此外，“性别/年龄组合”变量分为成年男性、成年女性、老人、儿童；“职业”变量分为工人、农民、医生（包括科技人员）、军人、学生、教师、其他（如：家庭妇女、幼儿等）；“人数”变量分为单人、双人、群像。（见表 6.1）

从总体上看：（1）卫生宣传画人物在性别构成方面以女性和儿童的形象居多。在新中国建立初期的各类宣传画中，男性一直占据着宣传画的人物主体，特别是在政治宣传画、军事宣传画中，男性的比例更加突出。这方面，卫生宣传画是个例外。考虑到家庭妇女常常是参加卫生劳动的主体力量，因此对妇女的动员格外重要。同时，中国传统文化中，女性与清洁、卫生之间的内在关联性，也使得女性形象在卫生宣传画中占据了相当的比重。（2）人物的年龄构成方面，成年人约占 53.6%，儿童约占 44.6%。一般地，以儿童为人物主体的宣传画较多见于计划生育宣传画、文化教育宣传画、社会公德宣传画等。在卫生宣传画中突出儿童形象，其用意是为了凸显“卫生防疫人人有责”的思想，实现全民性的社会动员。（3）人物的职业分布方面，以学生和农民居多，工人不占主体。学生主体与大量少年儿童人物形象的存在有关；农民主体形象的设置则与捕鼠、灭蝇、以及环境卫生等除害灭虫的行为在实际生产生活中与农业的关系更为密切有关，通过农民形象的设置，在广大农村发挥更大的动员作用。（4）人物数量方面，以群像为绝对多数，强调爱国卫生运动的群众性特征。

从四种不同类型的卫生宣传画各自的表现特点来看（横向观察）：（1）在反对美帝国主义细菌战的宣传画中，老鼠、苍蝇等害虫、毒虫的形象成为重要的元素之一；“美国鬼子”的形象也有一定的出现比例。（2）在爱国卫生运动早期宣传画中，成年男性、成年女性、儿童三者的构成比例基本持平；职业形象上以农民多见，群体形象出现的频率较高。（3）在除四害、讲卫生宣传画中，儿童成为绝对的人物主体，特别是“儿童灭蝇”和“儿童洗手”两种形象几乎成为大多数除四害、讲卫生宣传画的必备素材。（4）在一般卫生防疫宣传画中，成年女性人物的比例明显增高，这一点与前面几种类型的卫生宣传画形成显著的差别。女性与清洁、卫生等主题之间内在的文化符号关联性，是最主要的解释。

从四种不同类型的卫生宣传画之间的对比、演变来看（纵向观察）：（1）成年男性人物形象的出现频率总体呈现降低的趋势，而成年女性和少年儿童所占的比例总体呈现上升的趋势，老年人形象在各种类型的卫生宣传画中均很少出现。（2）农民形象在各个时期的卫生宣传画中所占的比例基本类似，学生和医生的人物形象总体呈现增多的趋势。（3）人物数量方面，始终以多人、群像为主。

表 6.1：新中国建立初期卫生宣传画分析（人物）

	类别			性别/年龄组合				职业							人数		
	中国人民	美国鬼子	其他	成年男性	成年女性	儿童	老人	工人	农民	医生	学生	军人	教师	其他	单人	双人	群像
Ⅰ	5	3	4	3	3	2	0	1	1	0	1	1	0	1	1	2	2
Ⅱ	4	0	0	2	3	3	0	1	3	0	2	0	1	0	0	0	4
Ⅲ	16	0	0	2	5	13	1	1	4	0	10	0	1	4	2	2	12
Ⅳ	15	0	0	3	9	7	0	2	5	6	7	0	0	3	2	0	13
合计	40	3	4	10	20	25	1	5	13	6	20	1	2	8	5	4	31

注 1：Ⅰ、Ⅱ、Ⅲ、Ⅳ分别代表卫生宣传画的四种类型。

注 2：同一幅宣传画中有多种组成，如既有“美国鬼子”，又有“老鼠”，则重复记录。

2. 行为

行为动作是人物形象的重要组成部分，又称“肢体语言”。除了具有“表形”的作用之外，行为动作还兼具“表意”的作用，具有象征含义。比如：将右手五指张开、平放在左胸前的动作代表“忠诚”；将食指与中指伸出、其他各指收拢，做出“V”型，代表“胜利”等。本节对卫生宣传画中人物行为动作的分析设置四类情形：（1）卫生防疫行为；（2）个人卫生习惯；（3）日常生活行为；（4）斗争行为。其中，“卫生防疫行为”包括：捕鼠、灭蝇、打麻雀、喷洒农药、打预防针等；“个人卫生习惯”包括：吐痰、梳头、洗手、洗澡、饮水、清洗瓜果等；“日常生活行为”包括：睡觉、看书、体育运动等；“斗争行为”包括：持枪、握拳、质问等。（见表 6.2）

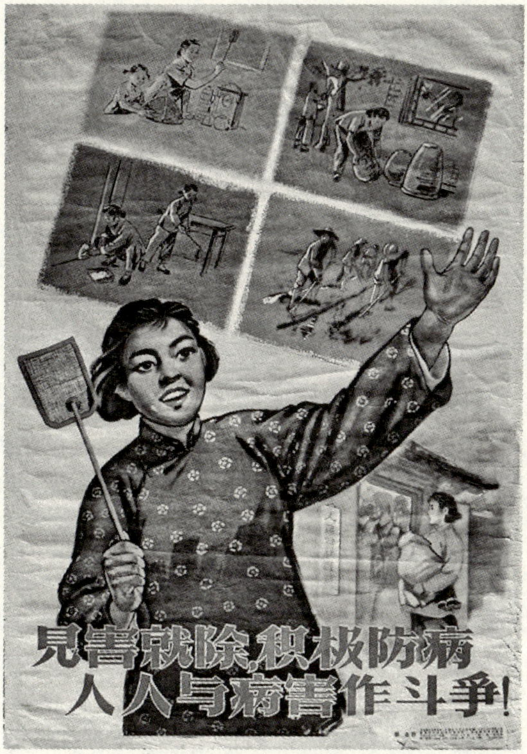

图 32：宣传画《见害就除，积极防病，人人与病害作斗争》

从总体上看：“卫生防疫行为”和“个人卫生习惯”，是卫生宣传画中人物的主要行为表现。在“卫生防疫行为”中，以“灭蝇”行为最多见；“个人卫生习惯”中，以“饭前便后要洗手”、“饮水卫生”等宣传为最多见。

从横向观察来看：在反对美帝国主义细菌战的宣传画中，“斗争行为”成为人物最主要的行为表现，同时也是唯一出现在这一时期的人物行为表现，此后的卫生宣传画中很少出现。在爱国卫生运动早期宣传画中，“卫生防疫行为”与“个人卫生习惯”在出现频率上没有明显的差异。除四害、讲卫生宣传画中，表现“个人卫生习惯”的人物行为逐渐增多。而在一般卫生防疫宣传画中，人物行为的表现则趋向多样化，各类行为最丰富，也最全面。

从纵向观察来看：不同时期，卫生宣传画人物在各种行为表现类型之间的演变关系呈现出“以斗争行为为主⟶以卫生防疫行为为主⟶以个人卫生习惯行为为主”的过渡。

表 6.2：新中国建立初期卫生宣传画分析（行为）

	卫生防疫行为	个人卫生习惯	日常生活行为	斗争行为
Ⅰ	1	0	0	4
Ⅱ	3	2	0	0
Ⅲ	5	11	0	0
Ⅳ	9	10	4	0
合计	18	23	4	4

注：同一幅宣传画（特别是群像宣传画）中有多种行为组成，则重复记录。

3. 表情

表情是人物内心世界的反映，人物表情也是一种语言，透露着人物的态度和立场。宣传画的特点是直观、明了，人物的喜、怒、哀、乐皆形于色。特别是对人物目光、眼神的描画，极能体现人物的内在思想。本节对卫生宣传画中人物表情的分析设置六种类型：振奋/愉悦、愤怒、忧郁、专注、平和/甜美、狡诈。（见表 6.3）

从总体上看：卫生宣传画人物的表情以“振奋/愉悦”为主，人物面带笑容、精神焕发，有强烈的鼓舞士气、催人上进的效果。其次，较为多见的人物面部表情分别为“平和/甜美”、“专注”、以及“愤怒”。

从横向观察来看：在反对美帝国主义细菌战的宣传画中，“愤怒”和“狡诈”是两种最主要的面部表情。在这类宣传画中，“愤怒”的人民与“狡诈”的美国鬼子形成一组鲜明的对照，蕴含浓郁的情感色彩。这与反对美帝国主义细菌战的社会动员主要“依赖于民族主义式的情感动员”① 的策略是相符的。在此后的爱国卫生运动早期宣传画、除四害讲卫生宣传画、

① 杨念群：《再造“病人”：中西医冲突下的空间政治（1832～1985）》，中国人民大学出版社，2006 年 3 月。

以及一般卫生防疫宣传画中，都以“振奋、愉悦”的人物表情为主要选择。

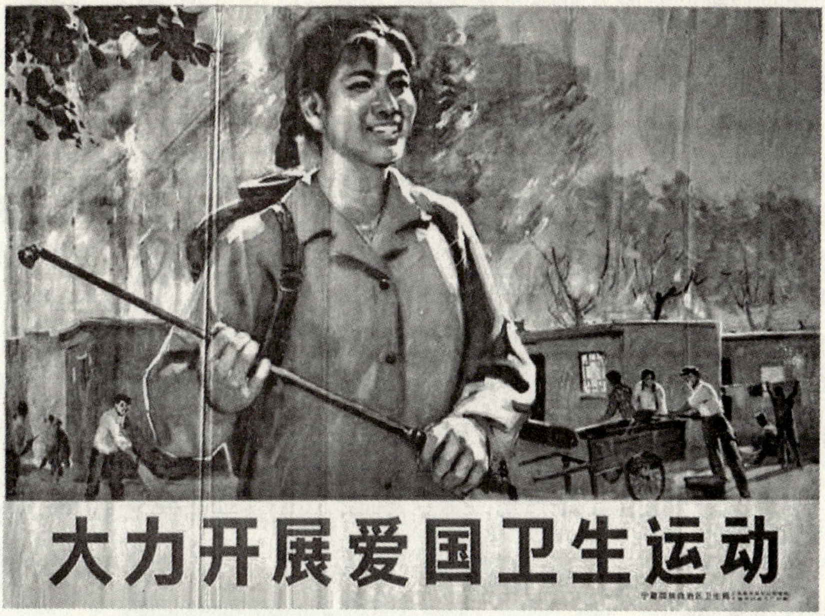

图 33：宣传画《大力开展爱国卫生运动》（宁夏回族自治区卫生局制）

从纵向观察来看：“振奋、愉悦”逐渐取代其他各类表情特征，成为卫生宣传画人物的绝对主流表情，是最明显的趋势。

表 6.3：新中国建立初期卫生宣传画分析（表情）

	振奋/愉悦	愤怒	忧郁	专注	平和/甜美	狡诈
Ⅰ	0	4	0	1	0	1
Ⅱ	3	0	0	0	2	0
Ⅲ	9	1	0	3	3	0
Ⅳ	10	0	0	2	4	0
合计	22	5	0	6	9	1

4. 色彩

宣传画的色彩有别于一般的美术画，以浓烈、鲜艳为主调，通过具有强烈对比效应的色彩铺陈，造成鲜明的视觉冲击效果，引人注目。这一特点与卫生宣传画大多张贴在公共场所有关，力求简洁明快、色彩夺目，压倒周围其他的颜色，达到“触目即以形象夺人、色彩夺人、标题夺人”[①] 的

① 林维荣、叶向阳：《论卫生美术创作的内容与形式》，《中国健康教育》。

效果。同时，色彩的运用也蕴含着文化特征，具有一定的象征意义。本节对卫生宣传画的色彩分析总体分为“人物着装色彩”和“背景色彩”两个类别，分别以“红色、黄色、蓝色、绿色、白色、黑色、灰色、杂色”作为变量设置。(见表 6.4)

从总体上看：（1）人物着装色彩以红色、蓝色、白色为主调。红色，在中国不仅具有热烈、活跃等含义，还具有强烈的政治象征意义。红色的党旗和国旗寓意为“由无数烈士的鲜血染成”。中国共产党的武装部队曾经被称为红军，军帽上配有红色五角星。美国著名记者埃德加·斯诺记述红军苏区革命斗争历史的《红星照耀中国》一书在西方世界影响广泛，西方习惯于将共产党领导下的中国称为“红色中国”。红色的运用，几乎是中国宣传画的一个基本特点，尤其在各类政治宣传画和卫生宣传画中，最为常见。蓝色和白色也曾经是改革开放前中国民众服饰的重要原色，代表着工农阶级的基本色彩。这三种主色调的运用，具有鲜明的时代特征，使宣传画呈现出显著的时代烙印。（2）背景色彩的使用较为丰富，除仍然以蓝色为主调之外，绿色、白色、黄色、红色的运用都有一定比例。但背景色中从不使用黑色。

从横向观察来看：反对美帝国主义细菌战宣传画中的人物着装色彩以白色为多，此后各种类型的卫生宣传画皆以红色、蓝色为多；一般卫生防疫宣传画的人物着装色彩最丰富，除黑色外，其他各种颜色均有出现。各种类型卫生宣传画的背景色彩分布相对较为平均。

从纵向观察来看：在人物着装色彩方面，蓝色和红色总体呈现增多的趋势，并逐步占据主流。背景色中，以绿色的增长趋势较为稳定，杂色的出现频率在后三种类型的卫生宣传画中基本持平。

表 6.4：新中国建立初期卫生宣传画分析（色彩）

	人物着装色彩								背景色彩							
	红	黄	蓝	绿	白	黑	灰	杂	红	黄	蓝	绿	白	黑	灰	杂
Ⅰ	2	0	1	2	4	0	2	0	1	2	0	0	1	0	0	0
Ⅱ	2	0	1	1	0	0	0	1	1	0	2	0	0	0	0	1
Ⅲ	12	7	8	1	3	1	0	2	3	1	5	3	2	0	1	5
Ⅳ	7	2	7	1	5	0	1	2	0	3	4	4	3	0	0	4
合计	23	9	17	5	12	1	3	5	5	6	11	7	6	0	1	10

注 1：本项分析只涉及彩色宣传画。

注 2：同一幅宣传画（特别是群像宣传画）中有多种人物色彩的，则重复记录。

注 3：每一种色彩包含不同程度的浓淡系列，例如深红、浅红、桃红等均划归红色。

5. 文字

宣传画的文字主要分为两种，一种是标题文字，另一种是画面文字。大多数宣传画都有一个标题，标题的作用在于“画龙点睛”。画面文字，是指在宣传画幅中对宣传画内容进行说明、解释、补充的文字，较多见于科普类宣传画，文字内容以简明的科普知识为主。本节对宣传画文字的分析分为“标题文字”和“画面文字”两个类别。标题文字的变量设置包括：(1) 说明性文字；(2) 一般动员性文字；(3) 情感性文字。画面文字的变量设置包括：(1) 说明性文字；(2) 一般动员性文字；(3) 科普性文字。(见表 6.5)

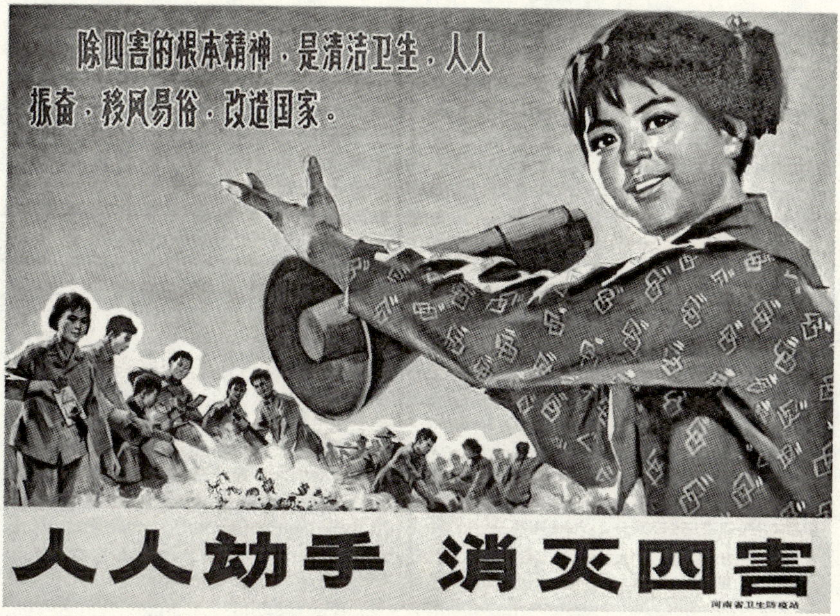

除四害的根本精神，是清洁卫生，人人振奋，移风易俗，改造国家。
人人动手 消灭四害
河南省卫生防疫站

图 34：宣传画《人人动手，消灭四害》(河南省卫生防疫站制)

从总体上看：标题文字中以“一般动员性文字”最多见，占绝对主体。如：“大力开展爱国卫生运动”、“把爱国卫生运动推向新高潮”；“见蝇就打”、“大家都来打麻雀”；“预防结核病要种卡介苗”、“预防肺痨病要矫正随地吐痰的习惯”等。画面文字中，“科普性文字”最多见。

从横向观察来看：(1) 标题文字方面，反对美帝国主义细菌战宣传画的标题文字全部为“情感性文字”，比如：“保卫孩子、坚决粉碎美帝国主义细菌战”、“美国细菌战犯逃不脱世界人民的正义制裁”等，带有强烈的斗争气息和情感动员的色彩。除四害、讲卫生宣传画和一般卫生防疫宣传画则以“一般动员性文字”为主，动员色彩较弱。这类文字逐渐成为卫生宣传画标题文字的主流。（2）画面文字方面，反对美帝国主义细菌战宣传画、爱国卫生运动早期宣传画和除四害讲卫生宣传画的画面文字中，不含科普性文字内容。而一般卫生防疫宣传画的画面文字则基本上以“科普性文字”占据主流，大多是对一些疾病知识和防疫知识的文字介绍，配以图画，浅显易懂。也有少量使用“动员性文字”的，如一幅《预防肠道传染病》的卫生防疫宣传画在画面背景上题诗一首，作为动员，显得颇有新意：

《预防为主》

预防肠道传染病，保护健康很重要。
打井管水要做到，不喝生水要记牢。
粪便垃圾无害化，三联沼气办得好。
把好病从口入关，饮食卫生经常搞。
人人动手灭苍蝇，卫生水平大提高。
无病早打预防针，有病隔离早治疗。

表 6.5：新中国建立初期卫生宣传画分析（文字）

	标题文字			画面文字		
	说明性文字	动员性文字	情感性文字	说明性文字	动员性文字	科普性文字
Ⅰ	0	0	5	1	0	0
Ⅱ	0	2	0	0	1	0
Ⅲ	0	11	0	3	3	0
Ⅳ	0	15	0	1	4	9
合计	0	28	5	5	8	9

（二）“打死一只苍蝇，就是消灭一个敌人”：隐喻与夸张的话语建构

1952 年，人民美术出版社出版了沙更思的宣传画代表作《打死一只苍蝇，就是消灭一个敌人》。画面上一名少先队员手握苍蝇拍正在灭蝇。少先队员神情专注、目光如炬，紧握苍蝇拍的姿势如同握着一柄钢枪。宣传画的左下方画着一只苍蝇，旁边写着两行大字“打死一只苍蝇，就是消灭一个敌人!”整幅宣传画充满斗争的气势，令人振奋。少先队员的形象预示着全国人民从少先队员开始已经一起动员起来，同仇敌忾。那句“打死一只苍蝇，就是消灭一个敌人”的豪言壮语已经不仅仅是画面上少先队员的心声，而是全国人民共同的心声。俨如一声斗争的号角，响亮地吹起。这幅诞生于 1952 年，以反对美帝国主义细菌战为中心思想的宣传画一经出版，即风靡全国。“打死一只苍蝇，就是消灭一个敌人”更是成为爱国卫生运动的口号。

类似的联想在当时还有许多。一些地方在开展捕鼠运动月的过程中，把老鼠称为“四只腿的敌人”，动员群众“为了粉碎美国鬼子细菌战阴谋，保卫我们和平幸福的生活，一定要有信心地每人捕一个四只腿的敌人，给美帝国主义以彻底的打击。”① 在《人民日报》记者夏详瑜对黑龙江捕鼠小英雄刘俊英的事迹报道中，有这样一段描述：

……家里的老鼠捉光了，她就带着弟妹在烈日下或是淋着雨跑到屯外几里、十几里的地方去找。一次，她的鞋子跑坏了，她就光着脚带着妹妹出去。苇草划破了她的脚，她痛得直想哭，但当她数到已捕了八十几只老鼠时，喜欢得连脚痛都忘了，笑着朝妹妹喊：“你看，我又捉到八十几个美国鬼子!”

——摘自《人民日报》②

“打死一只苍蝇，就是消灭一个敌人”、“消灭一只老鼠，就是消灭一个四只腿的敌人”、“八十几只老鼠，就是八十几个美国鬼子”……“苍蝇”与“敌人”、“老鼠”与“鬼子”之间通过隐喻的手法建立起了某种符号象征上的联系，这种联系并非诉诸现实，而是诉诸想象；并非诉诸理性，而是诉诸情感。从而，在反对美帝国主义细菌战的斗争和爱国卫生运动中构建出“细菌”与“防疫”、“卫生”与“强国”、“侵略”与“反侵略”的话语逻辑，为发动广泛的社会动员奠定了话语基础。

事实上，类似的隐喻在近代中国历史上频频出现。“东亚病夫”作为一种隐喻，形成于近代中国在西方列强的入侵之下被迫打开国门之际。对于个人而言，“东亚病夫”意指面黄肌瘦、拖着长辫子的中国人；对于国家而言，“东亚病夫”则无疑象征中国这头尚未睡醒、却已经被西方列强侵蚀得遍体鳞伤的“病狮”。这个隐喻的近代内涵是，“任何一个人的健康或‘生病’都不是一种单独的个体行为，而是与其成为一个‘国民’的身份状态和素质有关。祛除疾病、保持健康与中国能否作为一个合格的现代民族国家自立于世界这样的大命题紧紧联系在一起。”③ 康梁变法，更是直接将改变民众身体的贫病状况与“保国”、“保种”之间划上等号。这种“生病”

① 《捕鼠的重要性：捕鼠是反帝斗争的一部分》，载《关于卫生防疫工作的指示办法》，北京东城区档案馆 11－10－001，1952 年。

② 夏详瑜：《捕五千多只老鼠的小姑娘——全国甲等卫生模范刘俊英的故事》，载《人民日报》，1952 年 12 月 15 日。

③ 杨念群：《再造“病人”：中西医冲突下的空间政治（1832～1985）》，中国人民大学出版社，2006 年 3 月。

与“亡国”、“健康”与“强国”之间的隐喻关系在此后的中国革命进程中始终存在，并在不同的时期被赋予新的含义。

爱国卫生运动中，“卫生防疫”被赋予了“反对美帝国主义侵略、保卫新中国”的时代隐喻。一些地方甚至将卫生工作订为“爱国公约”的重要内容，进行定期检查。[①] 个人的卫生习惯、是否参与“灭蝇”、“捕鼠”等行为，成为与“爱国”、“卫国”等宏大旨趣密切相关的问题。而使这一密切联系得以实现的中介和桥梁，无疑就是通过大力的爱国卫生运动宣传而构建起来的“苍蝇”与“敌人”、“老鼠”与“鬼子”之间的隐喻话语。

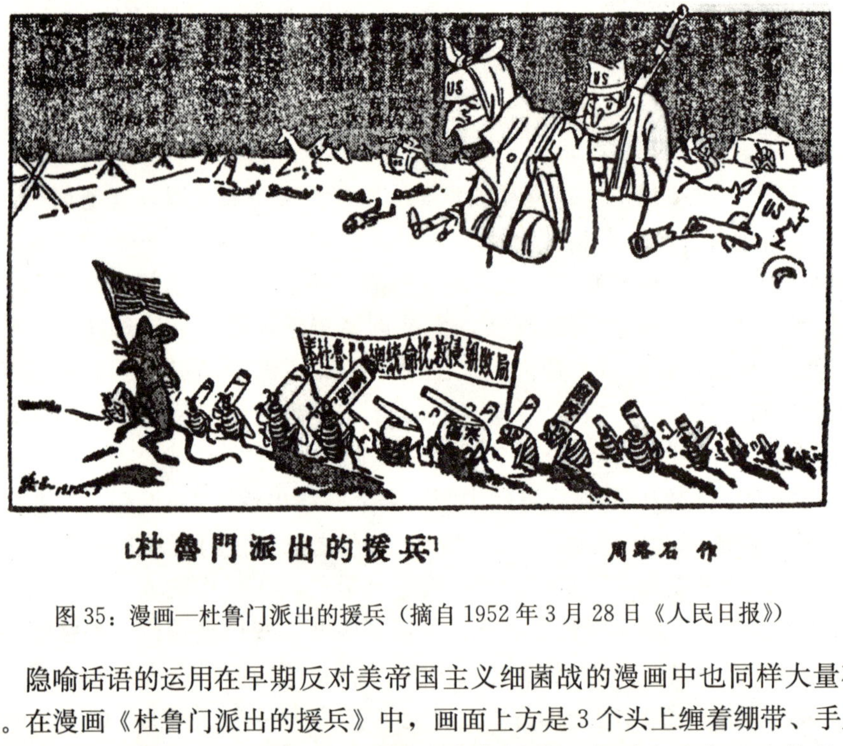

「杜鲁門派出的援兵」　　周路石 作

图 35：漫画—杜鲁门派出的援兵（摘自 1952 年 3 月 28 日《人民日报》）

隐喻话语的运用在早期反对美帝国主义细菌战的漫画中也同样大量存在。在漫画《杜鲁门派出的援兵》中，画面上方是 3 个头上缠着绷带、手上绑着石膏的美国伤兵，背景是一群倒地毙命的美国鬼子和飞机、大炮的残骸；而在画面下方则是一群排着队向前走的害虫，带头的是一只老鼠，紧随其后的是一批蟑螂。这些蟑螂背着各种装满细菌的试管和烧瓶，上面贴着“霍乱”、“鼠疫”、“伤寒”的标签，排在最前面的几只蟑螂顶着一幅条幅，上面写着“奉杜鲁门总统命，挽救朝鲜败局”。在这副画中，通过“美国伤兵”与“老鼠、蟑螂”一上一下的位置安排，一个颓败、一个狡诈的

① 《伟大的爱国卫生运动在北京——关于北京市开展爱国卫生运动的主要成就和初步体验》，北京市档案馆 002－010－00229《吴副市长关于爱国卫生运动报告的录音》，1954 年。

表情对比，清晰地传递出两者之间的隐喻关系。而另一幅名为《伪装》的漫画则表现得更加直接，一只拖着长长尾巴的大老鼠身穿美军制服，一手夹着雪茄，另一手拿着一本“细菌战情报”材料，左臂的衣袖上还嵌着写有“US”字样的臂章，正通过地下的潜望镜探视地面上的情况。在其身后尾随着无数的小苍蝇、小老鼠……正是这种在当时频频应用于宣传画与漫画中的表现手法，将“苍蝇”与“敌人”、“老鼠”与“鬼子”之间的隐喻关联固化在民众的脑海中。

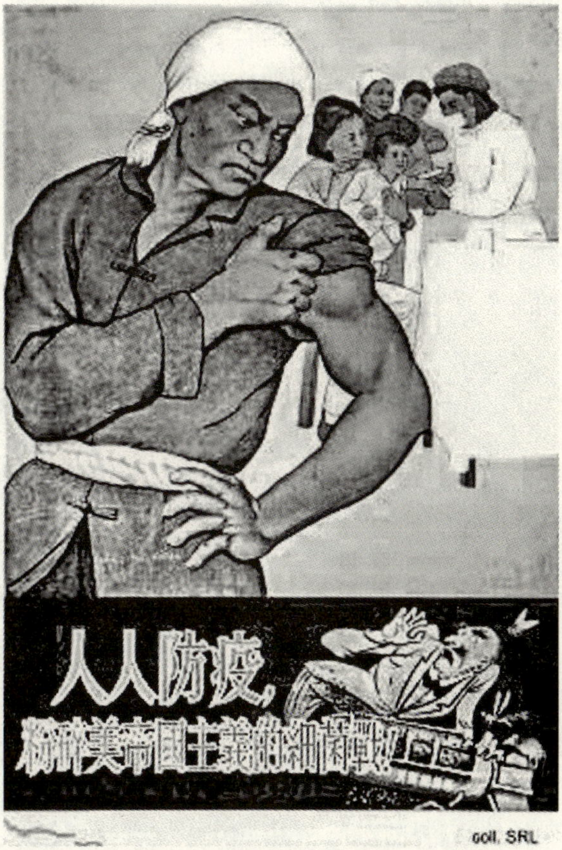

图 36：宣传画《人人防疫，粉碎美帝国主义的细菌战》（作者：叶善绿）

夸张，是新中国建立初期卫生宣传画中另一种重要的话语建构方式。特别是在早期反对美帝国主义细菌战的宣传画中，这种话语建构方式运用得十分普遍。其中，最主要的手法是通过人物形象的对比，凸显人民力量的强大和敌人的虚弱，构建“已经站起来了的中国人民不可战胜”的政治动员话语，激发人民的斗志，从而实现广泛的社会动员。《人人防疫，粉碎美帝国主义的细菌战》是 1952 年由人民美术出版社出版的国内最早一批反对美帝国主义细菌战宣传画中的一幅。画面主体是一位身材高大的农民兄弟，左手叉腰，露出强壮的臂膀。这一姿势有双重的含义，一则代表注射防疫针，另一则代表与敌人斗争。同时农民兄弟的目光满怀仇恨，注视着画面右下方一个手捧细菌弹、仓皇逃窜的美国鬼子。从形象上看，站立着的农民兄弟高大伟岸，蜷缩在一角的美国鬼子矮小猥琐；从面部表情上看，农民兄弟英勇威武，美国鬼子心虚胆怯。这样两个人物形象的对比，使整幅宣传画立意鲜明、气势逼人。另一幅题为《证据确凿不容狡赖》的漫画，更是运用了强烈的夸张手法。画面上一只强有力的“人民之手”紧紧地握住一根试管，两个身躯弯折、面部扭曲变形的美国鬼子和一堆苍蝇、老鼠在试管中垂死挣扎。在美军发动细菌战早期，美国曾经一度疯狂抵赖，不予承认；后来随着证据的增多以及美军高级将领被俘后的供词，终于证实了美军发动细菌战的卑鄙行径。这幅宣传画正是这一主题的再现。强有力的“人民之手”与扭曲变形的“美国鬼子”之间强烈的视觉反差，构建出“正义定能战胜邪恶”的浓烈的话语氛围。

第二节　卫生宣传与爱国卫生运动的沿革

宣传，是爱国卫生运动中开展广泛社会动员的重要手段。爱国卫生运动的宣传，最大的特色在于其广泛的群众性。

一、卫生宣传中的社会参与：从群众中来，到群众中去

从群众中来，到群众中去，是党的群众路线的核心内容。这一核心内容在爱国卫生运动的宣传工作中可以合理地解释为：集合群众的智慧，运用群众自己创造的宣传方式广泛宣传、发动群众，并在宣传实践中检验这一方式，使之不断完善、不断提高。爱国卫生运动是新中国建立初期发起的一场轰轰烈烈的健康传播运动。“从群众中来，到群众中去”的宣传路线，充分体现了健康传播运动的社会参与特性。其中，行业组宣传、片会、读报组、黑板报组、群众文艺等宣传方式，是这一群众路线的集中产物。

1. 行业组宣传

根据不同行业、不同领域千差万别、各有特点的现实情况，通过持续性的“主体培育”过程，不断创造新的“次级主体”，从而构建一个繁密的

多级传播网络，是爱国卫生运动宣传的基本方式。根据行业的不同，可分为工厂组、商铺组、学校组、行政机关组等。每个组并不是被动地接受、分配和执行上级布置的任务，仅仅成为一种简单的行业区分；而是主动担纲宣传、动员的主体，成为一个相对独立、运转有序的子系统。换句话说，每个组内部的宣传都自成体系，保持“自转”，同时又统一接受上级组织的导向安排，参与“公转”，形成一套既有“自转”、又有“公转”，完整、有机的运转体系。可以说，这是爱国卫生运动宣传的一大特色，也是爱国卫生运动中开展广泛社会动员的基础。

以工厂组宣传为例，大型工厂有自己的宣传机构，一般能够自行完成内部宣传；小型工厂通过组合、增大规模，形成新的集体，在新集体内部以统一的方式进行宣传。工厂卫生宣教以组织卫生演讲和卫生会议为主，企业单位利用自身的组织优势和便利，召开会议传达精神、宣传卫生知识和措施是最经济有效的手段。具体形式包括卫生演讲、卫生会议、卫生座谈会、图片宣传、卫生传单及黑板报、大字报等，其中又以卫生演讲的受益人数最多。据 1952 年北京市公共卫生局的统计，全市工厂上年共举办卫生演讲 558 次，内容涉及夏季卫生、预防大脑炎、预防胃肠传染病、孕妇卫生、麻疹的预防等，受益人数达到 35 800 多人，占各类宣传形式受益人数总和的 85%。[①] 卫生会议的主要内容包括“传达指示和讨论厂内的卫生改造问题”；卫生座谈会主要是“讨论工厂卫生检查工作及工厂卫生介绍”，由于参加人数有限，影响力远远不及卫生演讲。

除了工厂职工本人直接参与、接受卫生宣传之外，工厂组的卫生宣传还覆盖到职工的家属。如召开家属卫生会议、工厂卫生干事上门宣传督导、通过工厂子弟学校和子弟幼儿园教师组织学习、在职工生活区张贴宣传单、利用工厂内部有线广播和高音喇叭宣传等，尽可能广泛地触及工厂职工生产、生活的各个领域。

2. 片会

片会，又叫小会，是街道宣传的重要方式。每逢开小会，由居民委员会召集居民参加，内容包括宣传政策、学习卫生知识、组织居民介绍经验、相互学习等。例如，1958 年北京市“冬季防病运动”中一次居民片会的内容记录就包括：（1）由医务人员、红十字会员进行卫生宣传。（2）批判群众中的错误认识。（3）对未患过麻疹的儿童家长结合检

① 《工厂卫生工作和卫生宣教》，载《北京市公共卫生局工厂卫生工作总结》，北京市档案馆 135-001-00116，1951 年。

查，宣传效果。[①]

片会中最重要、也是最有效的一项内容是居民之间相互交流经验、互相学习，“由群众现身说法、大家展开争论，最能打通思想，效果最好”：

如在第二次注射成人血（麻疹预防接种的一种方式）时，有些群众因为第一次打了血后孩子没出疹子，臀部红肿了2～3天，又怕抽血多了影响自己身体，第二次不肯打了。经过开片会，有的妈妈介绍同院有出疹子的，自己给两个孩子抽完血还去挑水，一点没觉事。两个孩子打血以后，大孩子玩着疹子就出齐了，发烧没超过38度；小的根本没出疹子，太省心了。经过大家讨论后，有的妈妈回家抱着孩子就去打血去了。

——摘自《北京市东城区1959年春季麻疹防治工作总结（初稿）》[②]

难能可贵的是，片会的组织者还经常对片会的宣传效果进行总结、分析，在实践中不断完善。在各类爱国卫生运动的总结报告中，时常能够看到类似的内容：

市民中小型片儿会宣传的办法较好，但片儿会的出席率为30%～70%，对不能到会的群众只能采取挨门挨户送信的方式传达，内容简单，道理讲得不透。

——摘自《北京市东城区爱卫会1954年工作总结报告》[③]

这次的宣传内容着重是麻疹的初期症状与合并肺炎的初期症状、护理常识等，并应结合批判群众中的麻痹思想。据这次检查情况，片会宣传效果不好。应以入户宣传为主。

——摘自《关于进一步开展冬季防治疾病运动的意见》[④]

3. 读报组

新中国建立初期，报纸是最主要的大众传媒。民众获取信息的三大渠

---

① 《（北京市）东城区防治冬季疾病运动的行动计划》，载《市卫生局、防疫站、区防病办有关麻疹防病通知计划、总结、报告》，北京东城区档案馆70－001－004，1958年。

② 《（北京市）东城区1958年冬～1959年春麻疹防治工作总结（初稿）》，载《市卫生局、防疫站、区防病办有关麻疹防病通知计划、总结、报告》，北京东城区档案馆70－001－004，1958年。

③ 《北京市东城区爱卫会1954年工作总结报告》，北京东城区档案馆11－10－052，1954年。

④ 《关于防治麻疹工作的检查情况及进一步开展冬季防治疾病运动的意见》，载《市卫生局、防疫站、区防病办有关麻疹防病通知计划、总结、报告》，北京东城区档案馆70－001－004，1958年。

道是开会、报纸、公共宣传品。当时的报纸种类并不丰富，主要以各级机关党报为主，其中又以《人民日报》为最重要。普通民众家庭订报还没有形成习惯，"集中读报"成为一种替代的选择。

读报组，大致出现于新中国建立初期的"三反"（反贪污、反浪费、反官僚主义）运动期间。当时，读报组除了每天向合作社社员宣读报纸上的新闻报道和其他学习材料之外，还负责向合作社反映社员的情况、检举贪污浪费，并负责向报纸揭发"一切违犯国家和合作社利益的罪恶行为"。[①]为此，全国合作总社向各级合作社发出"大力开展读报工作"的号召，把读报组作为"加强政治学习、提高思想的有力武器"。[②] 在这一号召下，各地的读报组纷纷兴起。

读报组的存在除了便于群众获取信息和相互学习之外，有时也是一种社会动员的载体，"在群众中发挥了很大的宣传鼓动和组织作用。"[③] 例如，南京市在新中国建立初期的爱国卫生运动中就曾经借用了1500多个读报组的力量，通过它们组织家庭妇女和社会青年，使他们成为运动的核心和骨干力量。[④]

4. 群众文艺

在爱国卫生运动的宣传中，发动群众智慧、创造出有声有色的群众文艺参与卫生宣传，被实践证明是一种有效的手段。当时的群众文艺形式多种多样，包括相声、快板、说唱、歌舞、拉洋片、顺口溜等，在轻松愉悦的氛围中普及了知识、发动了群众。

江苏省在爱国卫生运动中创作的《除四害》（拉洋片）生动形象，将除四害的宣传与增产增收紧密结合，让大家明白除四害"是和每个人的增产计划大有好处的"。唱词编排通俗浅显，琅琅上口：

《除四害》[⑤] ——苍蝇

李家庄有个李大娘，卫生工作搞得强，
发动全村齐动手，各家打扫得亮堂堂。
露天粪坑上了盖，石灰灭蝇真灵光，
冬天再把蝇蛹挖，不让它夏天生翅膀，

---

① 《全国合作总社号召各级合作社大力开展读报工作》，载《人民日报》，1952年1月1日。

② 同上

③ 《山东海阳县靠山村读报组成为群众的鼓动者和组织者》，载《人民日报》，1952年1月9日。

④ 吕继军：《南京市开展爱国卫生运动的经验》，载《人民日报》，1952年12月13日。（转载自杨念群：《再造"病人"》）

⑤ 《除四害》（拉洋片），载《除四害》（小演唱），江苏人民出版社，1956年。

饭菜都用纱罩盖，苍蝇飞过停不上。
再加上一班小弟弟，拍苍蝇本领学得强。
李家庄呀好清爽，苍蝇飞去无处藏，
消灭了苍蝇好处大，人人身体更健康，
个个生产劲头分外足，今年又增产了二成粮。

此外，相声绕口令也是一种极好的宣传方式，把绕口令说清楚了，里面的知识自然也就明白了。例如，下面这则同样以《除四害》为主题的绕口令，内容编排得颇有趣味：

耗子洞里有耗子，耗子身上有跳子，如果得瘟病死了耗子，跳子就带着鼠疫离开耗子到人身上钻空子。我是积极分子，逮净了耗子，消灭了跳子，永远不叫鼠疫钻空子。

床铺不撒药，浑身臭虫咬，得了回归热，实在受不了。我勤晒床，勤撒药，一个臭虫长不了，身体健康精神好。……他床铺不撒药，浑身臭虫咬，得了回归热，头痛又发烧，打了好几针，这病才算好，一月没上班，生产红旗给人家夺去了！

——摘自《除四害》(相声)①

行业组宣传、片会、读报组、群众文艺……这些群众性宣传手段的创立和普及，对于爱国卫生运动中广泛社会动员的实现，发挥了重要的效用。“从群众中来，到群众中去”的宣传路线，不仅开发了群众的集体智慧、促进了群众参与爱国卫生运动的热情；而且在国家利益诉求与群众个人利益诉求之间架起了一座沟通的桥梁，使双方的利益诉求在一“来”一“去”中得以协调。因此，从这个意义上说，“行业组宣传、片会、读报组、群众文艺”等已经不仅仅是爱国卫生运动中用以实现广泛社会动员的一种手段，其本身已经成为社会动员的一个结果。

二、社会参与的加强：新中国建立初期的卫生宣传工作

新中国建立初期，各地对卫生宣传工作的重视有一个逐步加深认识的过程。这一转变过程得益于国家相关政策的指导作用，也得益于各地爱国卫生运动实践中的经验总结。同时，这一过程也体现出社会参与在爱国卫

① 席香远：《除四害》(相声)，载《除四害、讲卫生》(说唱)，上海文艺出版社，1960年。

生运动中从弱到强、从单一到丰富的发展和转变。

在早期爱国卫生运动的社会动员中，非常强调“行政”的作用，特别是寄希望于行政组织网络，依赖行政权力在基层开展社会动员。这一时期，宣传工作处于相对次要的地位，宣传力量较为薄弱。这一点，通过对比不同时期爱国卫生运动的工作总结内容，不难发现。在早期的工作总结中，一般将宣传工作与其他工作内容合并在一起总结，并不单独列出段落、或者章节；提及宣传工作时，往往也只是一些粗线条的原则和指导意见，不涉及具体的宣传方式和宣传效果。而在后期的工作总结中，这一状况发生了明显改变，对于宣传工作的总结不仅单独列出段落，而且往往专门分章节论述，内容详尽、具体；同时，注意对宣传效果的总结、评价和分析。这一转变，大致发生在爱国卫生运动的第二阶段，即1954～1956年期间。在此期间，卫生部有关“加强卫生宣传工作”的指示精神，对爱国卫生运动中宣传工作的加强起到了重要的推动作用。

1956年6月1日，卫生部下发了《关于加强卫生宣传工作的指示》，对爱国卫生运动中的宣传工作提出了更高的要求。[①] 依照《指示》的精神，各地卫生厅、局纷纷建立了卫生宣传的主管机构，并设专职人员。一些有条件的省（自治区）市和大、中城市，逐步建立起卫生教育所（馆），指导本省、市的卫生宣传工作；已经建立的地方，加以整顿充实。对于爱国卫生运动的宣传，《指示》予以了特别的关注，指出“各地在今后几年内，应以大部分力量宣传除四害”；同时，格外强调了“卫生宣传活动，应有广泛的群众性”，鼓励发动群众组织的力量，加大爱国卫生运动宣传工作中的社会参与。

《指示》的下发，在各地的卫生宣传工作中立竿见影。北京市东四区在1956年下半年的爱国卫生运动宣传中，着重发动群众，使用了大量新的宣传手段，包括各种主题的卫生展览、卫生橱窗、车上卫生宣传、流动宣传队、卫生讲座、卫生电影、文艺、黑板报、大字报、标语、挂图、传单、候诊教育等。加上上半年的工作统计，全年接受宣传的人数多达24万余人。在工作总结中，区卫生宣教室客观地评价了一年来的变化：

一年来，由于党和上级的正确领导与广大群众的支持，又由于结合全区人民代表大会提出的批评和建议进行检查工作，发现过去卫生宣教工作中一直存在着的卫生宣教工作赶不上中心卫生工作和运动的某些落后现象。一年中针对这一主要落后现象进行斗争，从而使得全年的卫生宣教工作有

① 《中华人民共和国卫生部关于加强卫生宣传工作的指示》，北京东城区档案馆11-10-150，1956年。

了很大的改进，基本上做到了走在每一个中心卫生工作和突击运动的前面。

——摘自《北京市东四区卫生防疫站1956年卫生宣教工作全年总结》[1]

1957年5月，北京市开展夏季肠炎、痢疾防治运动，这是《指示》出台后在卫生宣传工作领域的第一次正式练兵，一些具体的制度安排和工作方法成为日后卫生宣传工作的基本模式。其中主要的变化体现在四个方面：（1）主体机构的转变；（2）辅助参与机构的明确；（3）宣传方式的多样化；（4）宣传内容的调整。

首先，在卫生宣传工作的主体机构方面，“卫生教育所”担纲起重要的职责，承担起卫生宣传和卫生教育方面的主要工作，并成为卫生宣传工作的专职主管机构。这一变化，使得卫生宣传工作向着专业化的方向迈进了一步。

其次，卫生宣传工作的辅助参与机构逐步明确。事实上，在以往开展爱国卫生运动的社会动员时，已经开始强调参与主体的多元化，但往往是“卫生部门、文教宣传部门、公安部门、交通运输部门、工业部门、农业部门、水利部门、以及各种群众团体”等多部门的混合参与，[2] 缺乏明确的职责分工。《指示》颁布后对卫生宣传工作的辅助参与机构有了进一步要求，在北京市的这次肠炎防治运动中，“各区卫生主管部门及卫生防疫部门”、“红十字会”、“爱国卫生运动组织”、“医疗机构”（包括医院、门诊部、联合诊所、厂矿保健站等）成为四个主要的辅助参与机构。[3] 从而，形成了“以卫生教育所为中心，以卫生主管部门、红十字会、爱国卫生运动组织和各个医疗机构为外延，共同参与卫生宣传”的组织模式。

第三，宣传方式的多样化。对于“卫生教育所”在爱国卫生运动中的具体工作内容，涉及至少五个方面：制定宣传计划、安排宣传活动、编印宣传材料、联系宣传机构、组织宣传力量。[4] 主要宣传方式包括：展览、电影、宣传材料、壁报、报纸、电台、图片展览、片儿会、候诊教育等。涉及人际传播、组织传播和大众传播多个层面。

最后，在具体宣传内容方面也做出了调整。一个显著的变化在于：卫生科普知识的宣传逐渐受到重视。按照社会动员的递进层次来看，从“感

---

① 《北京市东四区卫生防疫站1956年卫生宣教工作全年总结》北京东城区档案馆11-10-213，1956年。

② 《为继续开展爱国卫生运动而斗争：卫生部副部长贺诚在第二届全国卫生会议上的报告（摘要）》，载《人民日报》，1953年1月4日。

③ 《北京市1957年痢疾（肠炎）防治工作计划》，载《北京市公共卫生局有关于公共卫生及防疫工作计划通知函件》，北京东城区档案馆11-10-150，1956年。

④ 同上

观认知动员”到“情感动员”，再到“价值动员”，呈现出逐步递进、逐步深入的关系。“感观认知动员”是基础，“价值动员”是归宿。但在爱国卫生运动早期的实际宣传工作中，往往一开始就进入“价值动员”和“情感动员”层面，而将“感观认知动员”位列次要方面。这使得早期的宣传工作在一定程度上存在教条主义和形式主义的弊端。对“感观认知动员”的重视，事实上是对宣传工作基础的回归。在这一调整转变的带动下，“勤洗手、不吃零食、不随地大便”，以及“有关对急性痢疾早预防、早治疗”等科普知识成为宣传内容的重点。[①] 这一变化，在新中国建立初期卫生宣传画的发展演变方面也同样得到了体现。

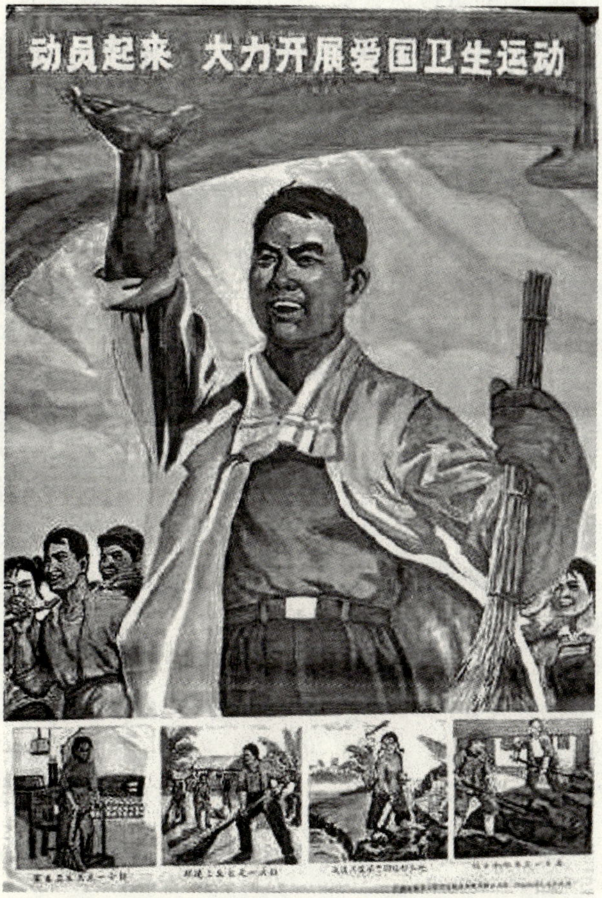

图 37：宣传画《动员起来，大力开展爱国卫生运动》

---

① 《北京市 1957 年痢疾（肠炎）防治工作计划》，载《北京市公共卫生局有关于公共卫生及防疫工作计划通知函件》，北京东城区档案馆 11－10－150，1956 年。

总体而言，新中国建立初期，各地的卫生宣传工作经历了一个从忽视到重视的转变过程。这一过程体现在技术方面，表现为宣传手段逐步多样化，宣传内容逐步合理化，宣传主体逐步走向专业化；体现在社会方面，则表现为卫生宣传工作群众性的增强和社会参与水平的提高。同时，这一转变也为实现爱国卫生运动中真正广泛的社会动员提供了可能。

三、爱国卫生运动的成就与历史沿革

新中国建立初期的爱国卫生运动在反对美帝国主义细菌战、促进国内环境卫生的改变、增强人民抗病能力、提高人民健康水平方面，取得了巨大的成就。作为一场健康传播运动，爱国卫生运动是成功的。它不仅成功地实现了最广泛的社会动员，而且将清洁、防疫、健康变成大多数人自觉的卫生意识和卫生行动。这一点，无疑是难能可贵的。1952 年 5 月，在朝鲜和中国东北调查美国细菌战事实的国际科学委员会在我国各地考察后，对正在中国开展的爱国卫生运动做出了这样的评价：

> 今天，中国正在进行着一个促进个人卫生和社会卫生的运动，这个运动受到五亿人民全心全意的支持，这样规模的卫生运动是人类有史以来从未有过的。这个运动使得由于传染病而引起的死亡率和发病率大大降低。在我们看来，试想用细菌战消灭这样一个民族是犯罪，而且是徒劳。
>
> ——摘自《中国卫生保健史》[①]

新中国建立初期的爱国卫生运动所取得的成就是有目共睹的。一系列具体的数字背后是全国卫生状况的巨大改观：1952 年 3 月，在全国掀起爱国卫生运动之后，当年就清除垃圾 7460 余万担，疏通沟渠 28.3 万余公里，新建与改建厕所 490 多万个，改建水井 130 余万方眼。[②] 此外，全国捕鼠近 1.3 亿只，灭蝇约 1386 亿多只，灭蛆 4.9 亿多只，灭蚊 29.5 亿多只，打捞孑孓 1131 万多斤，灭蚤 7900 多亿只，灭虱 2.64 亿只。[③]

北京市在总结爱国卫生运动的成果时，骄傲地宣称将故宫非游览区内包括从明朝就积留下来的陈年垃圾一扫而空，将东单区苏州胡同“徐状元

---

① 陈海峰：《中国卫生保健史》，上海科学技术出版社，1992 年，133 页。

② 黄永昌：《中国卫生国情》，上海医科大学出版社，1994 年，344 页。

③ 陈致明：《起了移风易俗作用的爱国卫生运动》，《人民日报》，1952 年 12 月 5 日。（注：对于当时媒体报道中的这些数字需要一分为二地看待。一方面，它反映出当时人们消灭病虫害的数量的确不少；另一方面，也必须看到当时特殊历史背景下的局限性，不应简单地认同，而应科学地、辩证地看待。）

府”内积存了40年的尘埃、杂草彻底清除。[①] 同时，类似的“传奇”在全国各地也在上演：福州疏通了淤塞将近200年的阴沟，山海关填平了一个据说是秦始皇修长城时留下来的臭水坑；秦皇岛市将环绕城市半周的一条臭沟填平，修成了一条环城马路……[②]北京的龙须沟、南京的“五老村”，这些昔日的臭水沟、“苦恼村”，经过大规模的卫生整治，变成了今日的碧波塘和“欢乐村”。全国人民以前所未有的饱满热情投入到这样一场卫生运动中来，为爱国卫生运动的发展奠定了坚实的基础。

1953年，爱国卫生运动胜利完成了反对美帝国主义细菌战的阶段性任务，进入一个新的发展时期。这一时期的爱国卫生运动开始了有针对性的卫生工作。在城市，着重食品卫生，卫生行业（理发店、澡堂）和公共娱乐场所的卫生；在农村，则着重于粪便处理和饮水卫生的管理；在工厂矿区，着重于改善生产场所的卫生条件，以预防职业病的发生；在交通线，着重于大小车站及轮船码头的清洁卫生，加强国境交通检疫；在部队，则贯彻执行部队各项卫生制度，搞好环境卫生和个人卫生。[③]

1957年之后，中央将“除四害、讲卫生”确定为爱国卫生运动的新主题，提出“除四害，讲卫生，消灭疾病，人人振奋，移风易俗，改造国家。”[④] 1958年，又进一步将爱国卫生运动纳入国民经济建设规划。1960年3月，中央发出关于卫生工作的指示，要求各地大力“除四害”，并强调“环境卫生，极为重要，一定要使居民养成卫生习惯，以卫生为光荣，以不卫生为可耻。”[⑤]

这一时期，爱国卫生运动中的一个重要任务是对血吸虫病的防治。血吸虫病是一种由于皮肤接触了含有血吸虫尾蚴（幼虫）的疫水之后感染的严重传染病，在全国水网繁密的南方地区广泛存在，其中又以江苏、浙江、安徽、江西、湖北、湖南六省最为严重。据统计，当时全国血吸虫病的患病人数约有1000万人，大约1亿人直接受到这种疾病的威胁。为防止血吸虫病的蔓延和危害，各地开展了以“灭螺”为主要任务的血吸虫病防治。卫生、农业、水利等部门共同配合，开展血吸虫病的流行病学调查，制定“灭螺”方案。1956年灭螺面积达10亿平方米。[⑥] 此外，各个血吸虫病流行

① 《伟大的爱国卫生运动在北京——关于北京市开展爱国卫生运动的主要成就和初步体验》，北京市档案馆002-010-00229《吴副市长关于爱国卫生运动报告的录音》，1954年。

② 张春燕：《新国家建设与社会风尚的重塑：1949～1959年爱国卫生运动研究》，中国国家图书馆博士文库\bb6168，2004年。

③ 同上

④ 《建国以来重要文献选编》（第13册），中央文献出版社，1995年，第91页。

⑤ 同上

⑥ 肖爱树：《1949～1959年爱国卫生运动述论》，载《当代中国史研究》，2003年第1期。

区先后建立了16个血吸虫病防治所、78个防治站、420个防治小组。① 据统计，从新中国成立后到1957年第一季度，全国总计治疗血吸虫病患者76万人；而仅在1957～1958年期间，全国就治疗血吸虫病患者317万人之多，血吸虫病流行状况得到了明显的改观。② 截至1958年，全国有14个县、市，811个乡、镇基本消灭了钉螺；96个县、市，297个乡、镇基本消灭了血吸虫病。③ 1958年6月30日，《人民日报》报道了江西省余江县宣布该县消灭血吸虫病的消息，毛泽东主席读后欣然写下《送瘟神》诗二首：

《送瘟神》二首

读六月三十日人民日报，余江县消灭了血吸虫病，浮想联翩，夜不能寐。微风拂煦，旭日临窗。遥望南天，欣然命笔。

其一

绿水青山枉自多，华佗无奈小虫何！
千村薜荔人遗矢，万户萧疏鬼唱歌。
坐地日行八万里，巡天遥看一千河。
牛郎欲问瘟神事，一样悲欢逐逝波。

其二

春风杨柳万千条，六亿神州尽舜尧。
红雨随心翻作浪，青山着意化为桥。
天连五岭银锄落，地动三河铁臂摇。
借问瘟君欲何往，纸船明烛照天烧。

“文化大革命”期间，爱国卫生运动的发展一度停滞。“文革”后，爱国卫生运动重新获得了生机。1977年4月，国务院发出《关于大力开展爱国卫生运动的通知》。要求各地大张旗鼓，大造声势，发动群众，开展一场轰轰烈烈、扎扎实实的爱国卫生运动。1978年3月31日，经中共中央、国务院批准，重新成立中央爱国卫生运动委员会，确定了“加强领导，动员群众，措施得力，持之以恒”的爱国卫生运动十六字方针。同时，把爱国卫生运动列为精神文明建设的一项重要内容。

1980年2月，中央爱国卫生运动委员会第四次全会根据国家发展的新

① 张春燕：《新国家建设与社会风尚的重塑：1949～1959年爱国卫生运动研究》，中国国家图书馆博士文库\bb6168，2004年。

② 《争取消灭病害的更大胜利》，载《人民日报》，1959年3月20日。

③ 《干干净净迎国庆》，载《人民日报》，1958年9月11日。

形势，制定了爱国卫生运动的新课题。将爱国卫生运动从过去只限于消灭生物四害，扩大到“研究解决三废治理、环境保护、生态平衡等，还要研究食品的构成。”在做法上，“除了继续发动群众，还要搞好立法，加强科学研究。”①

1989 年 10 月，全国爱国卫生运动委员会发出《关于开展创建国家卫生城市的通知》，将爱国卫生运动的发展带入一个新的领域。1990 年 6 月，山东省威海市荣获第一个国家卫生城市称号。

附表 6.6：新中国建立初期的部分卫生宣传画名录（40 幅）

分类	序号	名称	创作者
反对美帝国主义细菌战宣传画	1	人人防疫，粉碎美帝国主义细菌战	叶善绿
	2	保卫孩子，坚决粉碎美帝国主义的细菌战	张松鹤
	3	打死一只苍蝇，就是消灭一个敌人	沙更思
	4	前方打蒋匪，后方灭鼠疫	中央防疫委员会
	5	美国细菌战犯逃不脱世界人民的正义制裁	马长利、王乃壮
爱国卫生运动早期宣传画	6	大力开展爱国卫生运动	宁夏卫生局
	7	把爱国卫生运动推向新高潮	兰州铁路局防疫站
	8	家家户户展开爱国卫生运动	
	9	他的手为什么老是不干净	李慕白
除四害、讲卫生宣传画	10	人人动手，消灭四害 1	河南省卫生防疫站
	11	人人动手，消灭四害 2	宁夏卫生局
	12	见害就除，积极防病，人人与病害作斗争	
	13	见蝇就打	刘济荣、邝声
	14	大家都来打麻雀	
	15	爱清洁，讲卫生，提高健康水平	宁夏卫生局
	16	养成良好的卫生习惯	宁夏卫生局
	17	搞好农村饮水卫生	
	18	讲究饮水卫生	盐城地区爱卫会
	19	看谁最清洁	
	20	从小讲卫生	培庚
	21	流水洗手	沈玥
	22	卫生长寿	张乐平
	23	阿姨喜欢爱清洁的孩子	邵晶坤
	24	改善环境卫生	宗周
	25	搞好环境卫生，保持市容整洁	上海

① 《当代中国卫生事业大事记》(1949 年～1990 年)，人民卫生出版社，1993 年 6 月。

续表

分类	序号	名称	创作者
一般卫生防疫宣传画	26	预防肠道传染病 1	武汉市卫生防疫站
	27	预防肠道传染病 2	浙江省卫生防疫站
	28	预防肠道传染病 3	福州市卫生防疫站
	29	预防肠道传染病 4	
	30	预防肠道传染病 5	江西省爱卫会
	31	预防肠道传染病 6	
	32	预防肠道传染病 7	
	33	预防肠道传染病 8	江西省爱卫会
	34	预防呼吸道传染病 1	邯郸市卫生防疫站
	35	预防呼吸道传染病 2	保定市卫生防疫站
	36	预防呼吸道传染病 3	石家庄卫生防疫站
	37	预防乙型脑炎，保护儿童健康	福建省卫生防疫站
	38	预防伤风感冒	卫生部卫生教育所
	39	预防肺痨病	
	40	预防结核病，要种卡介苗	

第七章 “非典”的传播建构与多元话语的参与

作为我国改革开放之后波及面最广、影响最强烈、变化最显著的一次疫病防治活动，有关“非典”的健康传播在传播形态、传播主体、传播内容等多个方面呈现出许多新的特点。近二十多年来，随着我国的改革开放和经济腾飞，人民生活水平得到了提高，政治民主获得了一定程度的发展，信息传播领域发生了一些新的变化；加之各种新的传播技术和传播手段的应用普及、信息全球化时代的到来，都使得今天的信息传播领域与以往相比，已不可同日而语。这些新的变化必然反映到健康传播活动中来，从而使“非典”的健康传播在延续以往健康传播的一些传统做法和表现的同时，也兼具了许多新的做法和表现，透露出健康传播在新时代背景下的新特点、新趋势。从某种意义上说，“非典”防治不仅代表了疫病健康传播在2003年当下的特征和水平，也反映出改革开放之后近二十多年来疫病健康传播的总体发展特征。

在“非典”的健康传播中，早期弥漫于坊间的大量小道消息和后期大众传媒的传播建构，以及整个过程中多元话语的参与，是两个最显著的特征。从社会建构的角度说，大众传媒是社会的“瞭望者”，具有“监视环境”的天然使命，人们通过大众传媒的报道了解社会、采取行动。以健康信息为例，大众传媒是公众健康信息的主要来源。国外多项研究发现证实，利用大众传媒开展健康传播活动，确能促使民众健康行为的改变，进而降低社会疾病风险、罹患率与死亡率（Maibach & Flora，1993）。[①] 在国内，也有相关的研究。以艾滋病为例，国家卫生部艾滋病预防与控制中心曾就此进行随机调查，结果表明公众对于艾滋病相关信息的了解，95%来自大众传媒。[②] 大众传媒在健康传播中扮演着重要的角色。正因为如此，当大众传媒在健康传播中突然缺位，形成的巨大信息真空，极易造成严重的信息不对称，甚至社会恐慌。同时，为小道消息的盛行打开了方便之门。

除了大众传媒与小道消息之间的话语权争夺，引发了不同的社会建构效果之外，多元话语的参与是“非典”健康传播中另一个不容忽视的新现

① Maibach & Flora，J. A.（1993）. Symbolic modeling and cognitive rehearsal：Using video to promote AIDS prevention self-efficacy. Communication Research，20：517－545.

② 《面对患者及家属，我们怎么办》，载《解放日报》2000年12月1日。

象。在短短几个月的时间里，政治话语、公共话语、民族国家话语、全球治理话语等多元话语的轮番登场，使得这一时期的媒体报道与健康传播显现出纷繁复杂的变化特征。

第一节　从“流言”到“战争”：“非典”时期的传播与建构

2003年1月，刚刚送走了元旦，农历春节又将来临。从元旦到春节的这段日子，向来是中国人一年中最喜庆的时光，然而在南方广东，人们在这段本应喜庆的时光里却深深地感受到一种不祥的氛围。一则有关“不明病毒”的消息在人群中悄悄流传着，传闻有一种危险的“不明病毒”侵入广东，导致人们感染严重的肺炎，而医生对这种“不明病毒”束手无策，病人不治而亡。更可怕的是，这种危险的“不明病毒”具有强烈的传染性，甚至传闻与这类肺炎患者“打个照面就死”，“上午传染上、下午就死”，“不少医护人员死亡”等①。

恐惧在人们心中蔓延，一些不理性的行为在广东部分地方出现。河源、中山、佛山相继出现市民抢购药物、甚至粮油米面等基本生活用品的场景。市内各大药房的“抗病毒”药物销售一空。板蓝根颗粒、抗病毒口服液、罗红霉素、红霉素……凡是与“抗病毒”沾边的药物，迅速被当地市民抢购。原本10元左右一盒的抗病毒口服液，价格先是涨到30元，后又涨到60元，最高时涨到100多元。② 而有关“不明病毒”的传闻也越来越混乱，一些地方甚至误传为“禽流感”，人们纷纷传言“禽流感大流行”了。

民众的恐慌引起了政府和医疗主管部门的重视。2003年1月初，广东省卫生厅派出专家小组前往河源市调查，广州医学院呼吸疾病研究所副所长肖正伦被委任为专家小组组长。前往河源市调查的第二天早晨，专家小组写出了一份报告，认为是“一个局部爆发的不明原因的肺炎”，而且肯定这个病有一定的传染性，并提出了最初步的诊断、处理、消毒、预防和隔离方法。然而，这个报告交上去之后却没有了下文，也没有形成任何文件传达到各地市级卫生医疗单位。半个月后，广东省卫生厅再次派出一个由临床医学、流行病学、病毒学专家组成的专家小组前往中山市调查，组长仍然是肖正伦。经过这次调查，专家小组在1月21日当夜拟写完成了《关于中山市不明原因肺炎调查报告》，首次将这种不明原因的肺炎称为“非典

---

① 《广东：不明病毒突袭广东（二）》，载《SARS调查》，《财经》出版社，2003年。

② 同上

型肺炎”。[1] 新的调查报告上报之后，广东省卫生厅于1月23日以“粤卫办2号文”将这份报告印发至各地级以上市卫生局和省直、部属驻穗及厅直属医疗卫生单位，但中途不幸滞留，直到1月底才到达广州各大医院。[2] 此时，农历春节已经临近。

2003年2月1日，春节如期来临。广东、乃至全国的各大主流媒体上一片喜庆、祥和的氛围，有关“不明原因疾病”、“病毒”、“非典型肺炎”的报道不见踪迹。然而，危险并没有远离，流言仍然在传播，恐慌依旧在蔓延。人们通过网络、手机短信等方式悄悄地传递着令人不安的消息。与此同时，人们对主流媒体的乐观报道和先前政府部门的相关“辟谣”产生了怀疑，一股巨大的信任危机在坊间弥漫。一场主流媒体与小道消息争夺话语权的拉锯战悄然上演。

一、“流言”的建构

事实上，早在2002年末“非典”就已初露端倪。2002年11月16日，广东佛山市第一人民医院收治了一名奇怪的肺炎患者：高热、咳嗽、胸闷，血象不高，X光胸片检查肺部呈现高密度阴影，并且使用常规药物治疗无效。佛山市第一人民医院请广州市的专家前来会诊，该患者后来被认为是广东省首例“非典型肺炎”病例。[3]

从2002年11月发现第一例“非典”病例，到2003年2月广州市政府与广东省卫生厅召开新闻发布会通报“非典”疫情，前后相隔了三个月之久。对于一种疫病来说，三个月的时间已经足以使它蔓延开来，造成严重的危害。那么，在这三个月的时间里，作为“社会瞭望者”的大众传媒又做了些什么呢？

1. 大众传媒的“集体失语”

客观的说，在“非典”早期，大众传媒的表现是薄弱的。以广东为例，春节之前大众传媒对“不明原因疾病”的报道只有两篇，一篇来自《南方都市报》、另一篇来自《新快报》，报道时间均为1月上旬，报道内容均为河源市的“不明原因疾病”，未涉及其他地区。另外，从刊登报道的媒体来看，《南方都市报》和《新快报》均属于“都市报”范畴，并非机关党报，

① 《特殊战斗的特殊英雄：北京抗击非典阶段性重大胜利是怎样取得的（二）》，载《北京日报》2003年6月27日。

② 《广东：教训知多少（一）》，载《SARS调查》，《财经》出版社，2003年。

③ 陈海、江华：《广州抗击不明病毒》，载《南方周末》2003年2月13日。

在报纸经营理念上倾向于遵循市场规则，报道内容的选择在一定程度上较为注重事件本身的新闻价值。从新闻宣传的角度而言，这类媒体一般属于“二线媒体”。而作为《南方日报》、《广州日报》这样的机关党报、“一线媒体”，在“非典”早期却缄口不言，并没有相关报道。

那么，是否可以认为在春节之前，有关“不明原因疾病”的事态发展尚不足以引起“一线媒体”的关注，因此未进入“一线媒体”的报道视野呢？假如这种可能性存在，那么“一线媒体”的“失语”便情有可原。而显然，事实并非如此。1月23日，广东省卫生厅在接连两次委派专家小组前往现场调查的基础上，依据专家小组拟写的《关于中山市不明原因肺炎的调查报告》，向全省各地、市卫生局和有关医疗单位通报情况，称省内发现“非典型肺炎”病例。[①] 这无疑是一则重要的新闻，而当地媒体对此却未予以报道。此外，更为严重的是，春节伊始（大年初三），“非典”侵袭广州市。在此之前，广东省21个地、市中已有江门、河源、佛山、深圳、中山、肇庆、惠州、东莞、汕头、湛江、韶关、珠海、潮州13个地、市报告了数百例“非典”病例，多名患者已经死亡。[②] 而除了河源市的“不明原因疾病”有两则媒体报道之外，其他各地均无任何报道，这不得不令人感到奇怪。

春节过后，距离广东省卫生厅第一次派出专家小组已经1个多月，即使距离广东省卫生厅向全省医疗单位通报“非典型肺炎”情况也已半月有余，而广东当地的“一线媒体”仍是欲言又止。直到2月11日，广州市政府和广东省卫生厅相继召开新闻发布会后，才开始正式报道。

进入3月，“非典”的蔓延越过了广东的边界，向北方延伸，而第一个受到猛烈冲击的竟然是远在千里之外的北京。北京的第一例非典型肺炎患者出现在3月1日，是一位姓于的女性患者。2月下旬，在广东经商的于某从广东返回山西太原老家后不久，即发热、胸闷，经当地医院医治后症状未能减轻，于是家属开车送患者到北京解放军301医院求医，后被转入解放军302医院。在此期间，其父亲、母亲、弟弟也被感染。3月6日，解放军302医院向所在的北京市丰台区疾病预防控制中心通报了收治4例“非典”病人的“疫情通报”，并逐级上报北京市政府。[③] 而有关北京“非典”的最

① 陈广腾、段功伟：《考验在春天——2003：非典型肺炎事件备忘录》，载《南方日报》2003年2月17日。

② 《事件回顾、反思》，载《北京日报》6月28日，第29版。

③ 《北京收治的第一位“非典”患者已基本康复》，载《人民日报》2003年4月13日，第2版。

早报道却是在三周之后的3月26日，而这则新华社的报道也只是以“事后总结报道”的口吻称“北京输入性非典型肺炎得到有效控制”，[①] 似乎危险已经过去。直到3月31日，《北京青年报》才率先刊登了《纱布口罩连日脱销》的文章，对北京的“非典”疫情、以及由此引发的社会震荡进行了纪实性的描述。此时，距离北京发现首例非典型肺炎患者，已有整整一个月。

4月2日，时任卫生部部长张文康接受新华社和中央电视台记者采访，首次正式面对媒体，称“北京发现输入性非典型肺炎病例12例，病源没有向社会扩散”。[②] 4月3日，在国务院新闻办举行的记者招待会上，张文康再次强调“北京的非典型肺炎病源没有向社会扩散”。[③] 这些表态与一周前（3月26日）新华社报道“北京输入性非典型肺炎得到有效控制”的观点基本一致。而事实上，据事后媒体报道，当时仅解放军309医院和302医院两家医院，已收治非典型肺炎患者多达100人。[④] 这也就意味着，“非典”在北京正在迅速蔓延，远远没有“得到有效控制”。然而，令人遗憾的是，作为社会“瞭望者”的大众传媒，在此时却表现得异常“冷静”。

由于大众传媒报道的滞后，导致民众对于正在迅速扩大的危险缺乏足够的信息。据零点调查公司2003年4月5日对北京、上海、广州三个城市18岁至60岁居民使用计算机辅助电话调查的结果显示：老百姓不知道“非典型肺炎”的，广州只有3.8%，上海有15.4%，而北京不知道的最多，有24.8%（见表7.1）。[⑤] 也就是说，有将近四分之一的北京市民尚不知道“非典”为何物，也就更谈不上预防和警惕了。这种信息的缺失，为日后“非典”在北京迅速扩散，并最终酿成惨痛损失埋下了隐患。

表7.1：调查资料：您知道非典型性肺炎吗？

	北京		上海		广州		合计	
	人数	百分比	人数	百分比	人数	百分比	人数	百分比
知道	123	75.2%	162	84.6%	92	96.2%	376	83.6%
不知道	41	24.8%	29	15.4%	4	3.8%	74	16.4%
合计	164	100.0%	191	100.0%	96	100.0%	450	100.0%

① 夏鸿：《“非典”推动传媒业转折》，2003年4月26日，中华传媒网。（摘自《财经时报》）

② 《卫生部部长张文康关于防治非典型肺炎答记者问》，载《人民日报》2003年4月3日，第2版。

③ 《卫生部长张文康就非典型肺炎防治情况答记者问》，载《人民日报》2003年4月5日，第2版。

④ 李菁：《蒋彦永：人民利益高于一切》，载《三联生活周刊》2003年6月9日。

⑤ 《公共事件下的企业对策》，《经济观察报》，2003年4月14日。

2. 小道消息"满天飞"

"非典"早期，由于政府信息发布和主流媒体信息报道的匮乏，为小道消息和流言的盛行打开了方便之门。据一项在北京、上海、广州、重庆、南京5个城市同时进行的民意调查显示，在从主流媒体获知"非典"信息前，约40.9%的市民已经通过其他途径知道此事，并且在不同城市间有显著的差异。其中在政府公开疫情前"非典"疫情已经蔓延开来的广州，有58.2%的市民从非主流媒体渠道最先得知有关信息，而重庆仅为29.4%。从传播路径来看，主要以"道听途说"（56.7%）、"电话"（19.4%）与"网络"（14.2%）传播为主。①

以流言为例：2003年元旦过后，广东河源、佛山一带便开始出现有关"不明原因疾病"的消息，开启了流言传播的序幕。此后，各种流言纷至沓来，内容的耸听程度不断升级，社会恐慌由此而起。待到北京"非典"时期，有关北京"封城"的流言更是引发了市民的集体抢购，不少人纷纷逃离京城，上演"逃城"闹剧。事实上，当人们事后静下心来回想，"非典"时期的许多流言其实破绽百出、根本不值得相信，有的甚至完全是无稽之谈。如在"非典"中后期盛行于湘鄂一带的"哑巴说话"流言，就是一个典型的例子。2003年5月初，正当全国的"非典"防治进入攻坚时期，一股流言在湘鄂两省秘密流传，大致的意思是说当地"一婴儿一出生即会说话"、"一个多年的哑巴开口说话"，说话的内容都是告诉大家如何对付"非典"，而方法也很简单：只要各家"放鞭炮"、"挂艾叶"、"喝绿豆汤"，便可预防"非典"了！这股流言很快向其他周边省份扩散，中间又出现了许多个不同的版本。据不完全统计，流言在短短的几天内至少扩散到了14个省份。②

如此显而易见的"谣言"在"非典"时期却得到了广泛的传播和散布，除了当时人们普遍的恐慌心理，以至于"病急乱投医"、"不辨真伪"之外，现代新兴传播技术的应用也为流言（甚至谣言）的传播提供了强大的助推力。以广东"非典"为例，多种迹象标明，春节后第一个工作日（2月8日），一则有关"广州发生致命流感"的手机短信息的迅速传播，是导致当

---

① 陈友华：《社会调查报告：后非典时期民意乐观信心倍增》，载《中国青年报》2003年5月。（注：这次调查由南京大学社会学系与南京市舆情调查分析中心完成，共抽样访问1000余户居民，访问通过电话进行，时间集中在5月23日～25日三天之内。受访者平均年龄为40岁，男性占48.4%，女性占51.6%，初中及以下学历占27.2%，高中（职高）学历占34.7%，大专学历占18.5%，本科及以上学历占19.8%。）

② 蔡骐：《非典流言的传播学透视》，载中华传媒网，2005年12月2日，http://academic.mediachina.net/academic。

天广州发生市民恐慌和骚乱的重要诱因。据广东移动的统计，春节后头几天，广东省的手机短信息流量为：8日，4000万条；9日，4100万条；10日，4500万条，出现了大幅度的增长。[①] 与此类似，当5月初湘鄂一带流言盛行的时候，据有关方面的统计，在流言传播最猛的那几天，电话流量明显增大。比如，在湖南的衡阳县，有关人士就发现，在5月6日凌晨，电话流量出现异动，远远超出平常。[②]

“非典”时期一度盛行的流言、传言、甚至谣言是公共话语的负面表达，有学者将此种公共话语的负面表达称为无责漫谈。所谓无责漫谈，一般包括出现在各类聚会中的闲聊、对大众趣味有引导和影响能力的各种公共娱乐形式、网络世界中的各类非正式交往形态、以及公共生活空间中的谎言和谣言等虚假信息等。这类话语含有三个缺一不可的维度：一是不承担责任，二是去中心化，三是不以共识为目的。[③] 无责漫谈将公共话语的表达推向了一个负面的极端。

事实上，有关“非典”的流言无外乎三大类。第一类是关于疾病本身的流言，主要包括疾病的危险性、传染性、致死性等，常常使用“致死、致命、死亡”等字眼，内容夸大、恐怖。如广东“非典”早期流传的“打个照面就死”、“上午传染上，下午就死”，“医生大批大批被传染死亡”，[④] 以及春节后第一个工作日在广州迅速传播的那条手机短信“广州发生致命流感”等。[⑤] 在北京“非典”早期，也有类似的流言传播。4月11日，一个自称“史蒂文·沈”的人在网上发表言论，称有一种“不明疫病”在北京蔓延，这种未被确诊的疫病“夺去了143人的生命”，该言论在网络上迅速流传。4月13日，北京市卫生局公开就“史蒂文·沈”的言论“辟谣”，称“北京从未有‘不明疫病’蔓延，该言论纯属谣言。”并“强烈要求公安机关追查谣言惑众者，对其依法追究责任。”[⑥]

第二类是关于物资供应的流言。突如其来的危险疫病，往往使人们措手不及，加上信息的缺乏，常常在忙乱中产生种种不理性的行为。公众出于自我保护的本能，集中购买药物和基本生活用品，以备不时之需。当这

---

① 陈海、江华：《广州抗击不明病毒》，载《南方周末》2003年2月13日。

② 蔡骐：《非典流言的传播学透视》，载中华传媒网，2005年12月2日。

③ 张凤阳等：《政治哲学关键词》之<话语>，凤凰出版传媒集团、江苏人民出版社，2006年7月。

④ 《广东：不明病毒突袭广东（二）》，载《SARS调查》，《财经》出版社，2003年。

⑤ 陈广腾，段功伟：《考验在春天——2003：非典型肺炎事件备忘录》，载《南方日报》2003年2月17日。

⑥ 《市卫生局负责人昨声明：北京从未有“不明疫病”》，载《北京日报》2003年4月14日，第2版。

种本能的程度超过了一定的限制，在人数上超过了一定的范围，则演变为非理性的集群行为。此时，公众的心理处于敏感期，任何有关物资供应的负面传闻和信息都会迅速触发集群行为的升级，而传闻和信息本身又在反复的传播中发生畸变，最终演变为流言。（当然，也不排除一开始就是恶意造谣的违法行为。）早在 2003 年 1 月初，广东一些地方就出现了抢购“抗病毒”药品的情况。春节后，广州市更是出现了抢购白醋、板蓝根、甚至大米、油盐的风潮，并迅速达到高峰。[①] 与此相对应的，是一部分不法商人趁机囤积居奇、哄抬物价，甚至制假售假、从中牟利，更加重了物资供应的短缺和流言的盛行。

第三类是关于疾病防治措施的流言。广东“非典”流行早期，有关“白醋杀毒、板蓝根杀毒”的流言就是一个典型的例子，并最终引发了公众对白醋和板蓝根的抢购。北京“非典”疫情公布不久，社会上就风传所谓“预防非典型肺炎的药物和疫苗”，[②] 迫使卫生部不得不出面公开“辟谣”。而另一个典型的例子就是所谓北京“封城”的谣言。4 月 20 日，国务院新闻办召开第三次中外记者新闻发布会，卫生部常务副部长高强通报了全国和北京“非典”的最新疫情，北京的“非典”病人数由 5 天前通报的 37 例，猛增到 339 例。这一剧变引发了北京市民的极大恐慌。市民出现抢购风潮，大量防疫商品、粮油食品告急，一些商店和超市甚至出现了断货的现象。同时，一个更令人恐慌的信息——“封城”迅速在市民中传播。4 月 20 日新闻发布会之后，许多市民通过市长热线打电话，反映有人在群众中散布说：“北京市城八区要从 23 日起封城防疫”。市民情绪极度不安。为此，北京市政府新闻发言人 4 月 22 日在媒体上公开发表声明：所谓“封城”的说法纯属谣言。[③]

此后十天，北京市经历了一场政府信息发布与流言（谣言）的较量。针对北京市场出现的哄抬物价现象，北京市物价局于 4 月 22 日发布了《关于对部分市场调节价商品和服务实行最高限价的通知》，对北京市内销售的防“非典”物资实施限价措施，并紧急从外埠调集防护口罩、消毒液、药皂等重点消毒防护用品投放北京市场。[④] 4 月 23 日，国家主席胡锦涛对新华社《国内动态清样》第 31 期《北京市民囤购现象严重》一文做出批示。北

---

① 《广东：不明病毒突袭广东（三）》，载《SARS 调查》，《财经》出版社，2003 年。

② 《非典型肺炎病原体尚未确定，预防药物疫苗均未出现》，载《人民日报》2003 年 4 月 10 日，第 2 版。

③ 《所谓“封城”的说法纯属谣言》，载《北京日报》2003 年 4 月 23 日，第 3 版。

④ 《防疫商品大批量到京》，载《北京日报》2003 年 4 月 23 日，第 1 版。

京市委决定，由主管副市长就当前市场供应问题发表电视讲话，并做好货源的组织供应。[1] 4月25日，北京市政府举行新闻发布会，就物资供应和“封城”谣言集中进行了澄清和说明。一周后，5月2日，北京市防治非典联合工作小组再次召开新闻发布会，重申“北京不会封城”。[2] 至此，“封城”谣言方才渐渐散去。

与“非典”病毒侵害人体致人患病一样，流言就像信息传播领域的“病毒”，严重干扰和侵害了正常的信息传播秩序，混淆视听、危害社会。如果恰好被一些别有用心的人利用，则危害更大。身体要恢复健康，必须将体内的病毒清除。信息传播领域要恢复正常的秩序，则必须肃清流言。为此，国家多部门联合整治、重拳出击，一定程度上遏制了流言的泛滥。据《信息时报》4月26日报道，广东佛山市公安局查处了7宗在互联网上散布“非典”谣言的案件，并依法对谣言传播者进行了处罚。另据统计，“非典”期间，国家发改委、质监、工商、公安等部门曾多次出击，打击了一大批哄抬物价、制假售假的不法商人，这也从一个侧面反映出流言的危害：

截至5月7日，国家发改委统计，各级价格主管部门共查处哄抬价格等违法案件2.62万起。

截至5月21日，全国公安机关共查处与非典有关的造谣惑众、制假贩假、哄抬物价等案件8900余起。

截至6月10日，国家质量监督检验检疫总局、全国各级质检系统共查处违法案件1.2万起，涉案货值7000多万元。

截至6月11日，各级价格主管部门在全国开展市场价格专项检查，查处了五大类价格违法案件5.29万件。

——摘自2003年5月30日、6月11日《北京日报》，
2003年5月8日、6月12日《人民日报》[3]

流言学研究的著名学者、哈佛大学教授G·W·奥尔波特认为，流言的

---

① 《北京工作》，2003年5月，44期。

② 《北京防治非典联合工作小组召开第三次新闻发布会：北京所有非典病人都在接受积极治疗》，载《北京日报》2003年5月3日，第1版。

③ 《又一批哄抬价格违法案件曝光》，载《人民日报》2003年5月8日，第6版；
《抗非典公安出警110万人次》，载《北京日报》2003年5月30日，第2版；
《国家质检总局围堵假冒防非产品》，载《北京日报》2003年6月11日，第8版；
《抗击非典期间查处价格违法案件五万余件》，载《人民日报》2003年6月12日，第2版。

产生遵循一定的规律，即：R=i×a。在这个公式中，流言的强度（“R”代表“流言”）等于信息的重要程度（“i”代表“重要性”）和信息的不确定性（“a”代表“不确定性”）的乘积；也就是说，当信息内容越不确定、且信息越重要的时候，流言也就越强。但是，如果这些因素中的任何一个接近零，流言就不可能产生。此后，其他研究者又在奥尔波特的原始公式中加入了主观因素，进而提出一个新的公式：R=i×a×1/c，其中“c”代表信息传播者的批判能力。[①] 批判能力越强，流言传播就越困难；相反，如果是一个没有批判能力的信息传播者，那流言就一定能够迅速地传播。

“非典”健康传播中，流言的盛行正是满足了上述的诸多条件。而最主要的因素仍是由于“非典”早期信息传播渠道的不通畅和信息的不透明所造成的外部环境的“不稳定性”和信息的极端“不确定性”。在“非典”的流言传播中，手机短信和网络是两个最主要的传播方式。与传统主流媒体的大众传播方式和面对面的人际传播方式相比，网络和手机短信既有其快捷的优点，又有其含混不清、语焉不详的缺点，而这种缺点无疑大大加深了事件在传播中的暧昧性，从而进一步激发了传播的欲望。在这种恶性循环中，流言越传越烈，越传越盛，终于酿成了大规模的社会恐慌与失序。

传播学理论认为，大众传媒对健康信息的报道具有“议题设置”的效果（McCombs & Show，1972）。特别是对于那些公众无法直接亲身体验的“非强制性接触（unobtrusiveness）议题”，则议题设置的效果更好。[②] 作为一场突如其来的健康危机，在“非典”流行的早期，人们对“非典”往往是“只闻其声、未见其形”，更多的是各种关于疾病的可怕传闻。对大多数人来说，“非典”是典型的“非强制性接触议题”。此时，大众传媒的议题设置效果将会非常显著。在“非典”早期，各地主流媒体“集体失语”的阶段，许多受众依据以往采集信息的经验，主动向媒体“求助”。以广州《南方都市报》为例，仅2月10日一天，报社就接到读者查询关于“非典”的热线电话2700多个，其中近半数读者指责报纸未对此事予以及时报道。[③] 然而令人痛惜的是，媒体未能适时地抓住这一“议题设置”的绝好时机，主动发布信息、引领公众舆论；而是选择了“沉默”，拱手让出了信息的发布权，丧失了在第一时间确保信息传播渠道通畅、确立大众传媒在健康传播中的威信的良机。从而，使流言占据了信息传播的舞台。这一教训是深刻的。

---

① 《流言止于……》，载《科技日报》2003年9月10日。

② 沃纳·赛佛林 / 小詹姆斯·坦卡德著（2000）：《传播理论起源、方法与应用》，华夏出版社，2000年。

③ 亦菲：《谣言止于媒体》，载《中国青年报》2003年2月14日。

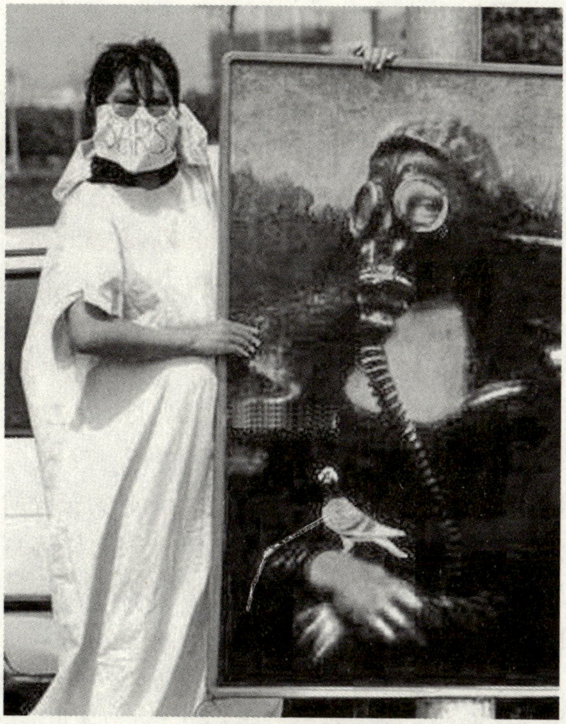

图 38：戴面具的蒙娜丽莎

分析大众传媒在有关“非典”的健康传播中一度所走的弯路，有两个显而易见的认识误区：一个是对流言的认识误区，对新技术背景下流言的传播效能缺乏足够的认识。没有认识到作为公共话语“负面表达”形式的流言，在特殊的条件下，具有极大的破坏作用。另一个是对宣传的认识误区，仍停留在“新闻、旧闻、不闻”的认识阶段，对新时代背景下公众获取信息渠道的多样性和复杂性缺乏足够的认识。“回顾我国媒体近二十年发展的历史，我们会发现，媒体与受众间的良性依赖关系没有很好地建立起来。往往是在某些重大事件发生，百姓很需要媒体提供信息或为其‘解惑’时，媒体处于一种‘不作为’状态，受众在我们的媒体上找不到他们想了解的信息；同样，百姓想知道政府对事件的态度时，也无从获悉。而媒体的这种‘不作为’状况持续的越久，越容易引起社会局部或整体的‘失控’。”[①] “不作为”的一个重要原因之一，是对流言传播的认识不够；只有对流言传播有了充分的认识，“不作为”的状态才有可能得到改观。危机事件的传播，是一场大众传媒与流言的赛跑，落后了同样要“挨打”。

① 陈绚：《中国媒体应避免“期待性沉默”》，载《国际新闻界》2003 年 2 期。

二、“战争”的建构

广东与北京的主流传媒在“非典”前期的报道中，经历了一系列共同的转变：从“集体失语”到“集体发声”，从“边缘突破”到“主流登场”。而引发这一系列转变的“拐点”，则是几次政府新闻发布会的召开：广东是2月11日由广州市政府和广东省卫生厅召开的新闻发布会，北京则是4月3日由时任卫生部部长张文康主持召开的第一次中外记者新闻发布会、以及4月20日由卫生部常务副部长高强主持召开的第三次中外记者新闻发布会。其中，又以北京的转变更富有戏剧性。

（一）媒体报道的“解禁”

北京主流媒体在“非典”前期的报道可大致分为三个阶段。第一阶段为3月27日之前。在此之前，北京的主流媒体上没有任何关于北京“非典”疫情的报道，媒体处于等待阶段。与媒体的等待相对应的，是政府部门的相关准备。按照我国传染病管理的相关规定，有关传染病信息的发布需事先经卫生部门审批。在3月6日解放军302医院向所在的北京市丰台区疾病预防控制中心通报了收治4例“非典”病人的“疫情通报”之后，北京市政府经过半个月的酝酿，于3月21日向卫生部报送了《关于发布我市非典型性肺炎疫情的函》。建议于3月24日18点30分在北京电视台“北京新闻”节目中发布有关北京市非典型肺炎的疫情信息，并于3月25日在《北京日报》、《北京晨报》、《北京青年报》、《北京晚报》发新闻通稿。[①] 这是北京市政府首次主动向卫生部提出“发布疫情信息”的请求。从后来的媒体报道来看，这一请求得到了卫生部原则上的同意，但在具体时间上又往后推延了两天。[②] 3月26日，北京市卫生局召开新闻发布会。[③] 次日（3月27日），《北京日报》率先予以报道，打破沉默。

第二阶段从3月27日至4月3日，主流媒体报道实现零的突破，但大规模报道仍没有开始，媒体处于观望阶段。这一阶段，大多数媒体仍然保持沉默。《北京日报》于3月27日报道了北京市卫生局的新闻发布会之后，便再也没有后续报道，仿佛此事已风平浪静。但疫情的蔓延并没有就此止步，一系列小道消息和流言通过网络、手机短信等方式迅速播散，恐慌情

---

① 北京市防治非典型肺炎工作大事记稿/5，242－6－1550。

② 注：《北京日报》对北京“非典”疫情的最早发布是在3月27日，比原定的3月25日延迟了2天。

③ 《本市输入性非典型肺炎得到有效控制》，载《北京日报》2003年3月27日，第3版。

绪开始在民众中滋生。3 月 31 日，《北京青年报》刊发报道《纱布口罩连日脱销》，进一步触动了民众的敏感神经。然而，主流媒体依然保持沉默。

终于，4 月 2 日，国务院总理温家宝主持召开国务院第三次常务会议，听取卫生部关于非典型肺炎防治工作的汇报。提出“近日由卫生部举行中外记者招待会，向社会公布疫情。”① 次日（4 月 3 日），国务院新闻办随即召开第一次中外记者新闻发布会，卫生部向社会通报了疫情。这次新闻发布会无疑是一个重要的信号，预示着媒体报道的初步“解禁”。新闻发布会通过电视直播在第一时间传递出去，并在 4 月 5 日的《人民日报》上全文登载。媒体以此为契机，开始了对“非典”的集体报道。

第三阶段从 4 月 3 日至 4 月 20 日，主流媒体报道较之此前有了明显的增加，但仍然时断时续，报道内容循规蹈矩，反复重申疫情的“有效控制”，与现实严重脱节。这一阶段，政府部门多次出面“辟谣”，对小道消息和流言进行回应。政府部门的多次“辟谣”，从一个侧面反映出这一时期小道消息的盛行。而小道消息的流传又与这一时期“媒体报道”与“现实危机”之间的巨大落差直接相关。4 月 6 日，卫生部和北京市卫生局联合举行新闻发布会。称：“北京非典型肺炎感染病例为 19 例”，② 较此前 3 月 31 日的统计增加了 7 例。然而，在此期间公众实际感受到的“非典”蔓延却要严重得多。4 月 5 日，北京大学人民医院收治第一例非典型肺炎患者，引发该院医护人员和密切接触者的大面积感染；4 月 12 日，北京佑安医院先后有 12 名医护人员被感染；4 月 16 日，武警北京总队医院内二科 28 岁的主治医师李晓红殉职…… 一系列活生生的事实，使公众对媒体的“乐观”报道失去了信任。这种最初针对媒体的信任危机，继而发展为针对一部分政府官员的不信任，并逐渐泛化为针对整个政府部门，直接威胁到政府部门的信誉和权威，从而促使政府部门、乃至中央不得不转变策略，重新对待“非典”疫情的公布。

4 月 20 日，中共中央决定：免去张文康卫生部党组书记、部长职务，免去孟学农北京市委副书记、市长职务。同日，新任命的卫生部常务副部长高强在第三次新闻发布会上重新宣布了全国和北京的“非典”疫情，同时将疫情通报由原来的五天一次改为每天一次。由此，媒体报道终于走出阴影，“非典”报道逐步走向透明、公开，一场新的媒体建构拉开了帷幕。

---

① 《温家宝主持召开国务院常务会议》，载《人民日报》2003 年 4 月 3 日，第 1 版。

② 《卫生部公布最新非典型肺炎感染病例为 1247 例》，载《人民日报》2003 年 4 月 7 日，第 2 版。

(二) 打一场抗击"非典"的人民"战争"

2003 年 4 月 29 日上午，一场名为"无非典社区竞赛"的活动在北京召开了隆重的启动仪式。这场由首都综合治理委员会和北京市公安局联合发起的社区竞赛活动拟在全市城镇社区中普遍推开。启动仪式上，主办者强调：开展这项活动的意义，就是"要广泛发动群众，形成覆盖全社区的防控网络，打一场抗击非典的人民战争。"① "人民战争"，成为"非典"防治中的新话语。

5 月，"非典"防治进入关键的巩固阶段。国家主席胡锦涛对北京防治"非典"工作做出指示，强调"打好五月防治非典的攻坚战"。② 5 月 9 日，北京市委书记刘淇在视察通州区"非典"防控工作时，再次强调"集中优势兵力、打一场重点区域的非典歼灭战。"③

无论是"打一场抗击非典的人民战争"，还是"攻坚战"、"歼灭战"，抑或是更为普遍使用的"抗击非典"、"战胜非典"、"特殊战斗"、"非常战士"等表达，都传递出一个共同的象征指向：战争。"非典"防治工作是一场"战争"，"非典"是人民的"敌人"。一场以"战争"为主题的社会建构和社会动员，在"非典"健康传播的后期阶段热烈地登场了。

1. 从白衣天使到白衣战士

对"战争"的建构，首先是媒体的作为。"非典"期间的大众传媒，从前一阶段到后一阶段发生了巨大的变化。前一阶段，大众传媒的"集体失语"使其不仅丧失了有效的社会建构功能、"武功全废"，而且拱手将这一空间让给了小道消息和流言。这使得大众传媒在丧失功能的同时，也丧失了信誉。后一阶段，摆在大众传媒面前的是两大要务：重新恢复其社会建构功能；重拾大众传媒在公众中的信誉。与此同时，同样的两个任务也摆在中国政府面前。于是，大众传媒顺理成章地被纳入国家意志的行为框架。大众传媒固有的报道分散、竞争无序等弊端，经过统一的国家意志的规范，变得高度组织化和有序化。一场以国家意志为主导，目标统一、步调一致的社会动员逐步展开。

社会动员的一个重要旨趣，在于广泛地调动社会资源，形成普遍、有

---

① 《不让"非典"进社区：全市开展无"非典"社区竞赛活动》，载《北京日报》2003 年 4 月 30 日，第 3 版。

② 《社论：奋战五月份，打好攻坚战》，载《北京日报》2003 年 5 月 10 日，第 1 版。

③ 《刘淇在通州区检查非典防控工作》，载《北京日报》2003 年 5 月 10 日，第 1 版。

效的社会参与。在社会动员的众多主题中，“战争”动员无疑是最有效的主题之一。通过对敌人的“恶”与人民的“善”的形象建构，诉诸深层的情感调动，是最常用、也最易奏效的方式。在这场人类与“非典”的战争中，危险的“非典”病毒无疑是罪恶的“元凶”和“敌人”，问题的关键在于谁代表“我们”和“牺牲”？大众传媒的目光不约而同地投向了与“敌人”距离最近的医务人员。

在 2003 年的“非典”防治中，医务人员首当其冲，付出了沉重的代价。据 2003 年 6 月 24 日卫生部新闻办公室的通报：截至 6 月 24 日 10 时，我国内地共累计报告非典型肺炎临床诊断病例 5326 例，其中医务人员累计 1002 例。占 18.8％。7 月 5 日，世界卫生组织宣布：“迄今全球共有 8439 人曾被‘非典’病毒感染，其中 20％是科学家和医务人员。”① 医务人员成为“非典”

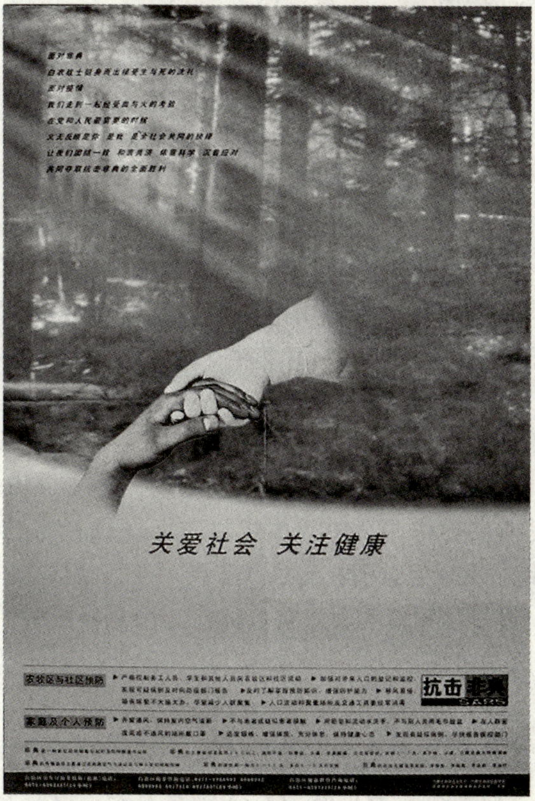

图 39：宣传画《抗击非典：关爱社会，关注健康》（内蒙古自治区卫生局制）

① 《世界卫生组织宣布：中国台湾地区从非典疫区名单上排除》，载《北京日报》2003 年 7 月 6 日，第 2 版。

防治中牺牲最大的群体之一。

在中国，医务人员素有“白衣天使”的美誉。然而，“天使”仅仅是对医务人员“善”的单方面表述，缺少与“恶”的较量，难以产生强烈的情感冲突。有效的手段是将医务人员的“善”转化为与“恶”抗争的力量，将“天使”转化为“战士”。白衣战士在“非典”防治一线的英勇牺牲，建构了一场“没有硝烟的战争”，而所有情感的现实源泉，就是白衣战士在危难之际无私奉献、舍生忘死的动人事迹。

“非典”来袭，人们本能地远离危险、保护自身。而医务人员出于崇高的职业操守，却必须挺身而出，挡在病魔与公众之间，用血肉之躯筑起一道生命的屏障。在各地的“非典”防治中，的确涌现出不少医务人员不顾个人生命安危、救死扶伤的感人事迹，可歌可泣、令人为之动容。在全国医务界中，第一位因为抢救“非典”患者而不幸感染、因公殉职的医务人员是广东省中医院二沙岛分院急诊科 47 岁的护士长叶欣；第二位殉职的是武警北京总队医院内二科 28 岁的主治医师李晓红；第三位殉职的是广东中山大学附属第三医院传染病科副主任、54 岁的主任医师邓练贤…… 当这些感人的事迹被媒体报道之后，在全社会引发了热烈的反响，有效地鼓舞了全社会防治“非典”的士气，发挥了良好的社会动员作用。人们纷纷向医务人员捐款捐物，以实际行动为防治“非典”出力。据统计，截至 5 月 30 日，全国各级民政、卫生部门、中国红十字会、中华慈善总会共接收“非典”防治的社会捐赠款物近 24.5 亿元，其中捐款 13.8 亿元，物资折款 10.7 亿元。①

随着 4 月 20 日北京“非典”疫情的公开，“非典”患者的数目直线上升，公众防治“非典”的信心受到挑战，社会动员进入严峻的时期。此时，国家意志再次发挥主导作用，中央提出以“弘扬民族精神”的主题迎战“非典”。4 月下旬，温家宝总理在北京“非典”疫情最严重的时候，曾经就“弘扬民族精神”有一段深情的表述被媒体广泛引用，成为“非典”健康传播中民族国家话语的典范：

> 中华民族几千年来多灾多难，但始终是压不垮的，愈挫愈勇，愈挫愈奋。我相信经历这场灾难之后，我们的人民会更加团结一心，我们的民族会更加坚强。……有着 5000 多年历史的中华民族是压不垮的。只要全国人民团结一致，同舟共济，共渡难关，我们就一定能够战胜“非典”这场重

① 《民政部通报社会捐赠接收分配情况》，载《人民日报》2003 年 5 月 31 日，第 2 版。

大灾害，把改革开放和现代化建设事业继续推向前进。

——摘自2003年4月26日《人民日报》[①]

在此后的报道中，大众传媒适时地将伟大的民族精神与白衣战士的形象结合起来，从而使得民族精神有了活生生的形象，不再是一句空话；而白衣战士的行为也不再是单纯的救死扶伤，而成了伟大的民族精神的化身。“敌人”、“战士”、“民族”、“危亡”等一系列“战争”话语的建构，将“非典”防治的社会动员推向一个新的高度。

然而，要真正实现全社会的动员，仅有民族精神与白衣战士的结合还是不够的，还必须完成民族国家话语从白衣战士到普通民众的转移。“团结一心、同舟共济、共渡难关，为国家走出‘非典’困境、实现振兴而努力”，是民族国家话语在“非典”防治过程中的精髓所在。媒体大力报道的“北京丰台区花乡农民用自己种的1500公斤青菜慰问医护人员”、“崇文区‘鞋垫大妈’将亲手做的100双鞋垫送给小汤山医院的医护工作者”、“石景山区80岁老夫妇将3000元积蓄捐献给抗非典医务人员”等普通民众点点滴滴支援“非典”防治的事迹正是适应了这一需要，集中体现了“同舟共济、共渡难关”的民族精神内涵，巧妙地实现了民族国家话语从白衣战士到普通民众的转移。

2. 公共话语：新的力量

随着上世纪90年代以来我国社会主义政治体制改革和社会主义民主建设的开展，公民的民主意识和权利意识得到了前所未有的增强。加之互联网等新媒体的崛起，使民间表达在具备了自主意愿的同时、也具备了手段上的可能性。以网络论坛、聊天室、个人博客为代表的虚拟公共领域和公共空间的形成，使民间表达拥有了自己的“大本营”。在2003年的“非典”健康传播中，网络（互联网）不仅作为一种新的传播技术和传播手段加入了健康传播的行列，而且以“言论集散地”的作用传递着民间的表达，扮演着社会公共领域和公共空间的角色。

“非典”前一阶段，“稳定”话语的强势存在，阻碍了信息的公开和透明，使公众的知情权受到了一定程度的妨碍。公众在信息不完整、不对称的情形下，无法做出准确的判断、采取正确的预防措施。为了获取更多、更全面的信息，公众一方面通过各种渠道表达渴望知情的强烈意愿，一方

① 《同舟共济，共渡难关——温家宝总理看望北大学生侧记》，载《人民日报》2003年4月27日，第1版。

面寻求新的信息来源。前者表现为民间表达的热烈，后者表现为流言、传言、甚至谣言的盛行，而以互联网为代表的虚拟公共空间成为两者的共同舞台。

在“非典”后一阶段，“打一场抗击非典的人民战争”成为国家意志的集中表述。在建构“人民战争”的过程中，国家（政府）是当然的主导者，不仅主动地将大众传媒纳入自身的行为框架，使其成为高度组织化的行为工具，担纲社会建构的主体；同时，对于前一阶段中因广泛的“负面表达”而造成严重社会破坏的公共话语，国家也着力予以引导和规范，促使其在建构“人民战争”的过程中发挥积极作用，实现从“负面表达”向“正面表达”的转化。

“非典”后一阶段，随着“信息公开”的实现，公众不再为无法知情而苦恼和困惑，“反思非典”成为民间表达的新主题。公众自发地反思“非典”的成因与教训、流言的形成与蔓延、以及种种在“非典”中暴露出来的公民道德的缺失等不良行为。反思的领域涉及政府、媒体、医疗机构、以及公众自身；反思的层面从道德到法制、从行为到观念、从国内到国外、从历史到今天…… 形成一股空前高涨的反思热潮。公众以这种独特的方式传递着民间的意见和观点，最大限度地实现着公共话语的表达。而这种公共话语的公开表达，本身就意味着社会民主的进步。曾经一度在网上广泛流行的“非典民谣”，风趣、幽默、调侃，却又直抒胸臆、表达民情，堪称佳作。

网上流行的“非典民谣”

《吴仪·无疫》：SARS病起，粤港传疾；处置失当，全国危及；主席揪心，总理情急；危难之时，授命吴仪；号令九州，集资百亿；全国齐心，全民协力；有疑就隔，确诊就医；人人行动，奋战五一；吴仪吴仪，无疫无疫；有了吴仪，定能无疫；吴仪吴仪，无疫无疫；无疫无疑，无疑无疫。

——摘自“非典民谣”[①]

从白衣天使到白衣战士，从救死扶伤到民族国家，从情感调动到行为动员，从对大众传媒的组织、运用，到对公共话语的引导、规范，在“非典”后一阶段，以国家“有计划、有步骤、有组织的防治行为”为特征的“非典”防控工作，实际上已经演变为一场以国家意志为导向的全民社会动

---

① 绿网SARS专题，非典民谣http：//www.green-web.org/zt/sars/s_minyao.htm；《民谣折射民意》，载新加坡《联合早报》2003年5月8日。

员。在这场广泛的社会动员中，“战争”话语的建构成为至关重要的一环。在大众传媒与公共话语的共同参与下，一场抗击“非典”的人民战争逐步建构起来。

第二节　多元话语与媒体报道：“非典”健康传播的社会参与

无论从信息传播角度、还是从疫病防治角度来看，“非典”的健康传播都可以分为前、后两个鲜明不同的阶段。在前一个阶段，以“流言”为主体的公共话语在大众传媒缺位、信息极度不对称的情况下，建构出一个恐慌、混乱的社会氛围，凸显出公共话语“负面表达”的危害。而后一个阶段，由于国家权力的强势介入，将大众传媒的社会建构与公共话语的表达纳入国家意志的行为框架，建构起一场以“战争”为主题、具有高度组织化和规范化程度的社会动员。前后阶段的巨大差异，首先源于传播环境的改变。而“非典”期间多元话语的存在和相互作用，成为最终触发这一巨变的内在机制。

一、非典时期的多元话语

前文所述国内主流大众传媒有关“非典”报道的转变过程、媒体报道的“解禁”、小道消息大行其道、政府部门的“辟谣”等，清晰地显示出多元话语的存在。事实上，在这场有关“非典”的健康传播中，话语的多元性是一个显著的特征。从话语类型上看，粗略地说，至少包括政治话语、公共话语、全球治理话语、民族国家话语等多种话语类型。

1. 稳定、稳定、再稳定

对于新闻报道的“新”与“旧”，毛泽东曾经有一个关于“新闻、旧闻、不闻”的观点，认为：报纸除了及时报道的“新闻”之外，还有些暂时不宜发表的消息，过些时候再发表，这就是“旧闻”；而另外还有一些消息是不能发表的，也就成了“不闻”。毛泽东的这一新闻观形成于战争时期，在当时特殊的环境下发挥了重要的指导作用。

上世纪 80 年代末，中国的改革开放在经历了十年的飞速发展之后，进入平稳时期。我国社会主义初级阶段经济发展“三步走的战略目标”能否如期实现，取决于接下来的关键十年。与此同时，国际社会风云变化，苏联、东欧相继解体，国际社会主义阵营严重萎缩。面对国内、国际的严峻形势，邓小平果断地提出了“稳定压倒一切”的战略口号。1989年2月，邓小平在一次讲话中指出：“中国的问题，压倒一切的是需要稳定。没有稳定的环境，什么都搞不成。”1990年12月，邓小平再次强调：“我不止一次讲过，稳定压倒一切。”①

一个是“新闻、旧闻、不闻”，一个是“稳定压倒一切”，分别由新中国两代中央领导人在不同的历史时期和时代背景下提出的这两个论点在内在本质上具有一定的相似性，都将“有利于稳定”作为行动的基本出发点。党的第三代中央领导集体产生后，将“改革”、“发展”、“稳定”作为我国改革开放和社会主义现代化建设事业三个有机统一的组成部分进行考虑：稳定是前提，改革是动力，发展是目标。“稳定”的重要意义再次得到强调。在这种背景下，无论是政府工作、还是媒体报道，都自然而然地将“稳定”作为行动的首要指南。

以广东的“非典”报道为例。2月11日，广州市政府和广东省卫生厅相继召开新闻发布会，向外界公布了广东的“非典”疫情。同时，也开启了广东媒体“非典”报道的闸门。从2月11日～2月20日，广州三大报《南方日报》、《广州日报》和《羊城晚报》，以及各属子报《南方都市报》、《新快报》和《信息时报》，10天内共发表各类稿件603篇，平均每天发稿60篇以上。② 其中不乏及时、客观的优秀之作。2月12日，经历了前期恐慌的广州市民心理上已经变得非常脆弱，在传言的鼓动下，许多不明真相的市民再次卷入了大规模抢购大米和食盐的社会纷乱。2月13日，《广州日报》头版大篇幅刊登报道《盐荒米荒纯属无稽之谈——今起广州将严厉打击哄抬物价行为，政府正告不法之徒造谣惑众必受严惩》，报纸上摊后在数小时内全部卖光，不得不加印20万份。其头版被群众自发地张贴在粮店、杂货铺等公共场所，极大地稳定了市民的情绪。③

然而，在众多报道中也有一些报道并未能客观地反映实际情况，而是一味地追求表面上的“稳定”。翻开当时的报纸，仅从一些报道的标题上即可看出这种显而易见的“稳定”话语，如：《非典型肺炎得到控制》（2月12日《南方日报》）、《非典型肺炎可防可治可控》（2月14日《羊城晚报》）、《病原体毒力正在减低》（2月15日《南方都市报》）等。这些报道的首要用

---

① 《中共党史上的80句口号（72）：“稳定压倒一切”》，人民网http：//www.people.com.cn/GB/shizheng/252/5303/5304/20010626/497648.html。

② 蔡铭泽、何又华：《羊城十日观报记——广州三大报“非典型肺炎”事件报道评析》，载《中国记者》2003年4月。

③ 杜骏飞：《流言止于传媒的公信——透析“非典型肺炎事件”中的传媒危机》，载《新闻记者》2003年3期。

意显然不在于“传递信息”、而在于“稳定市民情绪”。

而事实上，仅就广东省卫生部门后来公布的病例统计数字来看，在2月中旬宣称“疫情已经得到控制”显然是过于乐观了。3月26日，世界卫生组织首次获得并公布来自中国卫生部的截至2月28日的中国非典型肺炎病例数和死亡数。这两个数字全部来自广东，分别为病例792例，死亡31例。这意味着，在2月份的后半个月里，广东新增病例487例，比前三个月的总和还要多180多例。① 而媒体在“稳定”导向下做出的失之公允的报道，非但没能实现“维护稳定”、“维护大局”的初衷，反而引发了更大的信息混乱，各种小道消息大行其道，并最终导致了媒体的信任危机。

广东“非典”危机之后，紧接着，北京成为新的“非典”重灾区。3月底，北京决定向外界公布“非典”疫情。北京市政府于3月24日召开非典型肺炎控制工作紧急会议。市长孟学农要求各部门、各单位做好新闻宣传工作，把握舆论导向主动权，并在会后发放了《控制和预防非典型肺炎的宣传提纲》。当天下午，这份《宣传提纲》就传达到了全市市直机关各单位的100多位机关党组负责人手中。② 从日后北京市政府和北京市卫生局的多次公开表态分析，这份《宣传提纲》中要求的舆论导向应该就是“北京输入性非典型肺炎得到有效控制”、“病源没有向社会扩散”等日后被媒体反复提及的内容。在这一宣传导向的带动下，一系列以放弃“信息公开、信息透明”为代价，单纯追求“稳定”的做法出现了。

在2003年北京的“非典”危机中，有两所医院损失最为惨重：医护人员在不知情的情况下大面积感染，甚至以身殉职；院内病人严重交叉感染，医院成为传播和滋生疫病的温床；最终两所医院被迫停诊、隔离。这两所医院，就是北京大学人民医院和北京中医药大学东直门医院。据事后回顾，北京中医药大学东直门医院在3月16日收治了该院第一例非典型肺炎患者李某。该患者收治后不久，病情即发生恶化，体温增高、呼吸衰竭、心脏停跳。经过仔细询问，患者家属终于承认患者此前曾经去香港探亲。在当时的媒体上，只有广东、香港的“非典”疫情报道，尚且没有北京“非典”的报道，谁也不会想到北京已经有了“非典”病例。然而，为了谨慎起见，医院仍然将该患者的情况向所在的北京市东城区疾控中心做了汇报。《财经》杂志记者在事后的采访中追问了当晚的情形，在报道中这样写道：

医院立即通知了东城区疾控中心和北京市疾控中心。当晚，曾有这样

① 《广东：教训知多少（一）》，载《SARS调查》，《财经》出版社，2003年。

② 北京市防治非典型肺炎工作大事记稿/5，242-6-1550。

健康传播

一组私下的对话：

问："北京难道也有'非典'？"

答："你想听真话还是假话？"

问："真话是什么？"

答："你们遇到的是第二例确诊病例。"

随后，医护人员被告知："保密、保密、再保密！"

——摘自《北京东直门医院首当其冲遭遇感染内幕》①

事实上，早在半个月前的3月1日，解放军301医院就已经收治了北京首例"非典"患者和其他3名被感染的家属，后转入解放军302医院。3月5日，患者的父亲死亡；15日，患者的母亲死亡；并有多名医护人员感染。应该说，此时北京存在"非典"患者的事实已经非常明确。然而，由于媒体的"集体失语"，新闻成了"旧闻"、甚至"不闻"。而面对"非典"突袭的生死关头，"保密、保密、再保密"的关照更是耐人寻味。

3月20日，东直门医院的首例"非典"患者不治身亡。然而，危险已经开始蔓延。截至3月底，这一条传播链上共有16位医护人员感染。据北京市疾控中心专业人员事后发表在《中华流行病学杂志》上的论文透露：始于3月16日的李某一链，共传染73人。② 4月19日，东直门医院急诊科35岁的医生段力军因感染"非典"，抢救无效殉职。4月28日，东直门医院因疫情严重而被隔离。

类似的情形也发生在北京大学人民医院。4月5日，人民医院接诊了第一位"非典"患者。此时，媒体上已经有了关于北京"非典"的报道，但大多数报道的内容都是"北京输入性非典型肺炎得到有效控制"、"病源没有向社会扩散"等乐观的消息，其他有关"非典"防治手段的报道内容少之又少。严重的信息匮乏，使人民医院的医护人员面对"非典"的突然到来，猝不及防，甚至不知道该怎样有效防护。4月11日，卫生部召集北京市各大医院的院长开会，在会上人民医院院长吕厚山才第一次听说原来预防"非典"传播是需要穿隔离服、戴面具的，这使他大为吃惊。"那个时候我们再去买，就什么都买不到了。甚至我们想自己做（防护服），结果连白布都买不到了。"③

---

① 《北京东直门医院首当其冲遭遇感染内幕》，载中国经济史论坛，转载自《财经》杂志，2003年。

② 同上

③ 《非典突袭人民医院》，中央电视台《新闻调查》，2003年5月。

从4月5日医院收治第一例“非典”患者到4月24日医院被整体隔离，短短19天里，人民医院共有76位医护人员被感染。在医院被隔离封闭后，又有17位医护人员感染，共计93人（包括临时工、保洁员、进修医生、研究生和行政干部）。[①] 其中急诊科副主任丁秀兰、急诊科护士王晶先后殉职。

信息的不公开、不透明、不及时，使东直门医院和人民医院的医护人员付出了沉重代价的同时，也使更多不知情的公众在防备不足的情况下卷入了一场生死危机。公众开始恐慌，人们不敢去医院看病、不敢外出，上街戴口罩、出门戴手套，疯狂抢购药物和生活用品……在政府信息发布严重匮乏的情况下，人们转而向网络寻求满足，大量鱼龙混杂、良莠不齐的信息充斥坊间，使原本混沌不清的信息变得更加难以捉摸……公众的恐慌不断加剧，社会陷入恶性循环。以“维护稳定”为出发点的媒体策略，以及在信息公开方面“保密、保密、再保密”的做法，事与愿违地使社会走向了“稳定”的反面。

所幸的是，“稳定”话语仅仅在北京“非典”早期持续了一段时间之后，便及时“刹车”、得到了纠正，以“把人民群众身体健康和生命安全放在第一位”为代表的新话语迅速取代“稳定”话语，占据了“非典”健康传播的话语主流。新话语背景下的媒体报道和信息公开终于遏制了社会秩序的“滑坡”，使社会真正朝着“稳定”的方向迈进。

2. “非典”与世界

“非典”与世界的关系，在“非典”防治过程中集中地体现为“中国政府”与“世界卫生组织”之间的关系。作为中国与世界之间在公共健康领域的纽带，世界卫生组织对中国“非典”防治的介入，显示了“全球治理话语”的影响。这一影响在“非典”的健康传播的前后两个阶段，呈现出截然不同的作用指向。

在北京“非典”防治的早期，除了来自国内公众信任危机的压力之外，促使政府部门、乃至中央转变策略的另一个因素来自于国际社会的影响。4月3日，国务院新闻办公室召开第一次中外记者新闻发布会，时任卫生部部长张文康向社会通报了全国和北京的“非典”疫情：

> 截至3月31日，我国内地共累计报告非典型肺炎发病1190例，主要集中在广东省的部分地区，有1153例。……北京发现12例输入性病例，死亡

① 赵小剑：《北京人民医院大规模感染调查》，载《财经》杂志，2003年。

3 例。……病源没有向社会扩散，也没有发现原发性病例。

——摘自 4 月 3 日国务院新闻办第一次中外记者新闻发布会[1]

新闻发布会在第一时间通过中央电视台现场直播，得以广泛传递。新闻发布会中有关北京“非典”疫情的数字引起了解放军 301 医院一位退休医生的强烈质疑。早在 3 月初，这位解放军 301 医院的“前任外科主任”就听说有一位曾来过 301 医院就诊的病人，几天后转到 302 医院，传染了一批医生、护士。这个病人被确诊为非典型肺炎。并且得知 301 医院的肝胆科、脑外科、呼吸科开始不断出现被感染的病人。当时，全军“非典”防治中心设在 309 医院。3 月底的一天，他给 309 医院打电话，询问一位住在该院的老同学的病情，意外地得知“包括确认和疑似病人，309 医院已有 40 个病人感染‘非典’，6 人已经死亡。”隔了一天，这组数字迅速上升为 60 个病人，7 人死亡。而此时，302 医院也已经有 40 个“非典”病人。两家医院的“非典”病人加在一起，总数达到 100 人。[2]

几天后，国务院新闻办就召开了第一次中外记者新闻发布会。然而，新闻发布会上公布的北京“非典”病人数字与这位“301 医院前任外科主任”所了解的情况大相径庭。4 月 4 日当晚，他致信 CCTV-4 和凤凰卫视。信中说：

昨天，中国卫生部长在新闻发布会上说中国政府已经十分认真地对待了 SARS 的问题，目前该病已经得到了控制。后来他提供的数字说，北京有 12 例 SARS，死亡 3 例，我看了后简直不敢相信。……我看了新闻后就打电话向 309 医院的同道咨询，他们也看了新闻，说张所说的完全不符合事实，309 医院已经收治了近 40 例 SARS 病人，到昨天已有 6 人死亡。……

——摘自《三联生活周刊》[3]

信件引发了海外媒体的剧烈震荡，并导致一系列连锁反应。4 月 8 日，美国《华尔街日报》最先做出反应。同一天稍晚，美国《时代》周刊（TIME）也进行了采访。当晚，一篇题为《Beijing's SARS Attack（北京的 SARS 袭击）》的文章发表在《时代》周刊网站上，并迅速被翻译成中文

① 《卫生部长张文康就非典型肺炎防治情况答记者问》，载《人民日报》2003 年 4 月 5 日，第 2 版。

② 李菁：《蒋彦永：人民利益高于一切》，载《三联生活周刊》2003 年 6 月 9 日。

③ 《蒋彦永致 CCTV-4 和凤凰卫视的信》，载《三联生活周刊》2003 年 23 期，29 页。

在网上流传。此后，事态的进展发生了戏剧性的转变。

4月9日，国务院副总理吴仪在中南海会见了世界卫生组织驻华代表贝汉卫。强调："经过中央和地方政府以及广大医务工作者的共同努力，非典型肺炎在我国已经得到有效遏制，发病人数明显减少，治愈出院人数不断增加。在世界卫生组织的支持和帮助下，中国政府完全有信心、有能力控制并消除非典型肺炎。"[①] 然而，恰恰就在同一天，世界卫生组织代表却在北京举行新闻发布会，公开批评了北京的疫情报告系统，提出重新调查非典型肺炎疫情是否在中国得到有效控制。[②] 4月11日，世界卫生组织重新将中国北京列入非典型肺炎感染地区名单，并在其官方网站上公布。这一冲突表明中国政府在国际社会的信誉受到了严峻的挑战，而这显然是新一届中国政府不愿看到的，对于未来中国的国际形象和在国际社会的发展都极为不利。

国内公众和国际社会的双重信任危机，终于促使中央重新审视"非典"的疫情发布。4月17日，在中共中央政治局常务会议上，中共中央总书记胡锦涛首次明确指示"要准确掌握疫情，如实报告并定期对社会公布，不得缓报、瞒报。"[③] 次日，国务院总理温家宝在视察北京市的大、中、小学和幼儿园时，再次重申"要以对人民高度负责的态度，及时发现、报告和公布疫情，决不允许缓报、漏报和瞒报。"[④] 这两次重要讲话传递出中央的态度，显示出中央对以往"非典"疫情发布的不满，新的变化即将发生。

4月20日，中共中央做出重大人事调整，罢免了防治"非典"不力的卫生部部长张文康和北京市市长孟学农。国务院新闻办于同日举行第三次中外记者新闻发布会，重新公布了全国和北京的"非典"疫情：

> 截至4月18日，我国内地共累计报告非典型肺炎病例1807例，其中北京339例，此外北京还收治疑似病例402例。……同时，要严格疫情报告制度，所有医疗机构都要加强疫情的监测，及时准确地核实疫情，如实上报政府有关部门，绝不允许缓报、瞒报和漏报。
>
> ——摘自4月20日国务院新闻办第三次中外记者新闻发布会[⑤]

---

① 《中国政府有信心有能力控制并消除疫情》，载《人民日报》2003年4月10日，第2版。

② 《SARS反思、信息公开，瞒报去职、毋庸置疑》，载《经济观察报》2003年6月9日，第4版。

③ 《中共中央政治局常务委员会召开会议，研究进一步加强非典型肺炎防治工作》，载《人民日报》2003年4月18日，第1版。

④ 《温家宝到北京市大中小学和幼儿园检查非典型肺炎防治工作》，载《人民日报》2003年4月19日，第1版。

⑤ 《国务院新闻办公室举行新闻发布会，卫生部常务副部长高强等就非典型肺炎防治情况答记者问》，载《人民日报》2003年4月21日，第2版。

中央在疫情通报领域的工作转变和勇于自我批评的态度表现出一个负责任的大国政府在危机面前应有的作为，不仅得到了国内公众的认可，也受到了国际社会的欢迎。4月20日当晚，世界卫生组织驻华代表贝汉卫接受新华社记者采访时表示："很高兴看到中国政府采取的行动，世卫组织非常愿意支持中国应对'非典'。"[①] 在经历了前一阶段的冲突与磨合之后，中国政府与世界卫生组织之间在"非典"防治的后期阶段找到了某种和谐，世界卫生组织一改原先的不信任态度，转而积极支持中国的"非典"防治工作。

"非典"与世界的另一层关系，集中地表现为"非典"作为一种"全球化疾病"对世界带来的影响，以及世界对"非典"危机的集体应对。据世界卫生组织统计，在2003年的"非典"危机中，全球30多个国家和地区的8400多人曾被"非典"病毒感染，800多人因病死亡。[②] "非典"，成为一场名副其实的"全球化"疾病。

"非典"的全球化特征主要表现在两个方面。首先，是疾病危害的全球化。非典型肺炎，又称SARS。2003年3月，世界卫生组织在东南亚地区负责传染病防治工作的意大利医生卡洛·乌尔巴尼和他的同事，根据越南河内2月下旬出现的严重疫情，意识到近段时间在东南亚出现的这种新型疾病，很可能是一种前所未有的恶性传染病。乌尔巴尼建议世界卫生组织向全球发出疫情紧急警报，并将这种新出现的疾病称为"严重急性呼吸系统综合征"（即SARS）。三天后，世界卫生组织向全球发出健康预警。又过了三天，世界卫生组织再次向全球发布"旅行警告"，并将卡洛·乌尔巴尼医生命名的疫病正式确定为SARS。[③]

事实上，有关SARS的起源问题，在当时就有"中国传染源"一说，认为中国是最早出现SARS的国家。考虑到当今世界传染病流行的全球化特征，明确SARS的起源，对于在全球范围内开展SARS防治，无疑具有重要的意义。作为一个对世界负责任的大国，中国政府主动邀请世界卫生组织前来调查。3月23日，一个包括流行病学、微生物学、病毒学和呼吸病毒学专家的世界卫生组织国际专家组应中国卫生部的要求到达北京，协

---

① 《世卫组织说，中国非典疫情通报取得很大进步》，载《北京日报》2003年4月21日，第4版。

② 《世界卫生组织宣布：中国台湾地区从非典疫区名单上排除》，载《北京日报》2003年7月6日，第2版。

③ 《在科学的旗帜下：中外SARS防治科研攻关启示录》，载《人民日报》2003年5月9日，第8版。

助调查2月中旬始于亚洲的SARS爆发和上年11月始于广东省的“非典”之间可能存在的联系。3月27日，世界卫生组织首次公布疫区名单。其中不仅包括中国的广东、北京、山西、香港、台湾，还包括新加坡、越南河内和加拿大多伦多。①

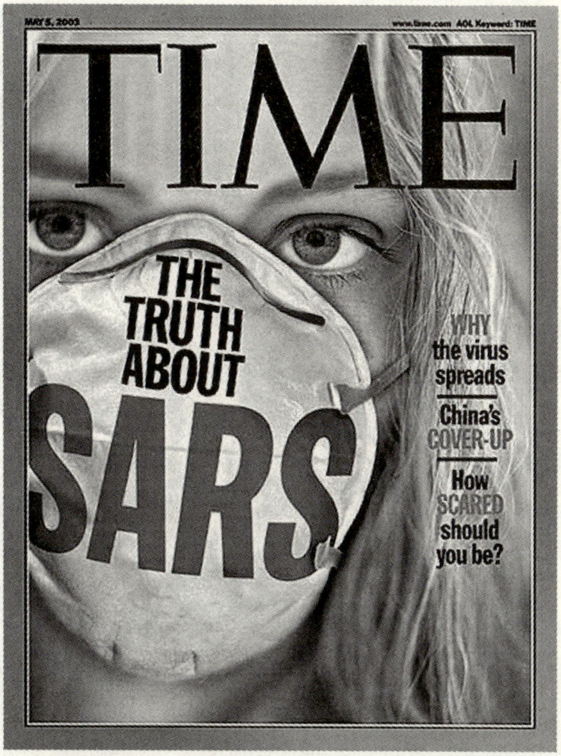

图40：2003年5月美国《时代周刊》封面

在随后的一个多月里，SARS在全球范围内悄然蔓延。4月11日，全球有19个国家和地区向世界卫生组织申报了非典型肺炎病例。② 5月7日，这一数字迅速攀升：全球有32个国家和地区发现了“非典”和疑似“非典”患者。③ 美国《时代周刊》在2003年5月连续两期以SARS作为封面图片，其中一幅是一位戴着口罩的年轻女性的面部特写，两只眼睛充满了惊恐；整幅图片的正中是一个大大的白色口罩，上面用红色的字母写着“SARS”。另一幅是一面五星红旗，然而在五星红旗的底部却隐隐透视出一名患者的肺部X光影像，图片的下方写着“SARS NATION”（SARS国家）。这两幅带有明显政治隐喻的图片，显示了以《时代周刊》为代表的美国主流社会对发生在中国的SARS疫情、以及由此带来的世界影响的“美国式”解读，但同时也从另一个侧面显示出SARS的全球化特征。

“非典”的全球化特征，还表现在疾病防治的全球化。其中，又包括“非典”疫情信息的公开和“非典”的科研攻关。作为一种具有潜在的全球化传播特征的传染性疾病，“非典”的疫情信息公开不仅关系到某一国家内

① 《财经·SARS专刊》(1)，2003年，30页。
② 《全球共有“非典”2781例》，载《北京日报》2003年4月13日，第4版。
③ 《世卫组织说，中国抗击非典经验有重要借鉴作用》，载《人民日报》2003年5月9日，第3版。

部的疫病防治，也同样影响到全球整体的疫病防治工作。因此，从一开始，世界卫生组织就非常重视各国的疫情信息公开和信息透明。在这一方面，中国走过了一段弯路，但很快便得以纠正，赢得了国际社会的欢迎和支持。在“地球村”的梦想日益成为现实的今天，只有充分理解疫病的全球化传播特征，充分认识国家和世界的关系，才能在纷繁复杂的疫病健康传播中把握主动。

世界防治“非典”离不开中国，中国防治“非典”也离不开世界。在2003年的“非典”危机中，世界多个国家的科学家共同开展研究，攻克“非典”病毒。2003年3月17日，世界卫生组织建立了一个由全世界11个最主要实验室组成的全球网络，协作攻关，开展有关SARS病原鉴定的合作工作。后来，这一组织的成员国增加到13个。[①] 疾病是人类共同的敌人，传染病更是如此。从全球的整体视野来看，健康传播的推进单靠一个国家、一个地区的力量是不够的。只有充分开展国际交流与合作，才是有效的途径。

二、健康传播的社会参与：一种媒体解读的视角

话语的多元性是“非典”的健康传播的显著特征。这种多元话语之间的彼此交错、盘根错节，强势话语与弱势话语之间的轮替、更迭，以及多重话语的博弈等，在大众传媒的“非典”报道中得到了集中的体现，使得“非典”时期的大众传媒报道呈现出复杂的媒体话语特征。从具体的文字表述上看，“非典”健康传播中的媒体话语大致包含以下七种：

(1) 稳定话语；
(2) 把保护人民群众身体健康和生命安全放在第一位；
(3) 国际合作与国际支持；
(4) 团结一心、同舟共济、共渡难关；
(5) 反恐慌、反流言、反不道德行为；
(6) 依靠科学，防治“非典”；
(7) 一手抓防治“非典”，一手抓经济建设。

本节以《人民日报》和《北京日报》中涉及北京“非典”的相关报道为研究对象，采用定量分析与定性分析相结合的方法，考查主流大众传媒

---

① 《危难中，世界与我们携手》，载《人民日报》2003年5月25日，第4版。

在“非典”健康传播中的话语呈现，以及媒体话语在“非典”不同阶段的起伏与流变。

（一）研究方法

地域选择： 2003年的“非典”危机，广东和北京是两个最主要的疫区。2003年3月之前的“非典”疫情以广东为主，3月～6月底的“非典”疫情以北京为主。相比较于广东，北京的“非典”疫情爆发得更为集中、更为猛烈，因此更适合于研究分析。同时，北京又是我国的首都、国家政治文化中心，多元话语在这里交汇、融合，这在一定程度上促成了与“非典”健康传播中多元话语的互动。因此，本研究选择北京作为研究地。

时间选择： 本研究的时间范围选择从2003年3月1日～6月25日，重点研究北京“非典”。3月1日，北京出现第一例非典型肺炎患者，从而拉开了北京“非典”的序幕；6月25日，世界卫生组织宣布对北京“双解除”，意味着北京（乃至中国）的“非典”防治取得了阶段性的重大胜利。因此，从3月1日～6月25日的时间范围，基本涵盖了北京“非典”危机从初起、发展、演变，到最终结束的全过程。

媒体选择： 本研究选择《人民日报》和《北京日报》作为目标媒体。《人民日报》为中共中央机关报，属国家一级媒体，具有显著的权威性，对“非典”的报道代表国家政府的主流话语；《北京日报》作为中共北京市委机关报，属地方一级媒体，代表地方政府在“非典”防治中的主流话语。由于2003年3月之后，北京成为全国“非典”的主要疫区，且作为首都、具有特殊的重要性，因此《人民日报》在3月之后的“非典”报道基本上以北京为主，只有少量涉及外地的内容。

样本选择： 本研究将目标媒体上、在研究时间范围内、所有与北京“非典”相关的报道均作为研究样本，进行分析。主要包括：（1）北京本埠的“非典”报道。（2）国家领导人有关“非典”防治的报道，虽然部分报道的地点不在北京，也同样选取。如《温家宝在泰国参加“中国—东盟领导人关于非典型肺炎特别会议”时的讲话》的报道等。（3）世界卫生组织有关全球“非典”的疫情通报和有关中国“非典”的决定。在选择样本时，如果报道内容单纯涉及“外埠非典”或“国外非典”，则不在选择之列。做这样的筛选，只是为了更加集中地以北京“非典”为研究对象，分析多元话语在北京“非典”防治中的表现和动态变迁，排除不必要的干扰因素。本研究中，对所选择的样本依据不同的话语内容分别划归7个话语主题。如果在同一篇报道中出现多个话语主题，则选择最重要的一个。

（二）研究结果之一：媒体报道的分布

从总体上看，3 月 1 日～6 月 25 日期间，《人民日报》共有涉及北京“非典”的相关报道 439 篇，《北京日报》647 篇。按时间分布，《人民日报》分别为 3 月 0 篇、4 月 133 篇、5 月 252 篇、6 月 54 篇，高峰期集中在 4、5 两月，又以 5 月居多，6 月报道锐减。《北京日报》则分别为 3 月 1 篇、4 月 172 篇、5 月 325 篇、6 月 149 篇，基本情形与《人民日报》相似，6 月下降平稳。（见表 7.2）

表 7.2：《人民日报》与《北京日报》各自“非典”相关报道之数量按时间分布（篇）

	3月	4月	5月	6月	合计
《人民日报》	0	133	252	54	439
《北京日报》	1	172	325	149	647
合计	1	305	577	203	1086

如果将《人民日报》与《北京日报》在 3 月 1 日～6 月 25 日期间的“非典”相关报道予以合并，则总报道篇数为 1086 篇。按照每 5 天为一基本单位分别统计，得到如下变化曲线。（见示意图 7.1）

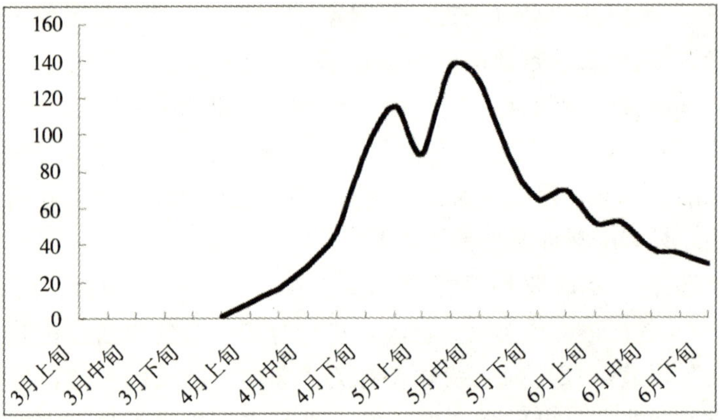

示意图 7.1：《人民日报》与《北京日报》总计“非典”相关报道之数量（按时间分布）

从变化曲线上看，除 3 月份只有 1 篇报道，忽略不计之外，从 4 月～6 月《人民日报》与《北京日报》两报有关北京“非典”的报道数量基本呈现“正态分布”。仅在 5 月份的前 5 天出现一次低谷，随后很快回升。分析原因：首先，5 月 1 日～5 日，适逢“五・一”假日，虽然 2003 年取消了“五・一”黄金周，但“五・一”劳动节的 3 天法定假期仍然保留，假日期间的报道相对平日减少。其次，5 月 1 日～5 日期间，以“五一劳动节”和

"五四青年节"为契机，全国（包括北京市）集中表彰了一批在"非典"防治工作中涌现出来的先进单位和先进个人，授予（或追授）"五一劳动奖章"、"五四青年奖章"等荣誉，并在媒体上全文公布获奖单位和获奖个人的名单，占据了相当的篇幅。从而，使得这一时期的报道数量略为下降。但总体看来，4月～6月两报有关北京"非典"的报道高峰仍然出现在5月，并在5月上中旬达到最高峰。

（三）研究结果之二：媒体话语的呈现

从媒体报道的话语呈现来看，7种不同话语主题的报道数量，随时间变化表现出不同的分布特征：(1)"稳定"话语，主要出现在4月北京"非典"的中、前期，进入5月之后便不见踪迹。(2)"把保护人民群众身体健康和生命安全放在第一位"的话语主题，主要出现在4、5两个月，其中又以4月为主。(3)"国际合作与国际支持"话语，是各类话语主题中分布最平均的一个，在4、5、6三个月中呈现均匀变化，以5月略多。(4)"民族国家"话语，在各个月份中的分布起伏较大，5月份出现最高峰129篇报道，占5月份各类报道总和的22%。(5)"反恐慌、反流言、反不道德行为"话语，主要出现在4月，之后日渐减少。(6)"科学防治非典"话语，起于4月，盛行于5月。(7)"一手抓防治非典，一手抓经济建设"话语从5月开始出现，并在5、6两个月始终保持强势水平。

从各个月份的话语主题分布情况来看，4月份以第（1）、（2）、（5）话语主题为多见，特别是第（1）、（2）话语主题，在此后的出现频次较少。5月份以第（3）、（4）、（6）、（7）话语主题为多见，其中又以第（3）、（6）话语主题表现强势。6月份突出地以第（7）话语主题独占优势，其他话语主题渐趋减少。

表7.3：《人民日报》与《北京日报》总计"非典"相关报道之话语主题按时间分布（篇）

媒体话语主题	3月	4月	5月	6月	合计
(1) 稳定话语	1	20	0	0	21
(2) 把保护人民群众身体健康和生命安全放在第一位	0	49	13	1	63
(3) 国际合作与国际支持	0	16	30	26	72
(4) 民族国家话语（团结一心、同舟共济、共渡难关）	0	50	129	23	202
(5) 反恐慌、反流言、反不道德行为	0	29	20	3	52
(6) 科学防治话语（依靠科学，防治非典）	0	13	40	6	59
(7) 一手抓防治非典，一手抓经济建设	0	0	53	40	93

（四）研究结果之三：媒体话语的起伏与流变

将各类不同话语主题的媒体报道，按照每5天为一基本单位分别进行数量统计，则可得到每一种话语主题的媒体报道数量按时间分布的曲线。然后，将由此得到的 7 条曲线与图 1 曲线比较，综合得到如下诸图。

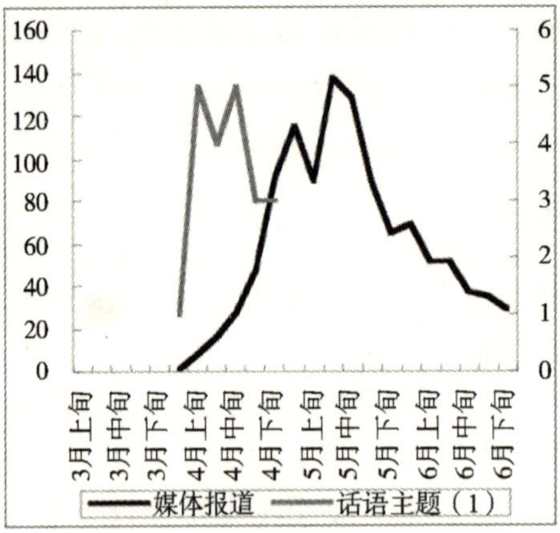

示意图 7.2：媒体报道与话语主题 1 走势比较

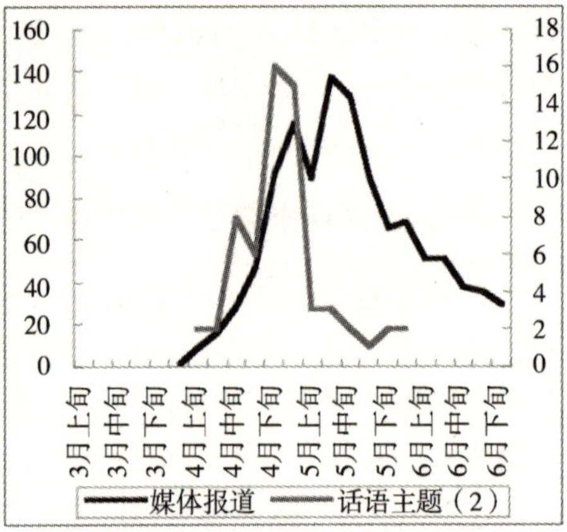

示意图 7.3：媒体报道与话语主题 2 走势比较

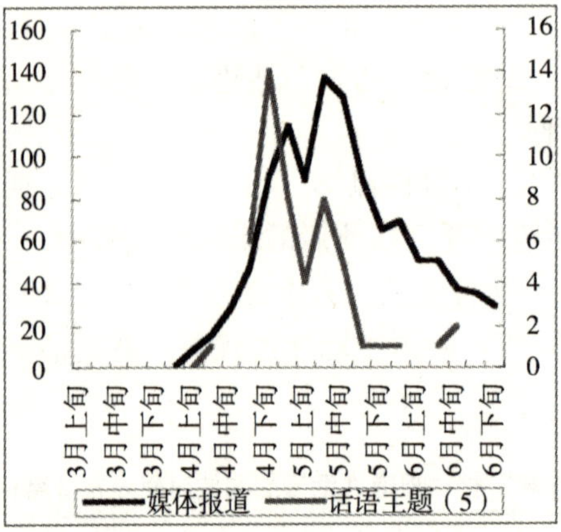

示意图 7.4：媒体报道与话语主题 5 走势比较

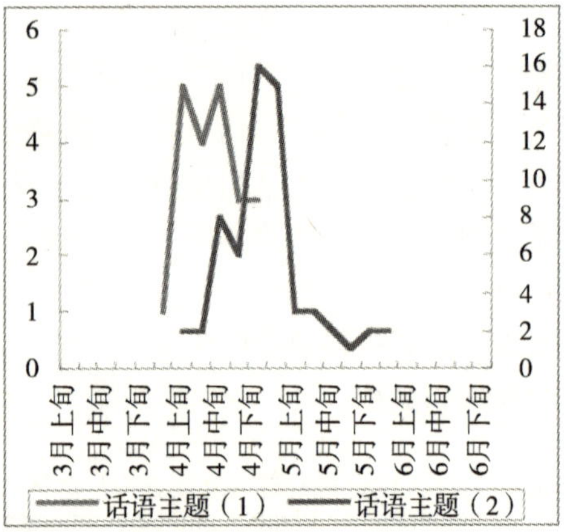

示意图 7.5：话语主题 1 与 2 走势比较

通过话语主题的分类走势图，便于我们更细致地观察北京“非典”报道中各类媒体话语的分布情况。如示意图 7.2、7.3、7.4 所示，话语主题（1）、（2）、（5）较多地出现于媒体“非典”报道的早期，话语主题的高峰时间均出现在 5 月之前，分别为 4 月上旬、4 月下旬、4 月下旬。其中，话语主题（1）与（2）之间基本呈现出“替代关系”，即随着话语主题（1）的退出，话语主题（2）逐渐上升、并取代话语主题（1），占据主导地位

（如示意图 7.5）。话语主题（2）与（5）的走势起伏基本一致，显示出两者的“伴随关系”。

换句话说，在 2003 年 4 月北京“非典”报道刚刚“解禁”的第一个月里，媒体报道在数量方面呈现逐渐增多的趋势。在这些媒体报道中，起初仍以强调“稳定”（话语主题 1）为主，并一直持续至 4 月中旬。从 4 月中旬开始，“稳定”话语逐渐淡出媒体报道，取而代之的是对话语主题“把保护人民群众身体健康和生命安全放在第一位”（话语主题 2）的强调，并迅速在 4 月下旬达到高峰，成为媒体报道的主流话语（如示意图 7.5）。与此同时，有关“反

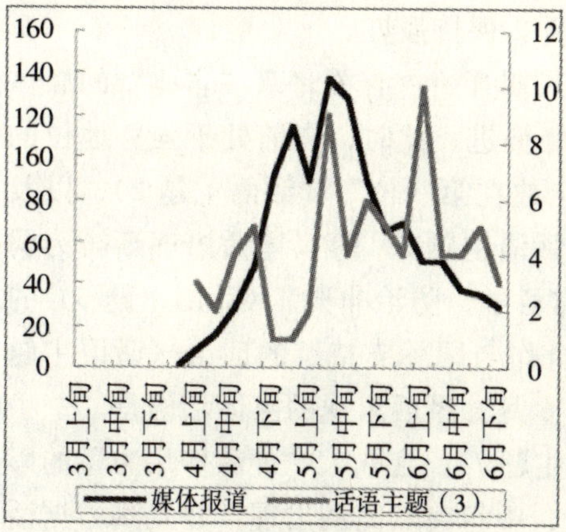

示意图 7.6：媒体报道与话语主题 3 走势比较

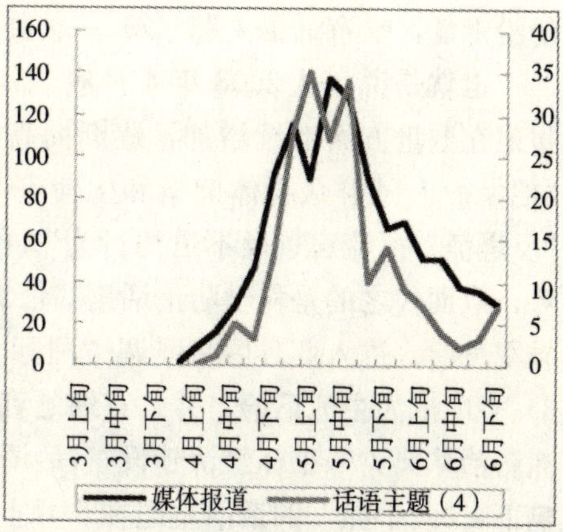

示意图 7.7：媒体报道与话语主题 4 走势比较

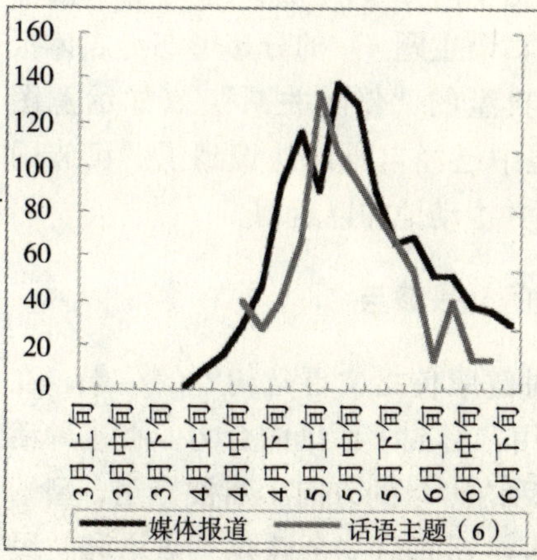

示意图 7.8：媒体报道与话语主题 6 走势比较

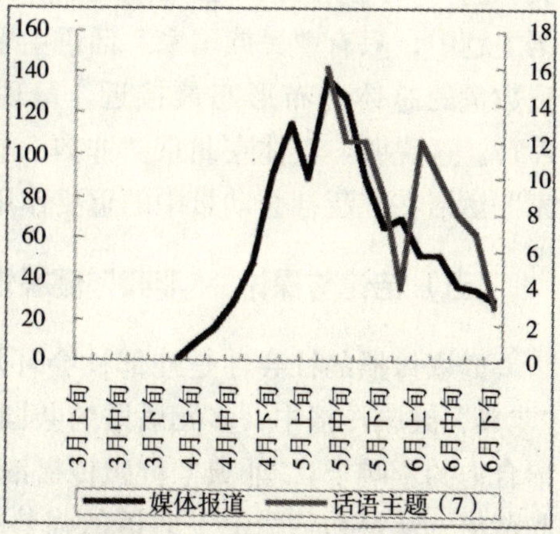

示意图 7.9：媒体报道与话语主题 7 走势比较

恐慌、反流言、反不道德行为”的媒体话语（话语主题 5）也日益增强，与“保护人民群众身体健康和生命安全”的话语相互呼应、彼此伴行。

以上四幅分类走势图显示的是话语主题（3）、（4）、（6）、（7）在北京“非典”报道中的分布情况。如图所示，从 4 月底、5 月初开始，媒体报道的主流话语按照话语主题（6）→话语主题（3）→话语主题（7）的顺序依次转换。其中，话语主题（3）从 5 月中旬逐步走低之后，在 6 月上旬又出现第二次高峰。话语主题（7）则完全出现在 5 月之后，且一开始就以高峰形式出现，缺少一个逐渐上升的过程，这种特征的形成显然是由于受到了强大的“外部作用力”的影响所致。进入 6 月中旬以后，其他各类话语主题纷纷走低，唯有话语主题（7）一枝独秀，保持强势。

也就是说，从 2003 年 4 月底、5 月初开始，有关北京“非典”的媒体报道在数量方面继续增加，逐渐向高峰挺进。此时，先前处于强势地位的“把保护人民群众身体健康和生命安全放在第一位”（话语主题 2）、以及“反恐慌、反流言、反不道德行为”（话语主题 5）等媒体话语逐渐转为弱势，取而代之的是科学防治话语“依靠科学、防治非典”（话语主题 6）的异军突起。进入 5 月后，强调“国际合作与国际支持”的话语（话语主题 3）一度成为主流话语，并一直绵延到 6 月。最后出现的媒体话语是“一手抓防治非典，一手抓经济建设”（话语主题 7），在强大“外部作用力”的影响下，“两手抓”的话语主题在 5 月上、中旬突然高调出现，并立刻占据话语主流。进入 6 月，其他各类媒体话语均转为弱势，“两手抓”成为唯一活跃的媒体话语主题。最后，值得注意的是“团结一心、同舟共济、共渡难关”这一“民族国家”话语主题在媒体报道中的分布：在所有 7 个种类的话语主题中，只有“民族国家”话语主题（话语主题 4）的分布形态与媒体报道数量的总体分布形态最接近，呈现出典型的“伴随关系”（如示意图 7.7）。这说明，媒体在北京“非典”报道中已经自觉地认识到了“民族国家”话语在广泛社会动员中的重要作用，并主动地加以运用。

（五）结论与探讨：“非典”健康传播的社会参与

健康传播的社会性是外部社会环境对健康传播“再建构”的结果。在“非典”健康传播中，多元话语的共同作用，形成了话语的合力。在这种话语合力的影响下，“非典”健康传播沿着话语力量的方向不断被修正、型塑和赋值。从最初“稳定”话语的强势介入，到此后“全球化”话语和“民族国家”话语的登场，再到最后“科学”话语和“两手抓”话语的收尾，“非典”健康传播演变为一个多元话语的角力场。

稳定话语和公共话语

在“非典”报道中，国内主流媒体受到来自公众的最严厉的诟病，无疑是其在“非典”前期的“集体失语”。当危机来临，公众最需要信息的时候，主流媒体却选择了沉默。公众潮水般的不满和质疑一股脑儿地涌向媒体。2月11日，广州市政府举行新闻发布会。4月3日，国务院新闻办举行中外记者新闻发布会。广东和北京的主流媒体才仿佛在一夜之间“集体苏醒”，发出了声音。事实上，与其说媒体在“非典”前期“选择”了沉默，不如说媒体“不得不”沉默。从“集体失语”到“集体发声”，背后的“遥控器”便是盛行于“非典”前期的稳定话语。

2003年春节过后，广州有关“致命流感”的谣言已经弥漫开来，“抢购风潮”迅速上演，广州城已是风声鹤唳。而就在2月10日，广州各媒体却连续接到三道紧急通知，被要求“严格遵守新闻纪律，不得擅自对‘非典型肺炎’及‘抢购风潮’进行报道。”[①] 2月11日，在广州市政府举行的新闻发布会上，发言人在通报了现有病例之后，乐观地表示有能力控制“非典”疫情。然而，就在10天之后，广州中山二院肾内科医生刘某前往香港参加亲戚的婚礼，却意外地病倒，被查出感染了非典型肺炎。发病后，其妻、妹妹、妹夫，以及香港广华医院的2名医护人员均受到感染。同时，刘某入住酒店同一层楼的住客中被感染的还有1名加拿大老妇和1名加拿大老翁，1名来自越南的美籍华人，3名新加坡女游客。[②] 据后来的流行病学调查证实，刘某是香港第一例非典型肺炎病例。

类似的情形也发生在北京。4月3日的中外记者新闻发布会上，时任卫生部长张文康信心满满地强调：“我在这里以部长的名义说，中国局部地区已经有效地控制了非典型肺炎疫情，积累了比较宝贵的预防和治疗经验。因此，到中国来工作、旅游、开会等等是安全的。”[③] 4月6日，北京市卫生局负责人在接受中国新闻社记者采访时再次强调：“我可以充满信心的说北京是一个安全的城市。北京不存在非典型肺炎流行问题。”[④] 而此时，“非典”正在北京迅速蔓延。正是在这种“求稳怕乱”的指导思想下，及时的信息发布和预警被人为地过滤了。

---

① 《广东：不明病毒突袭广东（三）》，载《SARS调查》，《财经》出版社，2003年。

② 《中山医院教授传病毒掀死亡之旅，婚宴惨酿两葬礼》，载香港《大公报》，2003年6月3日，A9版。

③ 《卫生部长张文康就非典型肺炎防治情况答记者问》，载《人民日报》2003年4月5日，第2版。

④ 《SARS反思、信息公开，瞒报去职、毋庸置疑》，载《经济观察报》2003年6月9日，第4版。

与政府部门和主流媒体的乐观表态相对应的，是日益加剧的流言、谣言和社会恐慌。作为对稳定话语的回应，公共话语首先以流言的形式表现出来。手机、互联网，这些新兴的通讯技术，取代了传统的大众媒体，成为流言传播的快车道。有人甚至将互联网称为“第四媒体”，将手机称为“第五媒体”，预示着一个公共传媒时代的到来。然而，流言毕竟不是准确的信息，加之传播过程中的不断“添油加醋”，流言很快就成了谣言，甚至被一些不法分子利用。一部分不法分子趁机作乱，有意散布谣言、哄抬物价、制假售假，造成了更大的社会混乱和恐慌。

社会的混乱违背了“稳定”话语的初衷。为了平息社会恐慌，同时也作为对公共话语的回应，中央适时地提出了新的话语，以取代业已失效的稳定话语。新话语的表述，就是中央领导人在各种场合下反复强调的“把保护人民群众身体健康和生命安全放在第一位”。这一完整表述的最早提出，是在4月6日。当天，国务院总理温家宝到中国疾病预防控制中心考察工作，首次强调：“党和政府始终把保护人民群众身体健康和生命安全放在第一位。当前把防治非典型肺炎的工作作为各级政府的一件大事，作为卫生工作的重中之重。”[①] 此时，正值国务院新闻办召开第一次中外记者新闻发布会之后不久。然而，真正将这一话语表述推向高峰，占据话语主流地位，是在4月14日之后。

4月14日，国家主席胡锦涛到广东省疾病预防控制中心考察，指出：“要从全面贯彻‘三个代表’重要思想的高度，始终把人民群众的安危冷暖放在心上。……我们为一些群众的身体健康和生命安全受到严重威胁而感到揪心。”[②] 当天，《人民日报》发表评论员文章：《把保护人民群众身体健康和生命安全放在第一位》，竖起了话语的大旗，从而将这一话语表述推向了话语舞台的中心。4月17日，中共中央政治局召开常委会议，再次强调：“各级领导干部一定要切实把广大人民群众的身体健康和生命安全放在第一位。”[③] 次日（4月18日），温家宝总理在北京视察工作时，又一次重复了这一话语表述，指出：“一个负责任的政府，必须时刻把人民的利益放在第一位……切实维护广大人民群众的身体健康和生命安全。”[④] 至此，新话语的主体地位得以充分巩固。

---

① 《中国政府完全有能力控制非典型肺炎》，载《人民日报》2003年4月7日，第1版。

② 《胡锦涛同广东省医务工作者座谈》，载《人民日报》2003年4月15日，第1版。

③ 《中共中央政治局常务委员会召开会议，研究进一步加强非典型肺炎防治工作》，载《人民日报》2003年4月18日，第1版。

④ 《温家宝到北京市大中小学和幼儿园检查非典型肺炎防治工作》，载《人民日报》2003年4月19日，第1版。

反观媒体报道，在《人民日报》和《北京日报》有关北京“非典”的报道中，体现这一话语主题的报道最早出现于4月上旬，并缓慢增长；在4月20日之后突然出现高峰，并持续至4月底。这段时间内，“把保护人民群众身体健康和生命安全放在第一位”成为《人民日报》和《北京日报》同期出现频率最高的话语表述。由此，清晰地反映出外部社会环境对媒体报道（媒体话语）的影响。

新话语在进入5月之后逐渐退居次要地位，特别是5月中旬以后便很少提及。这是因为5月中旬之后，经过近一个月的全力抗击，公众对防治“非典”已经有了基本的认识，北京的“非典”新增病例开始减少，公众情绪开始稳定。与此同时，新的矛盾也暴露出来，例如“非典”防治与经济发展之间的矛盾等。此时，主流话语发生了改变，向“一手抓防治非典，一手抓经济建设”、“依靠科学，防治非典”等话语主题转移。但一个有趣的现象是，无论国内在“非典”防治中的主流话语如何改变，每当国家领导人会见外宾、出席国际会议、以及与世界卫生组织会谈时，“把保护人民群众身体健康和生命安全放在第一位”始终是不变的话语主题，而并不跟随国内“非典”防治形势的变化而改变。这一现象，体现出中国政府在处理国际关系、树立中国的国际形象的过程中一以贯之的话语立场和态度：

4月29日，温家宝总理在泰国首都曼谷举行的“中国—东盟领导人关于非典型肺炎特别会议”上发表重要讲话。强调：中国政府时刻把人民健康和生命安全放在第一位。①

5月20日，吴仪副总理在日内瓦举行的第五十六届世界卫生大会上表示：中国政府愿意真诚地与国际社会合作，中国政府时刻把人民的身体健康和生命安全放在第一位。②

5月27日，国家主席胡锦涛访问俄罗斯，与普京会谈。强调：中国政府始终把人民的身体健康和生命安全放在第一位。③

6月5日，正在蒙古国进行国事访问的国家主席胡锦涛在蒙古国议会发表演讲。表示：中国政府始终把保护人民的身体健康和生命安全放在第

① 《中国—东盟领导人关于非典特别会议在曼谷举行》，载《人民日报》2003年4月30日，第1版。

② 《为应对全球疾病灾害，吴仪说中国愿发挥建设性作用》，载《人民日报》2003年5月21日，第3版。

③ 《胡锦涛主席与普京总统会谈》，载《人民日报》2003年5月28日，第1版。

一位。[①]

——摘自《人民日报》

民族国家话语和两手抓话语

民族国家话语是北京“非典”报道中，媒体表达得最自觉、最娴熟的一类话语主题。通过对白衣天使的歌颂、以及对普通民众积极支援“非典”防治工作的大规模报道，媒体在一定程度上消解了社会恐慌、凝聚了人心，有效地实现了社会动员。在这一过程中，媒体的表达较之其他话语主题的表达而言，显然要自觉得多。

民族国家话语从开始出现到占据主流话语地位，经历了较短的时间。4月24日，北京市委办公厅和市府办公厅联合下发《关于印发＜众志成城、抗击“非典”——关于做好北京防治非典型肺炎工作的宣传提纲＞的通知》,[②] 向全市各媒体发出宣传倡议，核心是加强对“众志成城”这一话语主题的舆论引导。当天，《北京日报》发表了该话语主题的第一篇评论员文章《我们众志成城——论万众一心战非典》，拉开了民族国家话语跻身媒体主流话语行列的序幕。紧接着，4月26日中宣部发出通知，强调大力弘扬和培育民族精神，为防治“非典”斗争提供强大精神动力。[③] 同日，《人民日报》刊登新华社评论员文章《凝聚起坚不可摧的民族精神》。

然而，民族国家话语的真正高峰出现在两天之后。4月28日，中共中央政治局进行第四次集体学习，胡锦涛总书记在学习会上发表讲话，着重强调了弘扬民族精神在防治“非典”中的意义，指出：“越是困难的时候，越是要大力弘扬民族精神，越是要大力增强中华民族的民族凝聚力。在当前这场防治非典型肺炎的斗争中，我们要大力弘扬万众一心、众志成城，团结互助、和衷共济，迎难而上、敢于胜利的精神。”[④]从而将这一话语主题推向了顶峰。

反观媒体报道，有关民族国家话语的表述最早出现于4月中旬，代表性报道是“歌颂白衣天使”。从数量上看，只是一些零星的报道；从话语表述上看，对白衣天使的报道仍较多地集中在“慰问医务人员的工作辛劳”、“向医

---

① 《携手共建睦邻互信伙伴关系：在蒙古国议会的演讲》，载《人民日报》2003年6月6日，第1版。

② 京办发（2003）14号

③ 《大力弘扬和培育民族精神，切实加强防治非典宣传思想工作》，载《人民日报》2003年4月27日，第4版。

④ 《弘扬中华民族精神，运用科学技术力量，万众一心、众志成城、科学防治、战胜非典》，载《人民日报》2003年4月30日，第1版。

务人员捐款捐物”等，尚没有将白衣天使与民族精神结合在一起。4 月 24 日《北京日报》的评论员文章《我们众志成城——论万众一心战非典》和 4 月 26 日的新华社评论员文章《凝聚起坚不可摧的民族精神》，首次将民族精神与白衣天使联系起来，开始了集中报道。4 月 28 日，胡锦涛总书记在中央政治局集体学习会上发表讲话。紧接着，媒体报道的高峰也随之而来。4 月 28 日，《人民日报》发表评论员文章《在抗击非典斗争中弘扬和培育民族精神》。4 月 29 日、4 月 30 日、5 月 2 日，《人民日报》又接连以“万众一心、众志成城”、“团结互助、和衷共济”、“迎难而上、敢于胜利”为子标题，“二论”、“三论”、“四论”民族精神，将对“弘扬民族精神”的强调推向极致。而《北京日报》更是以此为契机，以“十论”的方式将“弘扬民族精神”的话语主题贯穿于此后整整一个月的“非典”报道之中。5 月上、中旬，媒体报道中有关“民族国家话语主题”的报道数量达到高峰，持续半个月之久。

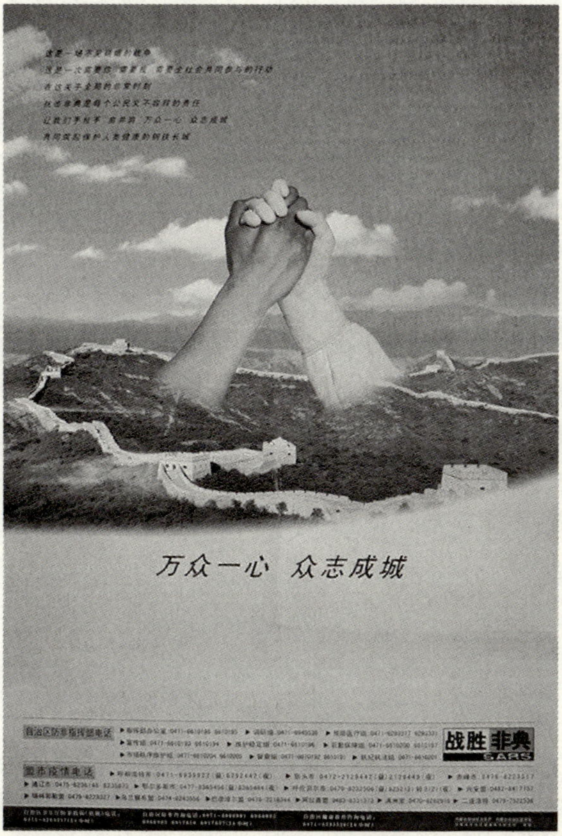

图 41：宣传画《战胜非典：万众一心，众志成城》
（内蒙古自治区卫生局制）

进入5月之后，北京的每日新增“非典”病例数从4月底的每天100多例，下降到两位数。自5月10日起，北京开始出现“非典”病人治愈出院的高峰，① 民众的恐慌情绪渐趋平复。而与此同时，“非典”对社会经济发展造成的负面影响逐渐显现出来。由于受“非典”影响，北京市服务行业销售额直线下滑，餐饮业日营业额一度下降了80%，城区的美容美发、洗浴、洗染门店纷纷歇业。② 此外，旅店、娱乐、民航、旅游、公路客运、水路客运、出租汽车等行业都受到了直接的冲击。在这种情况下，“一手抓防治非典，一手抓经济建设”的话语主题应运而生。

从媒体话语的分布上看，在5月上旬末，“两手抓”的话语主题在没有经过任何“预热”的情况下突然出现，且一开始就表现为强势话语。此后，该话语主题始终保持了较强的势头，在进入6月之后仍然保持了相当的强度，成为6月（直至北京“非典”结束）期间的主流话语。总体上看，“两手抓”话语的这一特殊分布形态，显示了外力对媒体报道的强大影响、以及媒体自身的高调跟进，是外部社会环境作用于媒体报道的典型表现。

5月7日，温家宝总理主持召开国务院常务会议，研究应对“非典”影响、做好当前经济工作的措施，首次明确提出“必须正确把握和处理好防治非典型肺炎和推动经济发展的关系，坚持一手抓防治非典型肺炎这件大事，一手抓经济建设这个中心不动摇。”③ 同一天，中央纪委书记吴官正到黑龙江考察工作，也强调了“两手抓”的重要性。④ 北京市委书记刘淇在北京中日友好医院等地检查“非典”防治工作时，也重点指出“在深入开展防治非典斗争的同时，坚定不移地抓发展”。⑤ 如此一致的表述，显然不是偶然的。而这种集中“亮相”的策略，也使得“两手抓”话语迅速被推到了话语舞台的中心。在这一背景下，媒体话语紧跟着发生了变化。在此后的报道中，有关“两手抓”的话语主题频频出现。《人民日报》专门为这一话语主题先后配发了6篇评论员文章，这在整个“非典”报道中都是仅见的。

---

① 《胸科医院27名非典病人昨出院，本市进入非典患者出院高峰》，载《北京日报》2003年5月13日，第5版。

② 《合格服务企业率先正常营业》，载《北京日报》2003年5月9日，第2版。

③ 《温家宝主持召开国务院常务会议，研究应对非典型肺炎影响，做好当前经济工作》，载《人民日报》2003年5月8日，第1版。

④ 《吴官正在黑龙江省考察工作时强调，反腐倡廉要筑牢思想道德和党纪国法两道防线》，载《人民日报》2003年5月8日，第1版。

⑤ 《白衣战士要再立新功，经济战线要加快发展》，载《北京日报》2003年5月8日，第1版。

5月8日，《一手抓防治非典，一手抓经济建设》

5月17日，《坚定不移抓好发展这个第一要务——二论一手抓防治非典，一手抓经济建设》

5月18日，《正视困难，坚定信心——三论一手抓防治非典，一手抓经济建设》

5月21日，《迎难而上，狠抓落实——四论一手抓防治非典，一手抓经济建设》

5月27日，《从实践“三个代表”重要思想的高度坚持两手抓》

6月18日，《夺取双胜利，关键在落实》

——摘自《人民日报》

对媒体“非典”健康传播的反思

2003年6月24日下午3点，卫生部和世界卫生组织联合在北京举行新闻发布会。世界卫生组织西太平洋地区主任尾身茂博士宣布：从即日起解除对北京的旅行警告；并将北京从“近期有当地传播”的名单中删除。[①]——这就是被每一个经历了“非典”的中国人永远铭记的“6·24北京‘双解除’”，它标志着中国防治“非典”取得了阶段性的重大胜利。8月16日，北京地坛医院举行了隆重而简朴的“告别非典，走向明天”出院仪式，欢送最后一批“非典”合并症患者康复出院。[②]至此，2003年的“非典”危机终于画上了句号。回顾这一段艰难的岁月，有许多东西值得我们反思，媒体健康传播也不例外。

首先，是对“稳定”的认识。早在2003年2月底、3月初，在广东经历了第一轮“非典”危机之后，许多大众传媒工作者和传媒研究者就已经开始对危机中大众传媒的表现予以总结和反思，但绝大多数都是从“正面”的角度对当时的媒体做出评价，对媒体在危机中“挺身而出”、“力挽狂澜”的表现大加赞赏。许多作者乐观地认为，通过这场变故，媒体已经变得更加成熟，以后遇到类似的事件一定能够“沉着应对”、“积极稳妥”了。然而，具有讽刺意味的是，一个月后的北京再次爆发“非典”危机，北京媒体似乎并未像许多人认为的那样“吸取教训”、“变得更加成熟”，而是重蹈了广东媒体的覆辙。究其原因，关键在于“观念”没有改变。无论是广东媒体、还是北京媒体，面对“非典”这一突发疫病的时候，首先考虑的是

① 《我国防治非典工作取得阶段性重大胜利》，载《人民日报》2003年6月25日，第1版。

② 《地坛医院送走最后一批非典合并症患者，本市最后一家非典定点医院恢复医疗秩序》，载《北京日报》2003年8月17日，第1版。

“稳定”，而不是及时地公开信息。诚然，“维护稳定”的出发点本身无可争议，但如何实现“稳定”却各有不同的做法。是通过“旧闻”、“不闻”的“捂盖子”手法，还是通过“新闻”、“最新闻”的“揭盖子”手法，结果将完全不同。大众传媒是社会公器。大众传媒的重要性首先在于它是公共信息的平台，把观测到的东西告知公众。“任何社会都不能避免天灾人祸，如果一味排斥负面的东西，媒体就是失职。”① 在一些时候，当社会面临危机，“普通民众非常需要有公信力的权威的声音的时候，这种权威的声音却姗姗来迟。”② 媒体公信力的建立是不易的，而公信力的丧失却可以“一溃千里”。对所谓“不利”的内容一味地遮掩、回避、“家丑不可外扬”，最终的代价将是媒体自身公信力的丧失。

当然，仅有媒体的自觉仍是不够的。媒体报道受到外部社会环境的影响，在媒体改变观念的同时，也要求外部社会环境的优化。只有两者配合，才能真正避免重蹈覆辙。要重建社会公信力，“首先是重建那些掌握着许多社会资源、对社会秩序的维持起着重要作用的部门的公信力。”③ 作为一种可取的选择，对“信息公开”予以相应的制度安排成为当务之急。所谓制度安排，即“在确保公民知情权和政务信息公开方面建立相应的法律制度保障，确保信息公开是一项公共管理机构的法定义务。”④ 这一制度安排需要具有明确的“政治正确性”，至少应具备以下几点思考：⑤ 第一，如何看待公民的生命价值与经济目标之间的关系。第二，对公民的合法权益的保护是否受涉及公民的数量多少的限制。第三，如何取舍公民的实际利益和“形象”的轻重。第四，领导者与公民的关系是不是监护人与被监护人的关系。第五，与公众切身利益相关的信息发布是否以真诚守信作为道德原则。唯此，才有可能实现真正意义上的信息公开。

其次，媒体在健康危机事件的传播中，应充分考虑“事态发展进程”、“受众心理”与“媒体报道”三者之间的互动关系，主动把握媒体健康传播的阶段性。事实上，媒体对危机事件的报道有一个发展演变的过程。国外学者通过对艾滋病从“最初被发现、引发公众恐慌”，到“公众逐步理性对待、并接纳艾滋病患者”的过程进行研究分析，发现媒体报道在这一过程

---

① 《中国媒体：责任与方向》，载《南方周末》，2003年2月27日。
② 《重建社会公信力》，载《经济观察报》，2002年4月22日。
③ 同上
④ 陈卫星：《传播的观念》，人民出版社，2004年，第435页。
⑤ 鄢烈山：《信息公开的观念预计》，《南方周末》，2003年2月20日。

中呈现出明显的阶段性。大致可以划分为四个时期：初始时期、科学时期、人性时期和政治时期。[①] 而对于受众在危机事件中的心理需求，国内学者也有相应的研究：将受众在突发危机事件中对媒体报道的需求分为资讯渴求、情绪宣泄和精神支柱三个层面。[②]

两者相结合，不难导出如下关于健康危机传播的“对应架构”：第一阶段，在健康危机发生的早期，受众的需求处于“资讯渴求”层面，此时的媒体报道相应地处于“初始时期”和“科学时期”，以向受众提供科学的信息为主；第二阶段，在健康危机的发展期，人们对于疫情的一般情况，如流行病特点、预防措施等已有所了解，继而产生“为什么会这么糟糕”的疑问，受众的需求上升到“情绪宣泄”层面，此时的媒体报道进入“人性时期”，以人性化的报道弘扬民族精神、弘扬人格的力量、化解受众的不满情绪；第三阶段，在健康危机的后期，疫病的流行得到有效控制，在经历了长时间与疾病的抗争之后，人们想要知道“疫情何时才能结束”，受众的耐心受到挑战，迫切需要寻求“精神支柱”，此时的媒体报道则相应地进入“政治时期”，着重进行策略反思以吸取教训，同时将受众的注意力转移到恢复日常生活和生产上来，培育受众与疫病抗争到底的决心和信心。当然，现实是千变万化的，理论架构需要在实践中检验才有意义。重要的是，媒体能够自觉地认识到健康危机和受众心理可能的发展方向，更好地把握危机中的健康传播。

2003 年的“非典”危机是人类与疾病的一场殊死抗争。这一突如其来的“健康危机”席卷了社会各个领域，对媒体如何在健康危机事件中实现有效的传播提出了新的要求。与此同时，更多的人开始关注大众传媒与健康的关系、关注人际传播与大众传播的不同效果，关注网络和手机短信等新型传播手段在信息传播上的特点和巨大潜能……“非典”危机以一种突然的方式把“健康传播”推到了历史的前台，必将在健康传播的发展历程上留下浓重的一笔。

---

① Rogers, E. M., Dearing, J., & Chang, S. (1991). AIDS in the 1980s: The Agenda-setting Process for A Public Issue. Journalism Monograph. 126, 1-47.

② 夏鸿：《“非典”推动传媒业转折》，中华传媒网，2003 年 4 月 26 日。(摘自《财经时报》)

下篇：理性的素描

综观近代以来中国疫病健康传播的发展历史，展现在我们面前的是一幅传播与社会之间相互影响、相互作用的历史画卷。在疫病防治这一古老而经典的主题下，由于不同侧重、不同程度的社会参与的存在与影响，使得发生在每一个具体历史时期的疫病防治活动表现出各自不同的社会性特征。本篇在前述历史论述的基础上，尝试从传播生态学的角度，展开对健康传播相关问题的理性建构。这些问题包括：健康传播的基本属性与研究领域、健康传播中的话语实践、健康传播的生态模型、以及健康传播中社会参与的量化与分层等。

今天，无论在理论研究、还是实践操作层面，健康传播的技术特性（自然属性）往往受到人们较多的关注，健康传播在“传递健康信息、普及健康知识”方面的实用价值得到普遍强调，而健康传播的社会属性却在无形之中被掩盖和忽视了。事实上，在绝大多数现实情形下，我们所经历的健康传播行为都带有显著的“社会性”特征。即使是被认为最“纯粹”的健康传播行为，如医院诊室里的医患对话，也由于医生和患者本身的社会背景和社会文化特征，而不可避免地带有社会性。从这个意义上说，对健康传播的社会性特征予以分析和澄清，体现了实践的、生态的传播观，具有特殊的意义。

健康传播中那些不随着社会环境和时空变化而改变的、相对稳定的核心内涵，构成了健康传播的自然性；而那些随着社会环境和时空变化而改变的部分，代表着健康传播被外部环境“再建构”的结果，构成了健康传播的社会性。一个完整的健康传播行为是自然性与社会性的结合。

——第八章·第一节

对“社会性”的理解有若干不同的角度。强调健康传播的“社会性”，首要的意义在于与健康传播的“自然性”相区别，从而改变健康传播在认识上的简单化倾向和孤立化倾向。从这一认识原点出发，“社会性”就具有了广泛的内涵：社会、国家、政治、法律、经济、文化、国际影响……都成为“社会性”的成因。处在特定的社会和历史环境下的健康传播，必然成为环境的产物，带上社会和历史的烙印。

健康传播是一种在特定的社会和历史环境下，以传递健康信息、普及健康知识为目的的社会实践活动。健康传播具有自然与社会的双重属性。

——第八章·第一节

对复杂的社会和历史环境进行分析，本身就是一项复杂得令人生畏的工作。能否在纷繁驳杂的历史文本和历史叙述中理出一个头绪，首先是对方法的选择。近年来被广泛接受和运用的话语理论和话语分析方法，不失为一种尝试。

健康传播的话语分析，是以健康传播中的话语实践为客体、以话语分析方法为手段而进行的一种特殊的社会分析。

——第八章·第二节

最后需要关注的问题，再次触及了“健康传播与社会”这一对相互关系的核心，即健康传播中的社会参与。考察健康传播中的社会参与，需要具备整体的视野。环境宽容度、组织规范程度、多元化程度，分别从外部条件、内部条件、以及社会参与主体自身的发展状况三个方面对社会参与予以观照，构成了社会参与的三个结构性维度。由此，我们可以构建出一个社会参与的理论构成模式。这一视角，体现了对社会参与的质性考察。

除了“质”的角度，对健康传播中社会参与的考察，还包括“量”的角度。对社会参与的“量化”考察，首先是对社会参与三个维度的“量化”划分。在此基础上，可以构建出 10 种不同类型的社会参与组合；并结合社会参与三个维度的不同层次划分，将健康传播中的社会参与区分为“低、中、高”三个不同的层级。

——第九章·第一节

第八章　健康传播的双重属性

健康传播，作为一个新名词在国内出现，始见于上世纪80年代末的健康教育学界。1987年，全国首届健康教育理论学习研讨会在北京举行。会上第一次系统地介绍了传播学理论，提出了传播学在健康教育中的运用，并探讨了宣传、教育与传播的关系等问题，健康传播的概念开始提出。[①] 1989～1993年，联合国儿童基金会与中国政府第四期卫生合作项目中，增加了健康教育项目，目的是广泛传播妇幼保健知识。健康信息的传播及传播技巧的培训问题得到强调。由此，健康传播概念在项目执行过程中从完整意义上得到了确认。[②]

作为一个名词概念的“健康传播”，考据其在国内最早出现的时间也许还有可能；但作为一种“以传递健康信息、普及健康知识为目的”的实践行为，要想考据其在我国历史上出现的确切时间，几乎就是不可能的了。信息传递的行为是伴随着人类自身的出现而出现的。马克思说，第一个是语言，然后是劳动，将人和动物区分了开来。而语言本身就是信息传递的载体。无论是人类，还是其他生物体，驱利避害都是一种本能，远离疾病瘟疫是其中的主要内容之一。远古人类通过大声呼号和简单的语言发声传递着自我防御的信息，与疾病和灾害抗争。上古时期，人们学会利用周围的环境改善自身的生存状况，“神农尝百草，一日而遇七十毒”，人们发现自然界中的植物、动物经过加工后，能够医治人类的某些疾病。这一发现使得人类在与自然界的斗争中又前进了一步。人类通过多种方式传递着这些信息，维护着人类自身的健康。这大概就是最早的健康传播实践了。

此后，伴随着人类社会的不断发展和进步，人类对健康的追求和渴望也变得更加迫切，各种新的传播技术的发明和应用，也使得健康传播实践无论在传播内容、传播形式，传播技术、传播渠道等各个方面都变得更加丰富、更加完善。经历了数千年的发展演变，健康传播实践依然不离不弃地伴随着人类社会一同走到今天，并将继续走下去。

---

① 米光明、王官仁主编：《健康传播学原理与实践》，湖南科技出版社，1996年。

② 韩纲：《传播学者的缺席：中国大陆健康传播研究十二年》，载《新闻与传播研究》2004年第1期。

第一节　健康传播中的自然与社会

健康传播作为一种社会实践活动，离不开从事健康传播的人和孕育它的社会历史环境。从这个意义上说，健康传播是实践的、社会的。健康传播是自然性和社会性的统一。探讨健康传播的社会性特征，就是把健康传播放回到社会和历史的现场中去。

一、健康传播行为的分解

首先，让我们以健康传播中最基本、最经典的传播行为——“医患传播”[1] 为例，展开我们对健康传播的社会性特征的分析。

“患者——医生”关系的研究历来是医学社会学者、医学人类学者和健康传播学者共同关心的问题，但因为研究视角的差异，各自的关注点有所不同。美国社会学家福斯特认为，医学社会学者在传统上是从医学角度来分析和研究卫生保健问题的。对于患者——医生的关系，医学社会学者偏重于研究医生，而不是病人。从本质上讲，这相当于研究医疗（包括医生）管理。另一方面，医学人类学者侧重于研究病人，而不是医生。因此，医学人类学者所起的作用，与消费者辩护人的作用相似。[2]

如果说福斯特关于医学社会学和医学人类学在“患者——医生”关系研究方面的差别的观点能够成立，那么根据这一观点引申，健康传播研究的内容和角度似乎应着眼于患者和医生之间的沟通、理解和误读、以及由此引发的结果（效果）上。也就是说，假如“患者——医生”关系研究可以作为一个模式图被分解的话（如示意图 8.1），那么医学人类学关注的是横线的左边部分，医学社会学关注的是横线的右边部分，而健康传播研究关注的则是横线本身。

患者 ←→ 医生

示意图 8.1：狭义的医患传播模式图

好了，到这里问题出现了：这条横线究竟包含了些什么？横线部分代表的就是健康传播吗？健康传播研究是否只关注横线本身？

---

① 注：这里的“医患传播”，指的是现代的医患传播行为，而不包括我国古代医生在家中接诊或登门应诊时发生的医患传播情形。

② F. D. 沃林斯基（1999）：《健康社会学》，社会科学文献出版社，第 47 页。

按照现代传播学的观点，一个基本的传播行为至少应该包含几个部分：传播者、传播内容、传播渠道和受传者。缺少其中任何一个，都无法实现一个完整的传播行为。① 上图中的横线部分包含的只是“传播内容”和“传播渠道”，并不包括传播者（大多数情况下是医生）和受传者（大多数情况下是患者），显然无法构成一个传播行为。只有加入传播者（医生）和受传者（患者），一个基本的医患传播行为才算建立。

接下来的一个问题是：这样建立起来的医患传播模式，是充分的吗？很显然，在医患传播过程中，除了医患之间的直接关系之外，还受到周围多种社会关系和社会环境的影响。换句话说，任何一个具体的医患传播都不是孤立存在的，而是处在一张复杂的社会网络之中，与周围不同的主、客体之间，发生着多种类型的社会联系。

在现代传播学理论中，还有一个重要的概念：噪音。所谓“噪音”，是指传播过程中，对传播行为产生影响的因素。这种影响可以是一种负向的干扰力（阻力），也可以是一种正向的促进力（动力）。无论这种“噪音”是干扰力、还是促进力，也无论这种影响力的大小如何，重要的是意识到“噪音”的存在，只有这样才能全面地理解一个传播行为。

现代传播学理论中的“噪音”，只是一个抽象的集合概念，代表所有外部影响力的合力。在实际的传播行为中，“噪音”由各种具体的外部社会关系、以及由这种社会关系所产生的相互作用力所组成。在医患传播行为中，这种外部社会关系至少包括两个方面，即：“医疗体系”和“外部社会”。如果用简单的模式图来表示，将医患传播行为放在“医疗体系”和“外部社会”的共同关系背景下来考察，就会呈现出一个新的模式图（如示意图8.2）。

社会 —(4)— 医疗体系 —(2)— 患者 —(1)— 医生 —(3)— 医疗体系 —(4)— 社会

示意图 8.2：广义的医患传播模式图

新模式图的意义在于引入了“医疗体系”和“社会”的范畴，使“医患传播”被纳入一个系统整体中，而不再孤立。这一模式接近于实际的传播情形。但是，我们仍然要问：这样的医患传播模式就完整了吗？回答是否定的。在上图所示的模式图中有一个显著的缺陷，即：医患传播被赋予了“线性传播”的特征，患者/医生必须首先通过与医疗体系发生关系，然后才与社会发生关系，而实际生活中的情形并非如此，即患者/医生在与医

① 注：确切地说，是无法实现一个基本的传播行为。因为，现实中的传播行为要复杂的多。

疗体系发生关系的同时，也与社会直接发生关系，这种关系包括“获取信息、寻求社会支持和反馈信息、生产社会关系”等；反过来，医疗体系与社会也可以直接与患者/医生发生关系，并对“医患传播”本身产生多种影响。于是，“医患传播”模式图又进一步完善（如示意图 8.3）：

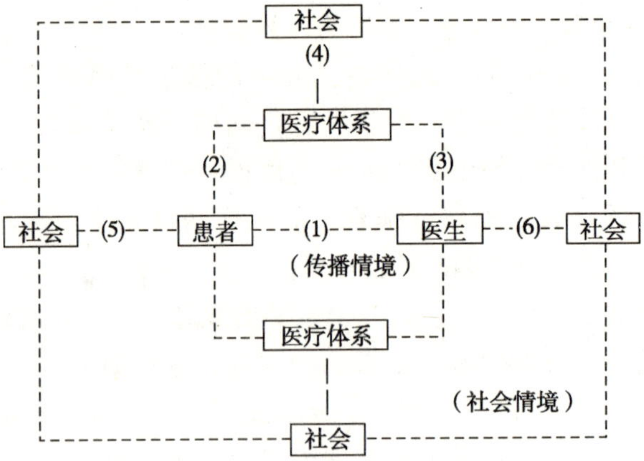

示意图 8.3：“情境”中的医患传播模式图

进一步完善之后的“医患传播”模式图，一个最重要的改变，在于引入了“情境”的概念。在情境模式中，原先单一的“医患传播”行为，由于传播情境和社会情境的引入，衍生出 6 对传播关系范畴：(1) 患者——医生关系范畴、(2) 患者——医疗体系关系范畴、(3) 医生——医疗体系关系范畴、(4) 医疗体系——社会关系范畴、(5) 患者——社会关系范畴、(6) 医生——社会关系范畴。在构成“医患传播”的这 6 对关系范畴中，只有第一对传播关系（即：患者——医生关系）才是真正产生“医患传播行为”的核心关系，其他 5 对传播关系共同构成了“医患传播行为”的外部影响因素，即噪音。至此，一个完整的健康传播模式建立了。在这个传播模式中，我们将健康传播置于复杂的社会关系之中。而众多社会关系的集合，就构成了社会环境。换句话说，只有被置于具体社会环境中的健康传播，才构成了真实的、完整的健康传播。

社会环境对健康传播具有影响力。这种影响力往往不是单一来源的，而是多种力量的合力，其实质是多种社会关系（权力关系）的作用组合。这种影响力作用于健康传播行为，使得健康传播行为本身发生“应变”，表现为健康传播行为自身的扭曲、变形、偏离和其他一系列变化。“应变”后的健康传播行为仍然在一定程度上保留了原先的内涵，但同时也被赋予了具体的社会外延，打上了社会环境的烙印。健康传播中那些不随着社会环境和时空变化而改变的、相对稳定的核心内涵，构成了健康传播的自然性；而那些随着社会环境和时空变化而改变的部分，代表着健康传播被外部环境“再建构”的结果，构成了健康传播的社会性。一个完整的健康传播行为是自然性与社会性的结合。

至此，我们可以试着给健康传播下一个定义了——

健康传播，是一种在特定的社会和历史环境下，以传递健康信息、普及健康知识为目的的社会实践活动。健康传播具有自然与社会的双重属性。

二、自然性与社会性：健康传播的双重属性

自然性与社会性是对立统一的，两者的差异在于“社会参与”的存在与否。在远古时期，人类为了生存，不仅需要与野兽、天灾搏斗，也需要与疾病搏斗，轻松愉悦的身体生理是健康最本真的含义。这种含义不因时空的转换而改变，不以人的意志为转移。在这里，健康只与身体生理有关，与文化价值无关，与政治经济无关。唯有如此，健康的自然属性才得以传达和体现。

同样，健康本身也有社会属性。集中体现在健康概念的变化上。远古时期，人类认为健康的受损是恶鬼作怪、邪魔缠身，因此生病了要驱邪。人类的各种文明发祥中都有驱邪、驱疫的记载。为了驱除病邪，人们不惜耗用大量的人力、物力、财力，组织盛大、繁复的仪式，并描绘出邪魔狰狞可怖的清晰面目。我国周代《周礼·夏官·方相氏》中记载，“方相氏”就是专门驱疫的人，他“掌蒙熊皮，黄金四目，玄衣朱裳，执戈扬盾，帅百隶而时难（傩），以索室驱疫。”而汉代的“大傩”在规模上则更为宏大。东汉张衡在《东京赋》中描写“大傩”的盛况：“卒岁大傩，驱除群厉。……子万童，丹首玄制。”[①] 文中的“子”是跳傩舞的舞者，通常为10岁至12岁的幼童。“子万童”，可见场面的壮观。

但是，如果邪魔过于强大、无法驱除，甚至蔓延成灾，则人们转而臣服于邪魔脚下，祭祀于邪魔面前，甚至不惜将人类自身作为牺牲供奉予邪魔。如是，患病就是邪魔附体，健康就是无缘邪魔，这是人类关于健康概念的最早内涵。这种健康概念长时期地流传于民间，直到今天，在我国云南、四川一带的摩梭人和纳西族人中仍然保留有诵经驱邪治病的原始宗教习俗。这些口诵的经文包括：

① 陈榴：《古代的“疫”与“驱疫”》，载《寻根》，2003年第5期。

《直茨夸》，祭凶死鬼经。

《呷布咪娜》，祭不育鬼经。

《娜提》，祭肺病、月经不调病、中风瘫痪病之鬼经。

《古布汝木》，祭哑男哑女鬼经。

《基可布》，祭肚、牙、皮肤等病鬼经。

《娜提滨咕慢》，祭头晕眼花鬼经。

《娜提给尼慢》，祭妇女难产鬼经。

《娜提司慢》，祭男女生殖器发痒鬼经。

《娜木吐》，祭畸形儿鬼经。

《扎布》，祭中风瘫痪鬼经。

《茨沽牙沽》，驱早夭鬼经。

《给扎普赤》，驱瘟疫鬼经。

——摘自《达巴教和东巴教比较研究》①

此外，在我国古代的中医典籍中，也有关于病邪的记载。所谓六邪（风、寒、暑、湿、燥、火）的说法，反映了人们对病邪的认识。这种有关“病邪”的称谓，直到今天仍然被绝大多数中医研究者和从业者使用，尽管“邪”已经不再具有真切的面目了。

从驱邪到驱病是人类认识健康的进步。伴随着人类文明的进步，人们对健康的认识从“无缘邪魔”进化为“无缘病魔”，健康的内涵发生了演变。然而，这里的“病”起初仍然仅限于身体生理的疾病。只是到了后来，人们才逐渐认识到心理疾病、社会疾病等“现代疾病”，并将消除这些疾病也纳入健康的定义。1948 年，世界卫生组织在成立之初，对健康做出如下定义：健康是指在身体上、精神上、社会适应上完全处于良好的状态，而不是单纯的没有疾病或病弱。

健康传播，作为一种传递“健康”的行为，其自然性特征首先源自“健康”的自然性。正如“饿了要吃、困了要睡”一样，对“健康”的追求是人类的本能。这种追求健康的本能，构成了健康传播最自然的属性和内涵，是健康传播坚硬的“内核”。与自然性相对应的，是社会性。健康传播是自然性与社会性的结合。那么，什么是健康传播的社会性？健康传播的社会性有哪些表现和特征？是怎样形成的？又有哪些作用…… 对这些问题的回答，将使我们逐步靠近、并明晰“健康传播社会性”的面目轮廓。

① 杨学政：《达巴教和东巴教比较研究》，载《宗教论稿》，云南人民出版社，1986 年。

什么是健康传播的社会性？ 从结构上看，自然性是健康传播的核心属性，代表着健康传播中那些不跟随外部社会和历史环境的变化而改变的、相对稳定的内涵；社会性是外部环境对健康传播的影响和建构，代表着社会和历史环境对健康传播“再建构”的结果。从组成上看，健康传播是自然性与社会性的统一，两者相互依存、互为条件。探讨健康传播的社会性，就是把健康传播放回到社会和历史的现场中去。

健康传播的社会性有哪些特征？ 作为被外部社会和历史环境“再建构”的结果，健康传播的社会性具有以下特征：

首先，健康传播的社会性具有时空应变性。如果将外部的社会和历史环境看作自变量，那么由其引发的健康传播社会性就可以被看作是因变量。随着自变量的时空转变，因变量随之改变。表现为健康传播的社会性在不同历史阶段、不同空间地域具有不同的特征，呈现出流动、多变的特点。

同时，健康传播的社会性又具有第二个特征，即：在某一特定时空的相对稳定性。这表明健康传播的社会性特征具有相对稳态。就某一特定时空而言，健康传播的社会性具有特征性的、相对固定的外在表现，便于识别和把握。这一特征有利于人们在动态之中把握静态，更加全面地了解健康传播的社会性。

第三，健康传播的社会性有主次之分。社会环境由众多社会关系、社会力量共同构成，在这些社会关系和社会力量中，彼此之间有强弱之分。在某一特定的时空，这些强弱各自不同的力量作用于健康传播，形成健康传播社会性的主导方面和次要方面。随着时空的改变，社会关系与社会力量的强弱对比也会发生变化，在某些特殊时期，健康传播社会性的主导方面与次要方面可以相互转化。

健康传播的社会性有哪些表现？ 健康传播的社会性是普遍存在的，它贯穿于健康传播的全过程。

首先，是人的社会性表现。传播者和受传者是传播活动中的人的要素，除此之外有时还会存在中间人，即：既充当传播者，又充当受传者的角色。在大多数实际传播中，中间人是普遍存在的现象。人，具有自然属性和社会属性，不可避免地受到社会和历史环境的影响。表现在人不同的意识形态、思维方式、价值观等。而当人们从事健康传播时，这种社会性的烙印自然会反映出来。

其次，是内容与形式的社会性表现。健康传播的内容有其自然性的一面，“传递健康信息、普及健康知识”是健康传播内容的“坚硬内核”。但是，在具体的健康传播内容中，往往混合着一些社会性的成分。例如，民国初年人们开展“防治霍乱、鼠疫的健康传播运动”时，动员普通民众参加的口号是“告别‘东亚病夫’，振兴中华民族”；及至新中国成立之初，人们开展“爱国卫生运动”时，宣传的内容变成了“反对美帝国主义细菌战，保卫新中国”。这些具有强烈时代特征的内容成为健康传播的组成部分，与健康传播的“坚硬内核”融合在一起，共同构成了现实中的健康传播内容。除了内容之外，健康传播的表现形式也同样体现出浓郁的社会性特征。

第三，传播渠道的社会性表现。与前两者相比，传播渠道的社会性表现具有明显的技术性特征。从语言文字到印刷出版、从报纸杂志到广播电视、从有线通讯到无线通讯，再到今天的互联网、卫星传播等，人类的传播技术和传播手段发生着显著的变化，而每一种传播技术的应用都反映一个时代的特征。但值得注意的是，传播渠道的社会性表现并非都是技术性的，也有社会人文的要素。

健康传播的社会性是怎样形成的？ 从内在结构上看，社会、传播、健康是健康传播的三个基本维度。任何一个具体的健康传播行为，都是这三个维度的结合。当“社会”维度介入的程度越深，健康传播的社会性特征越明显；反之，则社会性特征越微弱。从外在表征上看，健康传播的社会性呈现出外部社会和历史环境对健康传播“再建构”的痕迹。所谓“外部社会和历史环境”，是指存在于某一具体历史条件下的多种外部社会关系、以及由此产生的多种社会力量的综合作用的结果。外部社会关系的种类有很多，政治关系、经济关系、文化关系、阶级关系、种族关系、民族国家关系等。各种社会关系的实质是权力关系、以及由此产生的权力作用。这种权力作用施加于健康传播的各个环节、各个组成部分，使之发生修正和应变，从而形成健康传播的社会性特征。在一个特定的时空内，有多种权力关系和权力作用并存，其中若干个主要的权力关系和权力作用构成了这一特定时空内的主体外部环境。正是这种外部环境对健康传播的“再建构”，形成了健康传播的社会性特征。

健康传播的社会性有哪些作用？ 有一点需要注意的是，健康传播并不是单纯被动地接受外部环境的影响、型塑和赋值，形成健康传播的社会性特征；而是具有相互作用。换句话说，健康传播对外部环境存在反作用力。

这种反作用力集中地表现为健康传播的社会建构功能、社会组织功能和社会发展功能。首先，健康传播通过外在的社会性特征“呈现”外部的社会和历史环境，反映外部环境的表征。其次，健康传播通过外在的社会性特征“建构”外部的社会和历史环境。健康传播不仅仅是一种消费行为，也具有生产性（建构性），健康传播在实现其传播行为的同时，也建构着传播关系和社会关系。第三，健康传播通过反馈机制“修正”外部的社会和历史环境，使其朝着有利于健康传播的方向改变。

怎样对健康传播的社会性进行分析？ 健康传播的社会性源自外部环境的影响。通过对外部的社会和历史环境的分析，剖析其间复杂的社会关系和社会力量，区分主要力量和次要力量，把握力量作用的大小、方向和规律，才能明确社会性的成因、特性和表现，完成对健康传播社会性的分析。对健康传播的社会性进行分析，实际上是一个“社会分析”的过程。社会分析的方法多种多样，话语分析不失为一种有效的尝试。

第二节　健康传播中的话语实践

20 世纪著名思想家、哲学家米歇尔·福柯在《临床医学的诞生》一书的开篇中举了这样一个例子：

18 世纪中期的医生欧姆在描述治疗过程中见到的患者输尿管假膜和肠道内膜脱落的时候，写道：“像湿羊皮纸的膜状物……伴随着（患者）轻微的不舒服而剥落下来，每天随着小便排出。”大约一个世纪后，19 世纪的医生贝勒在描述脑膜炎患者死亡后，尸体解剖中见到的脑部假膜的时候，写道：“它们通常是微白色、浅灰色或浅红色的，偶尔有浅黄色、浅棕色或浅黑色的。同一片膜的不同部位往往颜色深浅不一。”①

两位医生所描述的其实是同一类物质——人体脏器的病理假膜。但由于一个是基于传统医学的朴素的目视，另一个是基于现代医学人体解剖的直接的目视，于是这种目视的差别导致了两种描述在医学语言上的差别。19 世纪的欧洲人认为，18 世纪医生的语言描述是朴素的、多少带有些想象的，因而是不真实的；而 19 世纪医生的语言描述则是科学的、不带任何想象的，因而是真实的。

福柯写道：“从表面现象看，对旧式临床医学主题的质疑造成了医学知

---

① 米歇尔·福柯（法）著，刘北成译：《临床医学的诞生》（前言），译林出版社，2001 年 8 月。

识的根本性变化。但是从总体机制看，对于医生的经验来说，当时出现的临床医学乃是关于可感知者与可陈述者的新图像。”① 而这种由于现代医学人体解剖（直接目视）的出现而产生的新图像正是科学话语的集中体现。由于这种目视是直接的，因而被赋予了“科学”的标签。由这种“科学的目视”而产生的“19 世纪医学语言描述”，也因此拥有了否定“18 世纪医学语言描述”的权力。

18 世纪与 19 世纪医生两段关于同一类物质的医学语言描述，由于“科学目视”的加入而被区分为两种截然对立的话语立场。从而，两段语言描述超越了医学文字本身，具有了真理性的差别，构成了“传统话语”与“现代话语”的对立和矛盾。语言变成话语，是社会性的体现。

一、话语与话语分析

话语，对于中国人来说，是一个外来语。话语的英文对应词是 Discourse，意思是叙述、演讲、谈话和论述等。“话语是一个棘手的概念，这在很大程度上是因为存在如此之多的相互冲突和重叠的定义，它们来自各种理论的和学科的立场。”②

1. 话语的面孔

有关话语，有几种不同的界定。从语言学的角度，话语有时被界定为“口头的言语表达”，与“书面文本”相对照。这种界定下的话语分析，着重关心言语的表达方式、言语的内涵和外延、言语在不同言语者之间的转换、以及言语者与被言语者之间的关系和相互作用、言语的意义延伸等。语言学将话语视为一种语言的单位和对语言的一种用法，在话语的语义、语形和语用的分析层面上，认为话语在一定的语境中不仅承担着一定的意义，而且明确地作用于一个交往的过程。③ 当代英国语言学家诺曼·费尔克拉夫从语言学角度对“话语”的界定常常被当做权威论述引证。在他看来，所谓话语，指的是对主题或目标的谈论方式，包括口语、文字以及其他的表述方式。④

另一种对话语的界定，是从社会理论和社会实践的角度展开的，其核

---

① 米歇尔·福柯（法）著，刘北成译：《临床医学的诞生》（前言），译林出版社，2001 年 8 月。

② 诺曼·费尔克拉夫著，殷晓蓉译：《话语与社会变迁》，华夏出版社，2003 年。

③ 张凤阳等：《政治哲学关键词》，凤凰出版传媒集团、江苏人民出版社，2006 年 7 月。

④ 诺曼·费尔克拉夫著，殷晓蓉译：《话语与社会变迁》（中译本序），华夏出版社，2003 年。

心是话语的生产功能，包括话语的建构功能和权力关系。从这一角度对话语进行界定、论述、分析和使用的学者中，米歇尔·福柯是最重要的一个。福柯的话语理论强调的是话语的社会实践功能，但福柯的"话语"并没有离开"陈述"，即语言或文本。相反，福柯将语言或文本当做话语分析的起点。福柯认为："为了判定话语在何时发生了突变，我们必须超出其主题内容或逻辑模态，去考察"事物"与"词语"尚未分离的领域——那是语言的最基础层面，在那个层面，看的方式与说的方式还浑然一体。"① 但与此同时，福柯的话语理论又不仅仅限于语言或文本本身。对福柯来说，话语不等于语言，话语分析也不等于语言分析。福柯眼中的话语分析是要"从社会和历史的角度具体说明变化着的'话语结构'，并说明规则系统——它们使得某些陈述、而不是其他陈述有可能在特定的时间、地点和机构情景下出现。"②

从社会实践角度界定的话语，具有显著的社会实践功能，其中一项非常重要的内容是话语的建构功能。医学话语、疯癫话语、规训话语、政治话语、公共话语、民族国家话语等，话语从各个方面积极地建构着我们所处的社会，包括：建构知识客体和社会主体，建构社会关系和概念框架等。不同的话语以不同的方式建构着各种至关重要的知识客体（它们可以是"精神疾病"、"市民权"或"文化水平"），并以不同的方式将人们置于社会主体的地位（例如，成为医生或成为病人）。话语的这种社会实践功能，正是话语分析的焦点所在。

2. 话语实践与话语分析

与话语本身具有"语言学方向"和"社会实践方向"的差异相仿，话语分析也分为不同的类型。主要而言有两种话语分析：一种是以语言学为方向的话语分析，属于文本分析的一种；另一种是以社会实践为方向的话语分析，属于社会分析的一种。

关于以语言学为方向的话语分析，其对象主要是口头言语和书面文本。大多数此类话语分析集中于自然发生的对话中。以社会实践为方向的话语分析，被广泛地应用于社会分析领域，作为一种社会分析手段而使用。

英国语言学家诺曼·费尔克拉夫曾就"以福柯为代表的社会实践话语分析"与"以语言学为方向的话语分析"进行比较，认为：

---

① 米歇尔·福柯（法）著，刘北成译：《临床医学的诞生》，译林出版社，2001年8月。

② 诺曼·费尔克拉夫著，殷晓蓉译：《话语与社会变迁》，华夏出版社，2003年。

在话语和权力、社会主体对于知识的话语建构，以及话语在社会变迁中的功能等方面，福柯做出了特别杰出的贡献，而这些部分正是以文本为方向的话语分析的薄弱处或没有解决的问题。……以文本为方向的话语分析的一个重要组成部分是对口头语言和书写语言的分析，而这不是福柯的话语分析的组成部分。后者强调的是话语“可能性的条件”，是知识领域的种种“构成规则”。

——摘自诺曼·费尔克拉夫《话语与社会变迁》[①]

话语分析在理论与实践上的完善，与话语本身的理论发展与实践转变密切相关。有学者在分析话语的转变过程时认为，作为一种理论和实践的话语，在其发展过程中存在着三个明显而重要的转变：从研究领域来看是语言科学向社会科学的转变，从性质上来看是现代性向后现代性的转变，从作用方式来看是权力构建向权力颠覆的转变。[②]

二、健康传播的话语分析

话语分析是一种常用的社会分析方法，目的在于探讨话语在某一特定时空内的社会实践功能与外在表现、以及这种社会实践功能与外在表现跟随时空改变而发生的变化。健康传播的话语分析，是以健康传播中的话语实践为客体、以话语分析方法为手段而进行的一种特殊的社会分析。

1. 疫病、健康传播与话语实践

与普通疾病仅仅关涉个人身体健康的特点不同，疫病由于具有传染性，往往危害众人，弄得人人自危、鸡犬不宁。因此，疫病的防治从来都不是以个体活动的形式出现的，而是表现出强烈的群体性和社会性。作为疫病防治活动的重要组成部分，疫病健康传播也同样不仅仅与局部的个体发生关系，而是与各种复杂的社会生活和社会环境密切相关。

以有关“艾滋病”的健康传播为例，1981 年 6 月 5 日，美国疾病预防控制中心（CDC）首次报告了这一奇怪的疾病。罹患这种病的人，体内免疫细胞大量减少、自体免疫能力极度低下，任何外来轻微的感染或者自身感染都可能引发致命的危险。医学专家将这种奇怪的疾病称为“获得性免疫缺陷综合征”，即艾滋病（AIDS）。

由于艾滋病最早发现于美国，感染者大多是男性同性恋人群。因此，

---

① 诺曼·费尔克拉夫著，殷晓蓉译：《话语与社会变迁》（中译本序），华夏出版社，2003 年。

② 张凤阳等：《政治哲学关键词》，凤凰出版传媒集团、江苏人民出版社，2006 年 7 月。

在艾滋病出现早期，美国人称艾滋病为“该死的同性恋病”。于是，歧视出现了。无论是否是同性恋，无论是否有过随意、不洁的性行为，一旦成为艾滋病病毒感染者，这个人就与“同性恋”、“性乱”、“生活不检点”等污名[①]联系在了一起。此后，人们又发现艾滋病在吸毒人群中也有很高的发病率。因此，艾滋病污名的黑名单上又多了一个“吸毒”。

艾滋病的污名化不仅发生在美国，也发生在世界其他各国。尤其是艾滋病出现早期的几年中，这种污名化的现象达到了非常普遍的程度。艾滋病从一个单纯的疾病，变成一个与“同性恋”、“吸毒”、“性乱”等众多污名相联的“脏病”，话语实践在其中发挥了重要的作用。据台湾学者徐美苓对11份台湾报纸（1996）的艾滋病报道内容分析显示：艾滋病报道常被当做社会新闻来处理，加之艾滋病议题具有性、健康威胁、神秘与高死亡率等特征，因此在新闻的标题或内容呈现上有流于耸动煽情的趋势。例如：《爱滋病例感染，老少通吃》、《新爱滋病例，有人妖》、《变男变女变变变，酒店人妖藏不住》等。而当报道对象属于同性恋者或性工作者等被疑似高危险性的特定人群时，大多以负面的语气来叙述，甚至出现错误的判断与归因。例如：高估艾滋病患者的自杀率，对同性恋艾滋病患者使用“错爱一生”等形容词语。[②] 正是类似的大众传媒报道给艾滋病贴上了污名的标签，媒体依靠自身强大的话语力量建构着艾滋病在人们心目中的形象，使艾滋病与性乱、吸毒、人妖等污名联系在一起，带上了话语实践的烙印。

在媒体对艾滋病的报道中，另一种“污名化”的途径则是夸大、甚至歪曲艾滋病的危险性。现代医学证明，艾滋病病毒的传播途径主要有三种：血液传播、性传播、母婴传播。一般的身体接触，如握手、拥抱、一起进食等，并不会造成艾滋病病毒的传播。但是，由于媒体最初对艾滋病传染性的夸大描述，使得人们对艾滋病的恐惧达到了无以复加的地步，一系列带有歧视色彩的行为出现了。中国第一位被媒体公开姓名的16岁“艾滋病少年”宋鹏飞在“出名”后，乡里老百姓集体请愿，要把他们一家赶走。当地市领导穿着白大褂、戴着橡皮手套前来“慰问”，临走时把白大褂和橡皮手套扔在村口。宋鹏飞一家被迫迁往北京，住在一座危楼里。楼里原先的住户听说搬来一个艾滋病病人，吓得“集体大逃亡”，危楼成了空楼。[③] 而湖北巴东县一家医院因为“不小心”收治了一名艾滋病患者，导致整个

① 注：同性恋本身不是污名，只是与艾滋病一样，被“污名化”了。

② 徐美苓、黄淑贞：《爱滋病新闻报道内容之分析》，载《新闻学研究》，1998年1月（第56期）。

③ 《艾滋病——无处容身的是病人而非病毒》，载《三联生活周刊》，2000年12月22日。

医院的病人都跑光了，最后连医生也借故不来上班，整座医院最后只剩下那位艾滋病患者一人。[①]

除了大众传媒之外，医学也是一个重要的影响话语来源。美国学者保罗·崔契勒在其著述《如何在流行病中拥有理论：艾滋病的文化纪事》中探讨了在艾滋病流行之初，当一切都还混乱不清的时候，医学是如何将艾滋病界定为“男同性恋疾病”，将一种能够感染任何人的病毒疾病，建构成由同性恋生活方式造成的疾病的。

当然，在建构艾滋病的各类话语实践中，除了污名话语之外，还有政治话语、异族文化入侵话语等，不一而足。以我国的情况为例：1985 年 6 月，北京协和医院首先报告了中国境内第一例艾滋病患者，该患者为美籍阿根廷人，来中国旅游。发病 5 天后死亡。此后，关于艾滋病的报道开始零星地出现在国内的媒体上。这种零星报道的状况，在 1995 年前后发生了明显的改观，一个重要的原因是“河南艾滋病村”的曝光。在这一过程中，政治话语成为重要的影响话语。

上世纪 90 年代中期，我国中部一些地区因不规范和非法采供血活动造成了艾滋病病毒的大量传播。据河南省卫生部门统计：全省自 1995 年 3 月发现第一例艾滋病病毒感染者之后，至 2002 年 9 月底累计发现并报告艾滋病病毒感染者 2065 例，其中发病 335 例，死亡 238 例。[②] 感染者多以村为单位呈高度聚集灶状分布，重点村庄供血浆人员的艾滋病病毒感染率一般为 10%至 20%，最高达 60%。[③]

然而，令人遗憾的是，面对如此严峻的形式，以《河南日报》为代表的当地媒体竟然视而不见，没有任何报道。当然，错不在媒体，而在于某些“政治话语”的阻挠。作为当地的一名医生，77 岁的高耀洁看到了问题的严重性，自费印制了《预防艾滋病的知识》宣传手册，在群众中免费发放。6 年时间，高耀洁走访了河南省十几个县，几十个乡镇，几百个村庄。2001 年 5 月，世界卫生组织授予高耀洁“乔纳森·曼恩健康与人权奖”。但就是这样一位被当地艾滋病患者称为“救星”的艾滋病防治工作者，却受到当地政府的百般阻挠。高耀洁有一本小本子，记载了她 6 年“防艾”路上的“寒心”经历：

---

① 王礼康主编：《艾滋病与性健康教育》，上海人民出版社，1999 年。

② 《请多一点平等和关爱：第 15 个世界艾滋病日，我省举行大型义诊、宣传活动》，载《河南日报》，2002 年 12 月 2 日。

③ 《我国艾滋感染者近百万——卫生部昨天通报我国艾滋病最新疫情》，《北京青年报》，2002 年 10 月 16 日。

1999年12月1日中午，某市电视台请高耀洁讲“防艾”知识，上午她却被某领导找去谈话，告诉高耀洁“我们这儿没有艾滋病人”，而当时高耀洁口袋里就装有12个艾滋病人的姓名、地址。2000年8月中旬，《中国新闻周刊》登载了艾滋病疫情报告。某领导批评透露内情的高耀洁“破坏形象”，勒令“不准见记者”。11月15日，某领导警告高耀洁：“不能再讲艾滋病，说的多了，谁还来投资？”高耀洁坦承：“那段时间，我的日子不好过。”

——摘自《北京青年报》[①]

中科院院士、中国性病艾滋病防治基金会会长曾毅曾经举例说：国内一位研究艾滋病的学者被停薪留职的原因是他透露了某地艾滋病疫情，以致被认为有损当地政府政绩和形象。[②] 正是这种以“政绩思想”、“官本位思想”为代表的政治话语实践，阻碍了本应有的有关“艾滋病蔓延与防治”信息的及时传播，造成了不可挽回的损失。

艾滋病的话语建构过程是复杂的，众多不同的话语交织在一起，共同组成了一个有关艾滋病的新话语。但是，艾滋病毕竟有其特殊性。对于大多数的健康传播来说，在其话语建构的过程中，往往存在着一个主导的话语实践力量。这个话语实践力量可以是政治话语，也可以是商业话语、公共话语、全球治理话语、以及规训话语、现代性话语、民族国家话语、社会动员话语等。在主导话语实践的影响下，健康传播呈现出与主导话语相对应的表现特征。

2. 健康传播中的多元话语

影响健康传播的话语实践种类很多，在不同的历史时期有不同的话语实践类型和主导话语，在不同的文化地域也会有不同的表现。前者是历史的视角，后者是文化的视角。对于当今社会的健康传播而言，主要的影响话语种类包括：政治话语、商业话语、公共话语、全球治理话语等。

政治话语是一个极其宽泛的概念，简单而言就是对政治生活产生影响的话语实践。在政治话语中，政治统治的主客体是话语的主体及其对象，政治社会的结构和体制是话语的作用方式和基础文本。政治话语的实践主

① 《我活，也让别人活》，《北京青年报》，2002年12月3日。

② 同上

要表现为政治主体行使其权力以实现特定政治目的的过程。这一过程几乎将所有重要的政治元素都涵盖在内，包括常见的法律制度、政治结构、政治主体及其行为、政治文化等政治文本、行为和价值。[①]

政治话语对健康传播的影响是政治话语实践在健康传播这一特殊领域内的体现，表现为“法律制度、政治结构、政治主体及其行为、政治文化”等对健康传播的影响作用。在这种影响作用下，健康传播被政治“再建构”，并发生改变而呈现出政治话语特征。这一“使健康传播呈现出政治话语特征”的过程，即为健康传播的政治话语建构。

政治话语实践的表现形式众多，其中对健康传播产生明显影响作用的，主要是政治意识形态和法律制度。以政治意识形态为例，“稳定优先”是其中最常遇到的话语实践之一。“稳定优先”，在不同的情形下又可以表述为“稳定压倒一切”、“顾全大局”等。在健康传播过程中，特别是在以疫病为代表的突发公共卫生事件的健康传播过程中，“稳定优先”的政治意识形态常常发挥强大的影响作用。

1988 年早春，上海爆发传染性甲型肝炎大流行，感染源来自上海人平时经常食用的一种水产品——毛蚶。食用了这种带有甲肝病毒的毛蚶，患者迅速出现黄疸（皮肤、巩膜发黄），肝脏功能严重受损。更可怕的是，甲肝病毒的传染性很强，极易通过消化道传播。据当时卫生部门的统计，1 月 25 日到 2 月 15 日是上海甲肝流行的高峰期，日报告发病数超过 1 万例的多达 16 天。[②] 一时间，上海市民人人“谈甲肝色变”，笼罩在一片恐慌的情绪之中。当时盛传“板蓝根能预防甲肝”，一度出现了“一箱板蓝根换一台彩电”的疯狂举动。但是，与上海迅速蔓延的甲肝疫情和市民日益增加的恐慌心理形成对照和反差的，是当时主流媒体的沉默。[③]

在上海爆发甲肝流行之初，最先得知这一消息的只有上海本地和周边几个关系密切的城市，消息的来源途径大多是亲戚、朋友之间的人际传递。国内主流媒体的正式报道几乎没有见到。1988 年 1 月 26 日，英文版《中国日报》（China Daily）首先抢发了这一消息，并公布了具体的病人数字。由于《中国日报》在海外的影响，报道刊出后美国、日本、加拿大等国的新闻记者相继来上海采访。在国内媒体“鸦雀无声”的时候，有关上海爆发

① 张凤阳等：《政治哲学关键词》，凤凰出版传媒集团、江苏人民出版社，2006 年 7 月。

② “当代中国・卫生卷”编委会主编：《当代中国卫生事业大事记》（1949 年～1990 年），人民卫生出版社，1993 年 6 月。

③ 注：当时尚没有互联网，媒体的市场化程度也非常有限，主流大众传媒几乎成为唯一的大众传播渠道。

甲肝流行的消息已经成为海外媒体的头条。《中国日报》的举动当时被认为是“造成了不良的国际影响。”① 类似的情形在之前也曾有发生。例如：20世纪60年代，《健康报》就曾发生过因报道广东一些地方出现副霍乱的详细疫情而不得不把印出的报纸全部收回、编辑部为此向卫生部专作检讨的事情。②

疫情发生，在第一时间“传递疫情信息、普及防治知识”是遏制疫情蔓延、减少损失的关键措施。此时的“信息预警”将发挥以一当十的效用。一旦错失时机，付出的代价可能是十倍、百倍。然而在这一关键时期，媒体却未能发挥“瞭望者”的作用，及时做好健康传播。在“稳定优先”、“形象优先”等政治话语实践的影响下，健康传播呈现出“先稳定后传播”、“先形象后传播”的政治话语特征。

商业话语是对商业领域的生产生活产生影响的话语实践，是当今社会另一种常见的话语形态。商业话语实践的集中表现是对利益的一贯追求、以及与实现利益追求相关的措施、制度、原则，包括商业制度、商业文化、商业价值观等。伴随着我国社会的经济形态从计划经济走向商品经济，再过渡到市场经济，商业话语实践对社会各个领域的影响和渗透日益显著，健康传播也不例外。

网络上曾经有两个帖子非常流行，被广泛转贴，回复者众多。帖子的题目分别是：《谁来管管电台健康节目中的不健康问题》、《健康节目等于商业广告节目?》。看了这样的题目，就能知道帖子的内容大致说的是如今的媒体健康节目。帖子中有两段话说得颇为中肯：

这年头，电台里的健康节目泛滥成灾，一档接一档，你方唱罢我登场，大有风行寰宇之势。这使我想起大街小巷铺天盖地的医药小广告，什么阳痿早泄、春药性病乱七八糟的宣传，内容赤裸，无异于色情。这些小广告毕竟是无版号、无出版社、无工商许可证的“三无”小报所发，不足为信。可这话一旦由大夫说出，再通过电台的声波真真切切地传给听众，效果就不可同日而语了。

——摘自中华传媒网③

① 参见《卫生新闻学会、卫生记者协会会刊》，1988年2月。

② 蓝鸿文主编：《专业采访报道学》，中国人民大学出版社，1991年第1版。

③ 《谁来管管电台健康节目中的不健康问题》，载中华传媒网（转自人民网），2003年1月14日。

相信这类节目能给电台带来很大收益，对此笔者非常理解，但是电台在竞相开播此类节目的同时，是不是也可以考虑开办一些真正的健康节目，突出其公益性，服务广大听众。媒体有义务向人们宣扬和提倡健康的生活方式，这也是广大人民群众的迫切需要。

——摘自中华传媒网[1]

毫无疑问，电台健康节目是一种重要的大众健康传播方式。在当今社会，充分挖掘大众健康传播方式的潜力、发挥大众传媒的优势，是健康传播的发展趋势，是好事。然而如今，众多"不知道是健康节目、还是广告节目"的所谓健康节目在媒体上大行其道，却并不让人觉得是件好事。市场化的经济发展模式将媒体抛向无情的市场，任其自己拼杀。广告利润和收视率的巨大压力成为媒体挥之不去的梦魇。新闻节目娱乐化了，娱乐节目庸俗化了，健康节目别无选择，只能商业化了。"经济效益第一"的商业价值观使媒体健康节目在生存的压力下，选择与商业话语携手，呈现出浓郁的商业话语特征。

当今社会，除了商业话语实践的广泛渗透之外，另一种新兴的、具有旺盛生命力的话语实践来自于公共话语。公共话语的出现与公共领域和政治民主的发展密切相关。简单地说，公共话语实践主要表现为公共领域的主体强化其主体意识、发挥主体权利、推动政治民主的过程。这一过程包括社会公共领域的创建与稳固、公共领域主体的培育、主体权利意识的形成和发展、权利的维护和运用等。

近代以来，国家和社会的分离促成了公共领域的兴起，以其为核心的政治理论被用来描述现代社会生活中的政治状态，同时也对推进政治民主进程有着重要而积极的现实意义。哈贝马斯认为：公共领域主要包括政治公共领域和文学公共领域……从某种意义上我们可以把公共领域当做市民社会的一个最亲密无间的伙伴，它帮助市民社会成为一个既可以自律又可以律他的关系结构。[2]

公共领域，有时可以是一种抽象的政治模型，但有时也可以是一种非常具象的现实存在。对于后者而言，互联网虚拟空间是一个极好的例子。随着网络科技的发展，QQ、MSN、BBS、BLOG 等互联网虚拟空间逐渐成为人们使用互联网的一个重要目的。这些虚拟空间的一个共同特点是公共

① 《健康节目等于商业广告节目?》，载中华传媒网（转自人民网），2002 年 9 月 6 日。

② 张凤阳等：《政治哲学关键词》，凤凰出版传媒集团、江苏人民出版社，2006 年 7 月。

性：任何人可以在任何时间、任何地点、采用任何方式、自由地发表信息和言论。[1] 这种公共性使每个人都可以充分表达自己的意见和观点，相互辩论、相互碰撞，而不必考虑对方的身份和处境，以及任何政治、经济、文化属性，从而在最高科技的网络虚拟空间内实现了一种最原始的民主。尽管这种原始的民主具有不可回避的致命缺陷，如信息庞杂带来的选择风险，以及道德风险和法律风险等，但是网络虚拟空间的存在，的确为人们提供了自由发表意见的公共领域和公共空间，从而使社会民众的声音以一种特殊的方式得以表达。

当然，网络虚拟空间的这一特征也对健康传播产生影响。以往的健康传播，在大多数情形下是传播者对受传者的单向传播。这种单向传播的特性在大众传播中体现得尤其明显。民众作为一个不确定的群体，很难形成“集体意见”的表达，从而使“反馈”成为一句空话。网络虚拟空间是民意的集散地，民意在这里汇聚、融合，形成“集体意见”，使“反馈”得以实现。作为公共话语实践的一种表现，网络虚拟空间“汇聚民意、促进民意表达”的特性在近年发生的各类健康事件、特别是突发公共卫生事件中，得到显著的体现。

2005年春，“苏丹红风波”席卷全国，媒体对事件进行多方位的报道，开展了一次及时、全面的健康传播。在这次有关突发公共卫生事件的健康传播实践中，民意得到了有效的表达和尊重，民意诉求与传媒报道之间形成了良性的互动。按照事件发生的时间顺序，媒体报道大致可分为“提供信息”、“分析解释”、“人文疏导”、“反思评论”四个阶段；对此相对应，民意诉求的变化也可依次分为“资讯渴求”、“情绪宣泄”、“心理危机”、“反思追问”四个时期。将“媒体报道”与“民意诉求”两者各个阶段的高峰出现时间加以比较，发现：两者的高峰出现时间基本相同，即民意诉求活跃时，传媒报道也表现活跃；民意诉求沉寂时，传媒报道也沉寂。而且民意诉求常常略先于传媒报道，而并非跟着传媒走。当传媒报道的主要议题发生转变时，民意诉求的主要类型并没有跟随发生变化，表现出相对的独立性。以往大众传媒通过议题设置“引导”民意的常规效应发生了改变，大众传媒与民意之间“引导与被引导”的关系被传媒与民意的“合作”所取代。[2] 大众健康传播在由网络虚拟空间所形成的公共领域的影响下，呈现出“与民意合作”的公共话语特征。

---

① 注：前提是，这些信息和言论的内容必须在国家相关法律规定允许的范围内。

② 张自力：《突发公共卫生事件中的传媒报道与民意诉求：以“苏丹红事件”为例》，《新闻大学》，2005年冬季号（12月）。

全球化是当今世界的潮流，所谓“地球村”的梦想早已成为现实。麦当劳、肯德基、可口可乐、美国大片、以及愈演愈烈的外语热等，全球化的热浪已经席卷人们的日常生活。而艾滋病、禽流感、SARS等疾病的全球蔓延，表明公共健康也面临全球化的挑战。法国年鉴学派历史学家伊曼纽尔·勒鲁瓦·拉迪里说“疾病带来全球一体化”,①从一个侧面点明了疾病——特别是传染性疾病——与全球化的关系。

与全球化伴随而来的是全球治理话语的盛行。全球治理话语在实践中主要表现为对全球公共安全的维护、国际关系的促进、国际格局的维持和平衡等。全球治理话语对健康传播最直接的影响作用体现在健康传播实践的国际影响和国际参与方面。随着世界交往的日益频繁，一国一地的公共卫生问题如果处理不当，往往会转化为世界性的问题，对全球公共卫生安全带来隐患。从这个意义上说，一国一地的公共卫生治理是全球治理的有机组成部分，两者相互影响、相互制约。以禽流感的媒体报道为例。2005年，禽流感作为一个突出的公共健康议题进入全世界的视野。按照中国农历的生肖纪年，2005年是“鸡年”，然而这一年对于鸡来说却是充满灾难的一年。各地一旦发生禽流感疫情，哪怕只有一点苗头，当地的鸡就一律被宰杀、掩埋。凤凰卫视专门做过一期有关禽流感的专题报道，题目就叫《一地鸡毛》。禽流感，第一次距离我们这么近。

世界各国对禽流感都予以了高度的关注，国际间的合作密切而频繁。2005年10月24日，在加拿大首都渥太华召开了“全球流感大流行准备——卫生部长级国际会议”，全球30个国家政府和国际组织参加会议，中国卫生部部长高强出席会议，并向世界各国通报了中国防治禽流感的7项措施。国内各大媒体对此举纷纷予以报道。中央电视台《焦点访谈》栏目采访了世界卫生组织驻中国代表处传染病预警与反应协调员霍居里女士。霍居里的回答对于“健康传播中的全球治理话语”，不失为一个很好的注解：

我们非常高兴地看到中国政府也参加了这次会议，中国政府在防治动物禽流感方面有很好的经验，并筹备为周边国家提供支持和帮助。

我们认为国际间的合作首先一点是信息共享，第二个领域是对疫苗、抗病毒产品和其他一些药物的研发，这些措施对控制疫情爆发会有帮助。

① （法）伊曼纽尔·勒鲁瓦·拉迪里（著），杨豫等（译）：《历史学家的思想与方法》，上海人民出版社，2002年。

而这一工作的开展需要各国之间的合作。

——摘自《中央电视台·焦点访谈》①

事实上，禽流感并不是一个新的疾病。早在上世纪80年代，我国就已经开始了对禽流感的研究。之所以直到2005年才突然引起人们的重视，主要与两个因素有关：

第一，以往的禽流感较多地发生在禽类之间，从禽到人的传播较少。而2005年的禽流感出现了明显的从禽到人的传播。2003年中期，东南亚越南、泰国、老挝等国家爆发 H_5N_1 型高致病性禽流感，但并没有人感染的情况。2004年1月，泰国首次在人体内发现禽类的高致病性禽流感 H_5N_1 亚型病毒，证实有从禽到人的传播发生。此后，类似的人感染病例逐渐增多，越来越频繁。科学家从患者体内分离出的 H_5N_1 型禽流感病毒被证实具有强烈的致死性，而且极易发生突变，随时有可能转变成一种能够在人类之间大规模传播的病毒。这无疑增加了人们对禽流感的恐慌。

第二，以往的禽流感疫情主要集中发生在部分亚洲国家，其他国家很少发生。而2005年的禽流感由于候鸟在世界范围内的迁徙、以及国际间密切的人员交往，迅速传至了世界多个国家和地区。一种原本局限于一地的传染病，变成了一种世界性的传染病，这种转变不能不引起世人的警惕。

在上述两个因素中，第一个是生物性的，第二个是社会性的。在全球化的国际交往背景下，一种传染病已经很难再成为一种单纯的“地方”疾病，而或多或少带有了“世界”的性质。在对禽流感的媒体报道中，传媒的视野也自然而然地超越了国家、地区的界限，投向全球。据统计，在2005年11月国内禽流感疫情最严峻的时期，《人民日报》共刊发禽流感相关报道149篇，其中国际报道18篇，占总体的12.08%。② 这个比例，对于《人民日报》这样一份中央机关党报而言，无疑是比较高的。

① 《阻击禽流感》，中央电视台《焦点访谈》，2005年10月28日。

② 王鹏，《三级党报禽流感报道分析》，四川省社会科学院新闻传播研究所，2006年。

第九章　健康传播的社会参与

最初将那张《人人防疫，粉碎美帝国主义细菌战》的卫生宣传画给一位朋友看，引发了朋友的大笑。我知道朋友为什么会笑，那是因为画面上的内容与我们今天看到的同样以“卫生防疫”为主题的宣传画相去太远。一位身材高大的农民兄弟，左手叉腰、露出强壮的臂膀，做出准备注射防疫针的姿势，同时将头转向左下方、怒目圆睁，注视着蜷缩在画面一角的一个手捧细菌弹、仓皇逃窜的美国鬼子。这一画面形象与我们今天熟悉的各类“卫生防疫”宣传画上的画面形象完全不同。同样是普及“卫生防疫”的宣传画，为什么会有如此大的差别？究竟是什么因素、通过怎样的机制引发了这种差别？如何把握这种差别？所有这些问题的答案都指向一个共同的焦点：健康传播中的社会参与。

第一节　社会参与的“量变”与“分层”

社会参与的组成因素和影响因素众多，其中包括三个主要的方面：(1) 外部环境的宽容程度、(2) 组织规范程度、(3) 多元化程度。三者的共同存在，构成了社会参与的总体表现。从历史发展的观点看，健康传播中的社会参与在不同的历史阶段，由于三个维度各自不同的发展状态而显示出差异。但值得注意的是，这种差异仅仅表现为“量”的差异，而非“质”的变化。换句话说，社会参与特性是健康传播的本质属性，不同历史阶段的健康传播实践活动都毫无例外地具有社会参与，差异之处在于社会参与的程度高低，总体表现为“量变”的过程。

一、社会参与的三个维度

社会参与的“量变”过程，在近代以来中国的疫病健康传播中有着鲜明的体现。在疫病防治这一古老而经典的主题下，由于不同侧重、不同程度的社会参与的存在与影响，使得发生在每一个具体历史时期的疫病健康传播表现出各自不同的社会性特征。

1. 环境宽容度：政治与法律的合围

环境宽容度，首先是政治环境和法律环境的宽容度。其中，又以政治环境的宽容度对健康传播影响最大。回顾百年中国的历史进程，不难看到政治环境的变化对疫病健康传播的影响。

第二次鸦片战争之后，中国社会“现代化转型”的步伐明显加快了。从忽视、抗拒到学习、借鉴，国人对西学的态度发生了质的转变，“中学为体，西学为用”的思想在国内得到迅速推广。1894 年正值洋务运动后期，西医在中国的渗透进入一个快速发展的时期。也正是在这一时期，西医话语与中医话语产生了尖锐的冲突。在这一背景下发生的 1894 年粤港鼠疫，无疑将演变为一场西医话语与中医话语的较量。

以疫病防治中的社会参与而言，在近代以前，传统“中医防疫”和民间防疫力量历来是社会参与的主体。这种“传统”在当时倡行“中体西用”的社会环境下仍然得到了延续，“中医防疫”参与疫病防治受到了现实环境的支持和保护。换句话说，当时的社会和历史环境对于“中医防疫”参与鼠疫防治仍然具有较高的宽容度，中医防疫在健康传播中获得了较充分的参与。这一点，特别在广州的鼠疫防治中得到了明显的体现。而香港的情形则大为不同。作为西方权力的代言，港英政府对于中医参与鼠疫防治自然不会支持，外部环境的低宽容度使得以香港东华医院为代表的“中医防疫”力量在香港鼠疫的防治过程中需要通过抗争才能获取参与疫病防治的“合法性”。环境宽容度的显著差异，使得“中医防疫”参与疫病健康传播的努力在广州、香港两地遭遇了不同的结局。

1911 年 10 月 10 日，辛亥革命爆发。新兴的资产阶级推翻了腐朽的封建统治，建立了中国第一个资产阶级革命政权和资产阶级共和国。这一变化，反映在对“西学”的态度上，则表现出更高程度的“亲和”和“依附”。一部分西学的忠实宣传者甚至突出地表现为对西方的盲目崇拜、醉心西化，主张彻底输入西方文明。[①] 这一时期，中、西医话语在近代中国的话语舞台上，已经发生了角色的转换。以医学书籍的翻译为例，早期的西医书籍以西方传教士的翻译著作为主，合信于 1851 年翻译出版的解剖学著作《全体新论》是较早的一部。此后，嘉约翰、德贞、傅兰雅等人也都翻译了大量西医著作，内容涉及诊断法、绷带包扎法、皮肤病、梅毒、眼病、炎症、医学原理和实践、药物学、热病、卫生学、外科学、解剖学和生理学等。[②] 而国内的医学研究者也有类似的翻译著作。创办《中西医学报》的丁

① 丁守和、陈文桂等（著）：《第一编：祖国在危机中》，《第五章：经济文化的变动》，《二十世纪中国史纲》，河南人民出版社，1993 年。

② 费正清等主编，中国社会科学院历史研究所编译室（译）：《第十一章 1900 年以前的基督教传教活动及其影响》，《剑桥中国晚清史（上）》，中国社会科学出版社，1985 年。

福保就曾翻译了大批西医书籍。据统计，甲午战争之前翻译成中文的西医著作约有50种，而翻译成西文的中医著作约有120种；到1919年这种情况完全颠倒过来，翻译成西文的中医著作在20余年间只增加了数十种，而翻译成中文的西医著作则已经多达数千种了。[①]

1910年10月，在近代中国资产阶级革命爆发的前夜，一场可怕的鼠疫在东北三省蔓延开来。这场鼠疫的到来对于东北民众而言无疑是一场灾难，对于风雨飘摇的晚清政府而言同样也是一场灾难，而对于"中医防疫"来说则更是一场灾难。在凶猛的肺型鼠疫面前，中医束手无策，"医患共尽"的惨剧宣告了"中医防疫"的失败。而沙俄与日本对东北的虎视眈眈，又逼使清政府必须在最短的时间内消除疫情、稳定时局。在内外双重的压力下，清政府将防疫的重担交给了一位曾经在西方获得医学博士学位的中国医生——伍连德。事实上，在东北鼠疫的防治中，与其说清政府选择了伍连德，不如说选择了"西医防疫"更为确切。在国家的授意和支持下，"西医防疫"的推行在东北获得了空前的宽容，并与当时中国社会伴随着西方资产阶级思想的萌芽而产生的对"西学"的倡行与拥趸之势不谋而合，"西医防疫"的推行势如破竹。

"西医防疫"在东北鼠疫防治中的普遍运用、以及最终的胜利，是国家与社会携手的结果。其中，国家的支持是关键的因素。某种程度上说，如果没有清政府的授意和支持，没有外部环境对"西医防疫"的高度宽容，伍连德的防疫措施无法得到彻底的贯彻、火化尸体的做法无法得到推行、民众的思想无法如此迅速地接受改变。而一旦国家的支持和环境的宽容不复存在，即使是伍连德也无法使"西医防疫"顺利地参与到疫病防治和健康传播中去。

这里有一个反面的例子：在1910年东北鼠疫之后，1917年山西、内蒙再次爆发鼠疫。这次的鼠疫由内蒙古经绥远、大同等处一路蔓延而来。由于没有国家或地方政府的支持和宽容，伍连德与美国教会医士二人在山西丰镇筹设防疫总处之时，"不幸地方长官与住民反对，致所乘之专车几乎被围焚，危险万分。"[②]

2. 组织规范程度：社会力量的整合

组织规范程度是考察健康传播中的社会参与的另一个重要维度。所谓

---

① 《西医非要逼死中医?》，载《三联生活周刊》，百拇医药网http：//www.100md.com，2006年11月28日。

② 伍连德：《得之于人，用之于世——伍连德自述》，《良友》杂志第58期，《良友·人物》，上海社会科学出版社，2003年。

组织规范，是指参与健康传播的各个社会力量之间的整合状况和规范状况，包括行动的自觉性、组织动员的能力、组织机构的完善程度、行为的规范性等。组织规范程度，考察的是社会力量之间的整合程度。相对于外部环境宽容度而言，组织规范程度属于社会参与的内部条件。

对于参与健康传播的各种社会力量而言，组织规范程度越高，社会参与的实现程度就越高。这种组织规范程度的“下限”是没有任何社会整合的、完全自发的、散在的、偶然的社会参与行为，而“上限”则是高度整合、高度组织化的国家动员。国家动员中，各种形态的社会参与被完全纳入国家制度的框架，成为制度性行为的一个组成部分，拥有高度的组织性能。此时，社会动员与国家动员重合，社会参与以国家参与的形式表现出来。在近代以来中国历次重要的健康传播活动中，新中国建立初期的爱国卫生运动无疑是一次通过国家动员实现广泛的、高度组织化的社会参与的典型。

有研究者尝试通过建立模型的方式对“集体行动”中社会动员的形成机制予以解释，认为：集体行动的形成与两个相互关联的过程有关，一个是“动员议题”的构建，另一个是“认同聚合”。“动员议题”被认为是动员的灵魂，动员的执行者构建动员议题的能力决定动员的绩效。成功的动员议题是一件“公共品”，可以降低大众完成认同聚合的成本，提高成员收益。而“认同聚合”则是大众对动员议题的回应。①

对于这两个过程的具体实现手段，研究者认为：动员议题的构建离不开对“质料”和“形式”两个因素的运用。质料一般涉及某个真实的公共问题，每一个重大的、影响社会秩序的社会问题，都有可能成为动员议题构建的质料。动员议题的形式构建常常表现为宣传鼓动、受训控制、典型示范、组织控制、蒙蔽性诱导等，并往往以独创性的象征符号提供给群众。动员中的认同聚合过程受权威、说服和交易三种机制的影响。公众拒绝认同聚合，或对权威的动员议题进行抵抗，都是动员失败的结果。②

在爱国卫生运动的社会动员中，动员议题经历了从“反对美帝国主义细菌战”到“卫生工作与群众运动相结合”，再到“除四害、讲卫生”的依次转变。动员议题的建构通过宣传动员、组织动员和价值动员三种主要的动员机制，以及新旧对比、典型示范、奖惩激励、组织调控、主体培育、诉求认同等多种动员策略，得以实现。在这些策略中，组织调控、主体培

① 张凤阳等：《政治哲学关键词》之＜政治动员＞，凤凰出版传媒集团、江苏人民出版社，2006年7月。

② 同上

育、诉求认同等策略集中体现了国家动员的特性，从而将广泛的社会动员和社会参与纳入国家制度的整体框架，形成高度的组织性、自觉性和规范性。从这个意义上说，爱国卫生运动中的社会参与是广泛的，社会动员是成功的。

但是，高度组织化的国家动员，在执行过程中也往往容易失去弹性。在“国家的名义”下，社会动员从某种具有“交易”性质的谈判行为演变为一种国家权力支配下的强制行为。这是国家动员的弊端，而这种弊端在爱国卫生运动中也或多或少地存在着。1952 年 3 月，在反对美帝国主义细菌战的呼声日益高涨的背景下，爱国卫生运动在全国拉开了序幕。各地在积极开展捕鼠、灭蝇等卫生工作的同时，将原先每年进行的防治传染病、接种防疫等工作也纳入了爱国卫生运动的范畴。4 月，山东德州开展春季种痘运动。7 日当天，商河县第六区种痘小组的种痘人员李端章等三人，赴该区石家乡姜范村进行种痘，来到范玉道家。范玉道的母亲是一位五十多岁的农村妇女，这几日恰巧身体有病，因此不同意种痘。李端章就威胁范玉道说：“你娘为什么不种痘?”并说其母亲不肯种痘是因为范玉道从中作梗，编了反动歌谣，把种痘歪曲成“男人种上中了毒，妇女种上不生育”，遂以反革命分子的罪名叫民兵将范玉道捆绑起来带走。谁知道，还没等出村，就听说范玉道的母亲投井自杀了。[①]

这件事在当时引发了很大的反响，为刚刚开展的爱国卫生运动抹上了一层阴影。为此，中央人民政府卫生部专门下发了一份紧急通报，警示各地的卫生行政主管部门在推行爱国卫生运动时对具体人员须“事先加以选择，给以短期训练，使能明了推行工作的政策”；同时对群众方面要求“首先进行广泛的宣传教育，耐心的进行说服解释，使群众自觉自愿的接受。”[②]无疑，这起发生在爱国卫生运动早期的不良事件，为发生在各地爱国卫生运动中的、以强制动员为特征的类似行为，敲响了警钟。

此外，高度组织化的国家动员的另一个弊端，在于容易诱发形式主义和阳奉阴违。1954 年底，北京市东单区爱国卫生运动委员会对当年本区开展的爱国卫生运动进行总结，在介绍了经验和成就之后，专门对“存在的缺点”进行了深入的剖析。这些缺点包括：骄傲自满；放松领导；工作不深入；军干作风；工作方法老一套；保守主义倾向；忙于检查汇报，对下面如何贯彻、如何进行宣传情况掌握不够；发现、总结、及推广群众的经

---

① 《中央人民政府卫生部“为山东省商河县在种痘工作中因强迫命令发生自杀事件的通报”》，《北京市卫生局关于防疫工作的通知及办法》，北京档案馆 180－004－00053，1952 年 6 月。

② 同上

验不够；麻痹松劲；以及对爱国卫生运动认识不正确等十个方面。[①] 按照总结材料中的分类，在这些缺点中，前面八个方面是针对爱国卫生运动的组织者而言的，后面两个方面是针对群众来说的。

东单区在爱国卫生运动中暴露出来的问题并不是个别现象，类似的问题在当时具有一定的普遍性。高度组织化的国家动员在取得了显著效果的同时，也产生了“形式主义”和“教条主义”的缺陷。一个典型的表现是各种“摊派性指标”的大量出现。例如各地在开展捕鼠行动时，往往对群众捕鼠的数量实行任务摊派。不仅规定每人捕鼠的基本数量，还对不同的行业领域提出不同的要求。根据某一地区的人口数量，推算出该地区的捕鼠总量，并强制要求完成。甚至根据一定的递增比例，人为地设计预定指标。在1953年北京市东单区举行的捕鼠运动月中，区爱国卫生运动委员会根据人口情况，对辖区内居民和各机关、单位、学校等的捕鼠任务做出如下明确分配：

> 工厂方面应捕7千至1万只；学校教职员应捕1千至1千5百只；机关干部应捕1万5千至2万只；行业每人两只以上，应捕1万4千至2万只；市民应捕9万至10万只。总计本月（即：捕鼠运动月）应再捕14万只。
>
> ——摘自《东单区关于爱卫工作经常化的实施方案及宣传参考材料》[②]

形式主义的做法在群众中产生了一定的负面效应，一个直接的表现是弄虚作假的出现。爱国卫生运动被群众认为是“一阵风”，“夏天忙一阵、冬天睡大觉”。[③] 有的地方甚至出现了上有政策、下有对策式的阳奉阴违。平时不捕鼠，老鼠夹子只是为了应付检查而设置，“只有听说检查组来人了，才把夹子下上。”[④] 辽东省爱国卫生运动中规定每个单位每天必须按照规定数量上交虫子，交不上就罚款。结果自然的虫子被消灭了，居然出现了“养虫子”的现象。[⑤] 公众对于“以国家的名义”构建起来的高度组织化

① 《（北京市）东单区爱卫会1954年工作总结报告》，北京东城区档案馆11-10-052，1954年。

② 《（北京市）东单区捕鼠运动月实施方案》，《东单区爱国卫生运动委员会关于爱卫工作经常化的实施方案及宣传参考材料》，北京东城区档案馆11-10-018，1953年。

③ 《（北京市）东单区爱国卫生运动总结》，《东单区爱卫会1954年工作总结报告》，北京东城区档案馆11-10-052，1954年。

④ 《捕鼠的重要性：捕鼠是反帝斗争的一部分》，《关于卫生防疫工作的指示办法》，北京东城区档案馆11-10-001，1952年。

⑤ 《辽东省农村防疫卫生工作中的问题》，新华社东北总分社，1952年5月27日。（转载自《再造“病人”》）

的社会动员，缺乏“交易”与“谈判”的平等基础和条件，阳奉阴违成为一种策略性的无奈选择。

3. 多元化程度：主体与形式的两面

社会参与的多元化程度取决于社会本身的发展程度。在近代西方资产阶级国家的形成过程中，出现了社会与国家的二元分野，社会逐渐脱离对国家的依附，以一个相对独立的政治空间的面貌而浮现出来。社会在自身发展诉求的引领下不断完善，其中一个重要的表现是社会力量主体的多元发展。反映在健康传播中，则表现为社会参与在主体和形式方面的多元化。在这里，需要说明的一点是，尽管在近代国家出现以前，政治学意义上的“社会”尚未形成，但是广布于市井乡间的民间社会仍然保有着对健康传播的参与热情和参与实践。从这个意义上说，“社会参与”具有历史继承性。

在封建社会，中央集权统治的权力触角尽可能广地延伸到各个地方的州、府、县一级，然而对于更广大的城市边缘、乡村社会、甚至山野丛林则无暇顾及，从而留下权力真空。水泊梁山、绿林好汉等“江湖”人物的出现，与这种权力真空的存在极为相关。严格的说“中国传统的中央集权官僚制只存在于县以上的政府机构，县以下的乡村则处于高度分散的无组织状态。”① 这种情形，为民间社会力量施展作为提供了前提和可能。

民间社会有自己的领袖，乡绅阶层和宗族首领是其主要代表。乡绅阶层在民间社会领袖地位的形成，首先与其自身的经济影响力有关。乡绅阶层的组成人员大多是地方上的经济领袖，左右着地方的经济发展，同时乡绅阶层也可以通过动用手中强大的财富支配能力，实现经济权力与道德权力的转换，如从事慈善事业、赈灾救济等，从而实现从经济领袖向社会领袖的转变。此外，乡绅阶层演变为社会领袖的过程，与国家统治力量的“赋权”密切相关。为了弥补国家权力资源在民间社会的分配不足，封建国家权力需要在地方寻求所谓“代理人”，以“权力代理”的方式实现其统治权力的延续。而乡绅阶层无疑是这一“代理人”的最合适人选。与乡绅阶层相比，宗族首领获得民间社会领袖地位则显得更加有“道”理。中国传统社会素来强调亲情伦理、尚祖尊长，以血缘关系为纽带的宗族体系对宗族内部成员拥有强大的道德约束力和影响力。这对宗族首领获得民间社会领袖地位十分有利。当然，宗族首领的权力是建立在伦理道德基础上的，具有道德权力的特征。

---

① 高华：《近代中国社会转型的历史教训》，载《战略与管理》，1995 年第 4 期。

对于乡绅阶层或宗族首领而言，在以民间社会领袖的身份介入民间事务管理的时候，“地方立场”和“道德立场”是两个重要的出发点和归宿。所谓地方立场，就是代表民间地方的利益、造福当地。所谓道德立场，就是以道德化的方式行事，体现道义与教化的特征。因此，近代以前的民间社会力量参与健康传播，常常表现出慈善的性质，以从事各种形式的善举的面目出现。例如，瘟疫来临时以乡贤为代表的民间社会领袖通过广布药方、筹集善款、免费施医送药等行为，积极参与疫病防治与健康传播，是最常见的表现形式。

及至近代，伴随着西方列强的入侵和国内一部分有识之士的鼎立推介，西方早期资产阶级启蒙思想开始在国内广泛传布。国内的民间社会力量也在悄悄地发生着演变。乡绅阶层和宗族首领的民间社会领袖地位逐渐被动摇，“天赋人权”、“主权在民”等思想的普及唤醒了民众的主体意识，多元社会力量的发展和壮大成为社会进步的重要标志之一。有研究者通过对近代中国白话报刊大量出现这一独特社会景观的研究分析，认为清末民初的中国已经出现了“市民社会”和“公共领域”的萌芽。[①] 19世纪末至20世纪初，一股“白话报刊”的风潮给近代中国社会带来了新鲜的空气。这一时期，全国的白话报刊总数约计有160份之多，出版地遍及香港、广东、湖南、湖北、山东、山西、江西、东北、天津等地。[②] 各类白话报刊、白话小说一度在各地盛行。值得注意的是，这些白话大众传媒中相当一部分公开标榜“面向市民”、“开明民智”、“专为民间所设”，表现出鲜明的公共品格和平民立场。“正如近代民族资本挣脱封建政治的樊笼一样，近代的文化系统和舆论空间也在大众媒介的导引下缓慢地形成了封建文化的异己力量，在不断消蚀着封建社会机体的过程中首先营造出民间化的舆论形态，进而铸就了晚清的公共舆论空间和近代文化形态。”[③] 刊登在白话报刊上的大量白话文章，成为“开启民智”、“表达民意”的载体。在1910年东北鼠疫的报道中，《大公报》、《盛京时报》等报刊都曾经使用白话文报道。如当时辽宁昌图府的知府李丙吉就曾亲自撰写白话文章在报纸上刊登，以推介鼠疫防治知识。[④]

在健康传播领域，这一时期更直接的社会参与表现为医学大众传媒

① 刘增合：《媒介形态与晚清公共领域研究的拓展》，载《近代史研究》，2000年第2期。

② 同上

③ 同上

④ 《劝防疫白话》，载《盛京时报》，1911年1月29日。（转载自王银：《1910—1911年东北鼠疫防治研究》）。

的普及。最早的医学大众传媒是医学报纸，为简便明了起见，很多人直接将报纸的名称称为“医学报”。在19世纪末至20世纪初，国内出现了多份以《医学报》为名称的医学报纸。1894年由尹端模（文楷）在广州创办的《医学报》，是当时国内最早的一份由中国人主编的西医报纸。由于该报学术性较强，当时国人学西医者不多，故读者较少，出版仅两期便停办。[①] 1904年周雪樵在上海创办《医学报》；1909年由上海“中国医学会”创办《医学公报》；1910年蔡小香创办《中国医学报》；同年丁福保创办《中西医学报》。在这些早期的医学报纸上，除了《中国医学报》以普及、介绍中医为主之外，其他各报无一例外地将宣传西医、普及西医知识和西医思想列为报纸的主要内容。由周雪樵创办的《医学报》对西方医学更是“多持赞美之词，极力提倡引进西医，甚至陷入‘贬中倡西’的极端。”[②]

综上所述，无论是白话报刊与白话小说的“开明民智”，还是医学大众传媒的出现与医学知识的普及，都标志着这一时期的社会发展与健康传播达到了一个新的高度。以报人、医生、知识分子、甚至普通平民为主体的社会力量广泛参与健康传播，成为这一时期的显著特点。在这种背景下，社会力量得以发展，民众开始以积极的姿态参与社会管理。健康传播中的社会参与在主体构成与外在形式方面都呈现出多元化的特征。这种多元化的发展态势在辛亥革命之后获得了进一步的加强，呈现出日益蓬勃的景观，直至1928年南京国民政府成立，方才受到压制。

总结历史的发展规律，我们可以循出一条隐含的轨迹：作为社会自身进步与发展的标志之一，社会力量的多元化发展带动了社会参与的多元化。社会进步的总体趋势是向前的，社会参与的多元化程度亦随之呈现出总体向前的发展趋势。值得注意的是，社会参与的多元化程度包括主体的多元化与形式的多元化。一般情况下，两者相互匹配、共同发展；但在某些特殊情况下，主体多元化与形式多元化之间也可能出现不匹配的现象。

二、社会参与的“分层”

环境宽容度、组织规范程度、多元化程度，分别从外部条件、内部条件、以及社会力量自身的发展状况三个方面对社会参与予以考察，构成了

① 《戊戌变法前后的（广州）报业》，载《广州市志》，广州市地方志网http://www.gzsdfz.org.cn/gzsz/。

② 郝先中：《晚清中国对西洋医学的社会认同》，载《学术月刊》2005年第5期。

社会参与的三个结构性维度。对于任何一次健康传播中的社会参与而言，都同时受到这三个方面因素的共同影响。由此，我们可以构建出一个社会参与的理论构成模型，即：“环境宽容度-组织规范程度-多元化程度”。从而，分别从三个不同的维度共同对健康传播中的社会参与加以观照。这一视角，体现了对社会参与的“质性”考察。

除了“质”的角度，考察健康传播中的社会参与，还包括“量”的角度。对社会参与的“量化”考察，首先是对社会参与三个维度的“量化”划分。于是，我们得到这样一个理论分析模型（如示意图 9.1）：

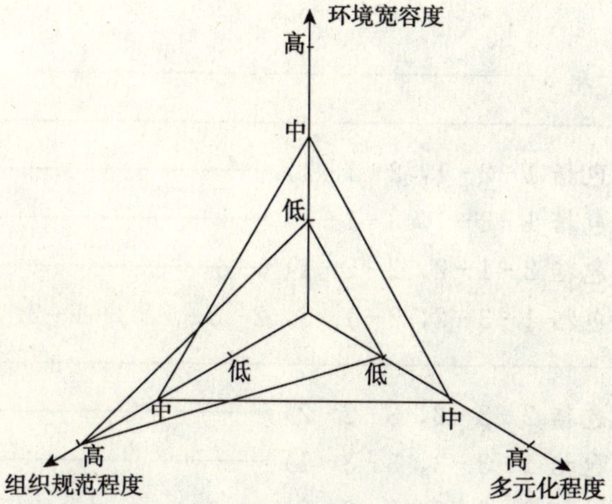

示意图 9.1：社会参与的“量化”分析模型

在这个模型中，我们将社会参与的三个维度分别划分为“低、中、高”三个不同的层次，每一个层次代表不同的“分值”：低度为 1 分，中度为 2 分，高度为 3 分。考虑到任何一次健康传播中的社会参与都同时受到三个维度的共同影响，形成“环境宽容度-组织规范程度-多元化程度”的联合模式。于是，我们得到如下 27 种组合：

环境-组织-多元	环境-组织-多元	环境-组织-多元
1-1-1	2-1-1	3-1-1
1-1-2	2-1-2	3-1-2
1-1-3	2-1-3	3-1-3
1-2-1	2-2-1	3-2-1
1-2-2	2-2-2	3-2-2
1-2-3	2-2-3	3-2-3

1-3-1　　2-3-1　　3-3-1

1-3-2　　2-3-2　　3-3-2

1-3-3　　2-3-3　　3-3-3

这样一来，社会参与被“量化”了（至少在理论模型上可以这样认为）。我们根据不同的组合，得到不同的“组合分值”，最少为“3 分”，最多为“9 分”。由于社会参与的三个维度之间并不具有排列上的有序性，因此我们将 27 种组合中结构相同的组合予以合并，最终得到如下 10 种不同类型的组合：

维 1-维 2-维 3 ——→ 组合分值
1-1-1 ——→ 3
1-1-2（包括 1-2-1，2-1-1）——→ 4
1-1-3（包括 1-3-1，3-1-1）——→ 5
1-2-2（包括 2-1-2，2-2-1）——→ 5
1-2-3（包括 1-3-2，2-1-3，2-3-1，3-1-2，3-2-1）——→ 6
2-2-2 ——→ 6
2-2-3（包括 2-3-2，3-2-2）——→ 7
3-1-3（包括 1-3-3，3-3-1）——→ 7
3-2-3（包括 2-3-3，3-3-2）——→ 8
3-3-3 ——→ 9

结合社会参与的三个维度，以及各个维度中“低、中、高”的程度划分，上述 10 种不同类型的组合可以表述如下（见表 9.1）：

表 9.1：社会参与的“分级”与“分层”

组合	状态	描述	举例	层级
(1)	1、1、1	环境宽容度、组织规范程度、多元化程度均较低	近代以前的日常健康传播	
(2)	1、1、2	三个维度中，两个程度较低、一个程度中等	1894 年广州鼠疫防治的健康传播；新生活运动中的疫病健康传播	低
(3)	1、1、3	三个维度中，两个程度较低、一个程度较高	1928 年后上海的疫病健康传播；“非典”前一阶段的“流言”建构	

续表

组合	状态	描述	举例	层级
(4)	1、2、2	三个维度中，两个程度中等、一个程度较低	1894年香港鼠疫防治的健康传播	中
(5)	1、2、3	三个维度中，一个较低、一个中等、一个较高	1910年东北鼠疫防治的健康传播	
(6)	2、2、2	环境宽容度、组织规范程度、多元化程度均中等		
(7)	2、2、3	三个维度中，两个程度中等、一个程度较高		
(8)	1、3、3	三个维度中，两个程度较高、一个程度较低	1928年前上海的疫病健康传播	高
(9)	2、3、3	三个维度中，两个程度较高、一个程度中等	爱国卫生运动；“非典”后一阶段的“战争”建构	
(10)	3、3、3	环境宽容度、组织规范程度、多元化程度均较高		

10种不同类型的组合，代表着10种不同类型的社会参与模型。前3种模型，因为同时有两个或两个以上的维度处于较低的水平，因此总体的社会参与属于“低层级”；中间4种模型，至少有两个或两个以上的维度处于中等以上水平，因此总体的社会参与属于“中等层级”；后3种模型，由于同时有两个或两个以上的维度处于较高的水平，因此总体的社会参与属于“高层级”。

以此为依据，衡量近代以来中国历史上发生的若干次重大的疫病健康传播活动，我们发现——

1894年的广州鼠疫防治中，地方政府对“中医防疫”的参与，态度相对宽容，属于“中等程度”；而“中医防疫”自身的组织化程度和多元化程度均较低。因此，总体上属于模型2（1、1、2）。

1894年的香港鼠疫防治中，港英政府对“中医防疫”的参与从最初的抵制到最终的妥协，宽容度有了改变；而以东华医院为代表的“中医防疫”自身的组织化程度也有所提高。因此，总体上属于模型4（1、2、2）。

1910年的东北鼠疫防治中，在国家的直接授意和支持下，“西医防疫”获得了前所未有的推广和普及；同时，这种对“西医防疫”的宽容与当时社会对“西学”的亲和态度恰好吻合，国家与社会获得了短暂的携手，加之清末民初“市民社会”与“公共领域”的萌芽，使得这一时期的社会参与在多元化程度方面有了进步；但是社会参与的组织规范程度尚不高，社会力量的活动仍处于相对“自发”的状态。因此，总体上属于模型 5（1、2、3）。

1928 年之前的上海疫病防治中，社会力量的发展获得了相对较为宽松的环境，多元社会力量以各自的方式参与疫病健康传播，使其在主体与形式两方面都呈现出多元化的特征；但从组织程度来看，这一时期的多元社会力量对健康传播的参与仍然带有较大的不稳定性，“自觉”程度和规范程度不高。因此，总体上属于模型 8（1、3、3）。

1928 年之后的上海疫病防治，发生了很大的变化。南京国民政府军事独裁统治的推行，使得多元社会力量的发展遭遇“冰川期”，无论从环境宽容度、还是组织规范程度来看，这一时期的社会参与都处于较低的水平；只有在疫病来临时，多元社会力量自发参与健康传播的现象才得以短暂出现。因此，总体上属于模型 3（1、1、3）。

新生活运动的肇始是 20 世纪 30 年代的一场闹剧。在这场闹剧中，以“卫生”、“清洁”、“防疫”为主题的健康传播运动被牵强地赋予了政治动机，使健康传播成为一个“两张皮”的怪胎。这期间，对社会实行“军事化改造”的强烈动机使得社会力量的发展和参与健康传播的努力，几乎被完全压制；仅有的少量社会参与，表现为健康传播的内容和形式等技术特性在制度框架内的些许发展。因此，总体上属于模型 2（1、1、2）。

新中国的建立为中国的历史发展翻开了新的一页。在国家意志的高度浸润下，爱国卫生运动中的社会参与几乎被完全纳入国家制度的轨道，呈现出高度的组织化和规范化特征，并与国家意志高度吻合，这一结果使得爱国卫生运动中的社会动员向国家动员转化；但与此同时，社会参与在主体和形式上的单一化、教条主义和形式主义等弊端也显现出来。因此，总体上属于模型 9（2、3、3）。

2003 年的“非典”防治是发生在改革开放之后的，一次影响最大、涉及面最广的健康传播运动。在“非典”防治的前一阶段，国家出于对“稳定”的考虑，使得以“信息透明”为代表的社会参与一度处于抑制的状态；而以互联网为代表的公共空间的发展，又使得这一阶段各种“自发”、“无序”的社会参与变得极其活跃，从而建构出一场“流言”的风波。因此，这一阶段在总体上属于模型 3（1、1、3）。

但是，随着中央在防控“非典”工作中的重新定位，“非典”防治进入一个全新的阶段。国家以积极的姿态领导和把控着“非典”防治工作的全局，将各种社会参与纳入国家的统一布局，树立起一个负责任的大国政府的形象，建构起一场抗击“非典”的“人民战争”；与此同时，社会力量自身获得一定的发展，公众的诉求得到较大程度的表达和回应，从“自发”、“无序”向“自觉”、“有序”转化。因此，这一阶段在总体上属于模型9（2、3、3）。

将社会参与的三个维度和每个维度各自不同的层级结合起来，从而对健康传播中的社会参与予以“分级”研究和“分层”研究的尝试，体现了一种“质化”考察与“量化”考察的结合。这种尝试，有利于使我们对健康传播中的社会参与予以更深入的把握，其更大的意义在于提供一种理论思路和观察视角。

第二节　社会参与的发展与现实应用

生态学，关注个体与环境之间的相互作用，关注个体与个体之间的竞争与协作，关注个体与群体之间的控制与突围。把握健康传播的社会参与特性，在社会和历史的现场中考察健康传播，体现了一种“生态学”的观察视角。

一、健康传播的生态观

从传播研究的角度而言，生态学的观点在于不仅仅关注传播行为本身，同时也关注传播行为发生的“情境”或“场域”。这种“情境”或“场域”至少包括两个层次：第一个层次是传播情境（传播场域），第二个层次是社会情境（社会场域）。传播情境，指的是一个具体的传播行为发生的环境，属于初级场域。例如，对一个医患传播行为而言，医疗体系（医院、诊所）是基本的传播场域。社会情境，指的是更宽泛的外部社会环境，属于次级场域。从这个意义上说，“生态并不是作为一种（物理性）事物而存在，而是一个变动不定的流动的结构，我们把它视为一种表述或框架。”①

这种对传播“情境”的关注，对于理解健康传播的社会参与特性很有帮助。换句话说，健康传播的社会参与特性，正是从这种生态学的观点出发，对健康传播自身、以及健康传播与外部环境之间的相互关系予以考察的结果。健康传播的生态观，提供了一种通过多维视角考察和解读健康传

① 大卫·阿什德（著），邵志择（译）：《传播生态学—控制的文化范式》，华夏出版社，2003年，第9页。

播的途径：对于任何一个处于具体社会环境中的健康传播行为而言，都是健康、传播、社会三者的结合。这种结合不是线性的延长和平面的叠加，而是立体的建构。对于不同的健康传播行为而言，差异之处在于三者不同的介入程度。如果简化为示意图的形式，健康传播中社会、传播、健康三者之间的关系，则可以表示为一个三维立体的变化空间。用以构成和描述这一立体空间的三个维度分别是“健康诉求”、“传播能力”和“社会参与”（如示意图9.2）。

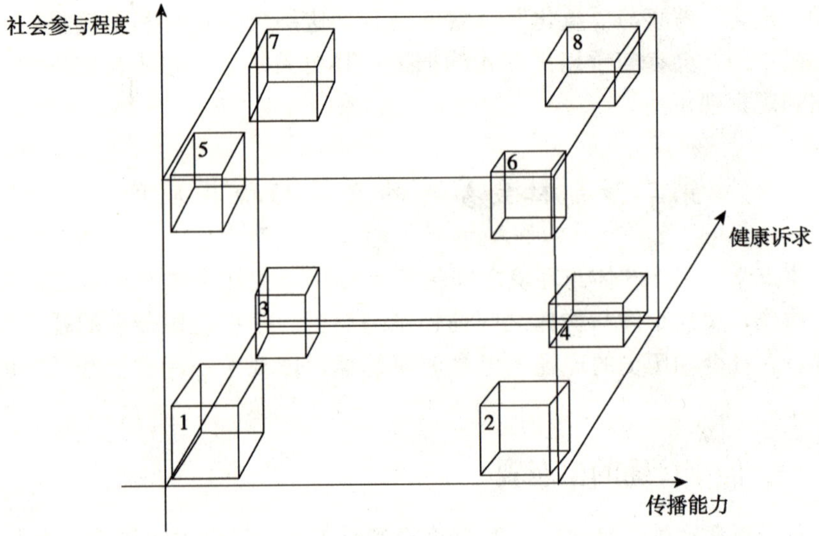

示意图9.2：健康传播的“生态”模型

健康诉求，是指传播参与者（包括传播者与受传者）对健康危害的恐惧程度。恐惧程度越深，健康诉求越强烈；反之，则健康诉求微弱。恐惧程度的深浅与两个因素有关：其一是健康危害本身的严重程度；其二是相关信息储备的程度。当健康危害较小，如感冒、牙痛、擦伤等轻微的健康损害，往往不至于引起人们的过度恐惧，健康诉求较弱；反之，当健康危害较大，如中风、癌症、烈性传染病等，则往往能引发人们的深度恐惧，从而产生强烈的健康诉求。在相关信息储备方面，也有两个影响因素：一个是信息获取的难易程度，另一个是信息的有效程度。当信息有效、且获取容易时，则对健康危害的恐惧程度较浅，健康诉求较弱；反之，当信息有效性差（一个极端的表现是流言和谣言）、且获取困难时，则对健康危害的恐惧程度加深，健康诉求强烈。

传播能力，主要涉及传播的技术层面，包括传播内容的表达、传播形式的选择、传播渠道的多元化程度以及传播技术的更新等。历史地看，传播能力的不断增强是一般的趋势，但就一个处于具体的社会和历史环境中的健康传播行为而言，传播能力的强弱有其特殊性，并不总是与一般的趋势吻合。同时，处在同一社会和历史条件下的不同的健康传播行为之间，传播能力也存在差异。

而社会参与程度的深浅，决定了一个健康传播行为所具有的“社会性”的强弱程度。一个处于现实社会环境中的、具体的健康传播行为，是上述三个维度的结合。“健康诉求”、“传播能力”和“社会参与程度”，三者共同决定了一个健康传播行为的总体特征。换句话说，每个具体的健康传播行为都是由三个不同的维度共同构成的，三个维度之间只有构成比例上的此消彼涨，但始终同生同在。同时，由于各个维度在总体中所占比例的不同，使得每一个健康传播行为表现出不同的倾向性：或者倾向于社会维度、或者倾向于传播维度、或者倾向于健康维度。这种多维度共存的特点，构成了健康传播社会性的结构基础。

综合上述三个维度，我们可以对一个处于“生态”视野中的具体的健康传播行为做一个基本的定位：其一，健康诉求越强烈，健康传播行为在立体空间中的位置越远（如空间 3、4、7、8）；反之，则位置越近（如空间 1、2、5、6）；其二，传播能力越强，健康传播行为在立体空间中的位置越靠右，技术性特征越明显（如空间 2、4、6、8）；反之，则位置越靠左，技术性特征微弱（如空间 1、3、5、7）。其三，社会参与程度越深，健康传播行为在立体空间中的位置越高，社会参与特性越显著（如空间 5、6、7、8）；反之，则位置越低，社会参与特性越微弱（如空间 1、2、3、4）。这种结构分解和“生态”定位的尝试，有利于从理论和实践两个角度，认识健康传播与社会之间的结构关系，从总体上对一个具体的健康传播行为予以把握。

二、理论应用：对健康传播研究领域的划分

对于一名研究者或实践者而言，把握健康传播的社会参与特性，目的在于更好地认识它、并自觉地应用它。抽象的理论模型的建立，只是提供了一种分析的手段，现实的应用才是最终的归宿。这种应用包括理论层面的应用和实践层面的应用。有关健康传播研究领域的划分，就是一次理论层面的应用尝试。

健康传播研究是一个多维度、多层次的复杂体系，是建立在传播学、

社会学、医学、心理学、语言学、人类学，以及教育学、管理学等众多学科的基础上的。这就注定了健康传播研究的多维特性。将每一个交叉学科所涉及的领域看作一个维度，那么健康传播研究就成为一个由多维度共同交织而成的“多边形立体领域”。每一个学科维度又同时包含多个层次。比如：传播学维度可以按照不同的传播层次划分为自我传播、人际传播、组织传播、大众传播；社会学维度可以按照社会关系网络从简单到复杂、从微观到宏观的递进趋势分为传播行为（本身）、传播情境、社会情境三个不同层次的场域。又比如：健康维度、文化维度、时间维度等，也都可以分为不同的层次。

从健康传播的生态观出发，我们可以粗略地建构出一个健康传播研究领域的立体模式图。在这个模式图中，存在多个维度，每个维度代表一个学科领域或一种研究视角。其中，最主要的维度是传播学维度、社会学维度和健康维度，而每一个维度本身又分为多个层次（如示意图 9.3）。

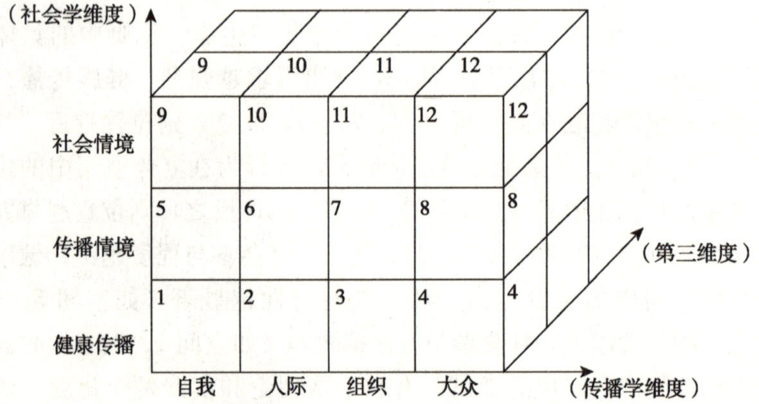

示意图 9.3：健康传播研究的“多边形立体领域”模式图

模式图显示了一种对“情境”（包括传播情境和社会情境）的关注：以传播学视角为第一维度，以社会学视角为第二维度，以其他视角为第三维度。在第三维度未定的情况下，以第一、第二维度为横轴和纵轴，叠加出健康传播研究的 12 个领域——

（1）自我传播——健康传播——X 领域（X 为开放的第三维度），涉及的研究议题包括个人的自我保健、心理调适、个人健康计划研究等；

（2）人际传播——健康传播——X 领域，涉及的研究议题包括医患关系、医生与患者家属的关系研究、病友之间的健康信息分享、同类 / 同型示范（peer model）效果研究等；

（3）组织传播——健康传播——X 领域，涉及的研究议题包括医院与患者的关系、医院与医生的关系研究、企业健康培训、社区健康传播研究等；

（4）大众传播——健康传播——X 领域，涉及的研究议题包括大众传媒健康报道分析、受众特点分析和效果研究、大众健康教育、健康促进研究、健康社会营销、医药广告研究等；

（5）自我传播——传播情境——X 领域，涉及的研究议题包括环境对自我健康传播行为的影响、个人文化教育背景对健康认同和就医行为的影响等；

（6）人际传播——传播情境——X 领域，涉及的研究议题包括患者求医行为的人际网络影响、诊室环境对医患交流的影响、医疗技术发展与医患关系的变迁等；

（7）组织传播——传播情境——X 领域，涉及的研究议题包括医院健康宣教的传播模式研究、社区健康传播的历史演变和发展、企业健康培训与健康管理研究等；

（8）大众传播——传播情境——X 领域，涉及的研究议题包括中外大众健康传播比较研究、健康促进计划推广研究和影响因素研究、大众健康传播从业者研究等；

（9）自我传播——社会情境——X 领域，涉及的研究议题包括多元文化群落中的健康与疾病、社会阶层分化与个人保健意识变迁的关系、艾滋病患者与感染者的权益研究等；

（10）人际传播——社会情境——X 领域，涉及的研究议题包括信任危机与人际传播效用的衰退、患者知情同意与医生权威的伦理学研究、医患关系中的法律权益研究等；

（11）组织传播——社会情境——X 领域，涉及的研究议题包括地域文化特征对社区健康传播模式的影响研究、艾滋病高危人群健康干预策略在不同城市中的比较研究等；

（12）大众传播——社会情境——X 领域，涉及的研究议题包括大众健康传播的社会环境研究、健康政策研究、药品广告的法制环境研究等。

在这里，开放的第三维度——X 维度的存在，充分显示出健康传播研究的多维特性。第三维度的加入，使得健康传播研究的子领域就不只限于 12 个，而可能是 24 个、36 个，或者更多。在这些研究领域中，健康传播研究者并非对每一个都给予了相同的关注，一些领域仍然作为健康传播研究的重要方向而受到研究者更多的偏爱。① 大致说来，包括以下 9 个主要的研究

① 参见张自力：《健康传播研究什么：论健康传播研究的 9 个方向》，载《新闻与传播研究》2005 年第 3 期。

方向——

(1) 大众健康传播媒介与效果研究

(2) 组织健康传播研究

(3) 以“医患关系”为核心的人际健康传播研究

(4) 健康教育与健康促进研究

(5) 健康传播的外部环境研究

(6) 健康传播中的文化研究

(7) 艾滋病、安乐死、同性恋、器官移植等特殊议题的研究

(8) 健康传播史的研究

(9) 突发公共卫生事件研究（健康危机的传播研究）

通过上述分析，我们发现眼前的视野一下子开阔了。“健康传播”与“社会”的结合，使我们对健康传播的认识得到了拓展，它使我们跳出了狭小的技术樊篱，进入到宽广的社会领域。健康传播离不开社会，处于具体的社会环境中的健康传播，终究是“社会”的。

三、实践应用：社会转型中的健康传播

改革开放后的中国，在政治、经济、社会、文化等各个方面进入了一个极速转变的时期。面对日新月异的社会景观，人们不由得感叹“不是我不明白、这世界变化快!”不少学者尝试用“社会转型”一词对当下中国的社会特征予以概括，这一概括准确地把握了社会变化的动态特性，从宏观上对众多纷繁复杂的社会表征予以统摄。作为“社会转型”的题中应有之意，“破”与“立”是两个内在统一的过程。“破”，意味着对旧的社会规制的解构；“立”，意味着在新视野下的社会重建。作为社会联系的纽带和社会组织的重要力量，传播在社会重建过程中扮演着重要的角色。健康传播也不例外。

康豪瑟在1959年发表的《大众社会政治》一书中提出了著名的大众社会理论。认为：一个正常的社会结构应该是三层的，即政治精英-中层组织-民众。其中，社会中层组织是重要的一环。“社会中层组织能够对精英政治进行组织化和民主化控制；能够提供一个交往和讨论的平台，从而使民众对现实的感知更为真切和现实；同时，中层组织的多样性能够导致利益和认同感的多样化。”[1] 康豪瑟的大众社会理论对于当下中国的社会重建具有很好的借鉴意义。

---

① 赵鼎新：《社会与政治运动讲义》，社会科学文献出版社，2006年3月，第89页。

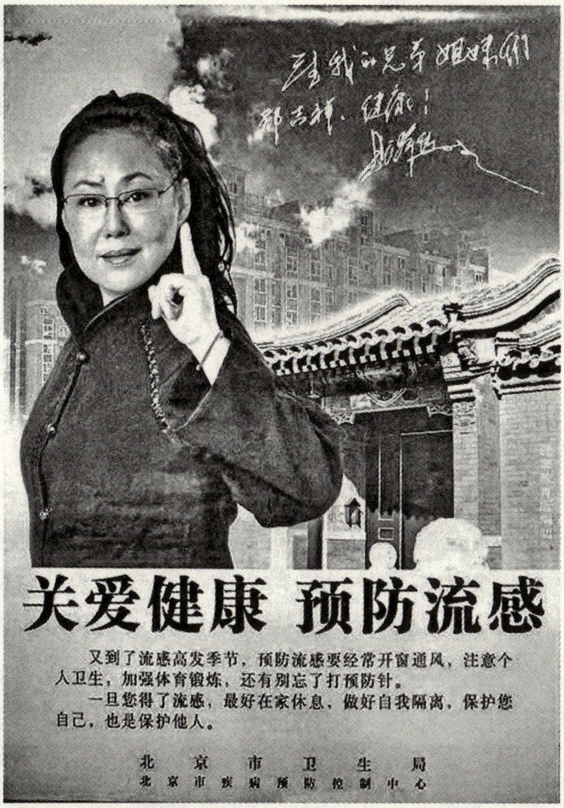
关爱健康 预防流感
又到了流感高发季节，预防流感要经常开窗通风，注意个人卫生，加强体育锻炼，还有别忘了打预防针。
一旦您得了流感，最好在家休息，做好自我隔离，保护您自己，也是保护他人。
北京市卫生局
北京市疾病预防控制中心

图 42：宣传画《关爱健康，预防流感》（北京市卫生局制）

经过 30 年的改革开放，中国的社会结构发生了显著的变化。原来的工人阶级、农民阶级、知识分子阶层（两个阶级一个阶层）的社会结构发生了分化，产生了诸如经理阶层、私营企业主阶层和农民工群体等新的社会阶层。有研究者据此将当下中国社会划分为 10 个阶层，并认为中国社会基本已呈现出“中间大、两头小”的结构雏形。但是，这一结构雏形远远没有达到“合理”的程度，而“不合理”的基本表现即是“该缩小的阶层还没有小下去，该扩大的阶层还没有大起来，社会中间层的规模仍然过小。”[①] 依据康豪瑟的大众社会理论，中层组织的存在和壮大是社会稳定的前提条件。当一个社会的中层组织规模足够大时，稳定的社会环境便不难形成。因此，“中国社会未来的稳定和发展，改革开放的进一步深化，都要以建立一个较大规模的、坚实的社会中间层为前提。”[②] 而从现实的角度看，除了

---

① 陆学艺（主编）：《当代中国社会阶层研究报告》，社会科学文献出版社，2002 年 1 月，第 69 页。
② 同上

“社会中间层仍然不够发达”之外，“随着当下中国社会分层的加大，社会各阶层之间的联系反而在减弱”是另一个突出的问题。这一点集中地体现为贫富差距、城乡差距、官僚腐败、权钱交易等社会矛盾在当下中国的凸显，这些矛盾的日益严重将直接威胁到社会的稳定。而健康传播在社会组织方面的功能恰恰体现为对“社会中间层/社会中层组织”的广泛动员和有力整合。因此，从这一方面说，在当下中国开展健康传播，实现健康传播中的广泛社会参与，具有社会重建的意义。

在借助健康传播推动社会重建的过程中，对公共领域的逐步培育是一个重要的方面。“市场经济体制的建立开辟了有助于良性调节国家和社会关系的新的经济空间，同时，现代市场经济所带来的流动性和现代都市生活中社会联系的多样性，为市民社会的形成提供了现实可能性。”① 在这一过程中，社会中间层的壮大为市民社会的浮现和公共领域的产生孕育了前提条件，多中心的公共行动者（社会力量）“通过制度化的合作机制，在合作博弈中相互调适目标、增进信任、提升利益”，② 这一点恰好符合了健康传播的公共特性。从这个意义上说，健康传播成为了培育和促进公共领域发展的试验场，而这一作用无疑有利于良性的社会重建的实现。在这里需要强调的是，处于社会转型期的健康传播实践所面临的冲击和变化，远远不止上述这么简单，而是蕴含着复杂的转变机制与调适过程。对于健康传播研究者而言，这本身又是一个宏大的研究课题。

---

① 陈卫星：《传播的观念》，人民出版社，2004年，第434页。

② 张凤阳等：《政治哲学关键词》之＜治理＞，凤凰出版传媒集团、江苏人民出版社，2006年7月，322页。

参考文献

一、著作类

1. 陈邦贤：《中国医学史》，商务印书馆，1937年。

2. 陈海峰：《中国卫生保健史》，上海科学技术出版社，1992年。

3. 陈力丹：《精神交往论——马克思恩格斯的传播观》，开明出版社，1993年。

4. 陈世敏：《大众传播与社会变迁》，台北：三民书局，1983年。

5. 陈卫星：《传播的观念》，人民出版社，2004年。

6. 陈卫星：《以传播的名义：陈卫星自选集》，北京广播学院出版社，2004年。

7. "当代中国·卫生卷"编委会主编：《当代中国卫生事业大事记》（1949年—1990年），人民卫生出版社，1993年6月。

8. 丁守和等：《二十世纪中国史纲》，河南人民出版社，1993年。

9. 范文澜（主编）：《中国通史》，人民出版社。

10. 范行准：《中国医学史略》，北京中医古籍出版社，1986年。

11. 费正清等（主编），中国社会科学院历史研究所编译室（译）：《剑桥中国晚清史（上）》，中国社会科学出版社，1985年。

12. 费正清等（主编），中国社会科学院历史研究所编译室（译）：《剑桥中国晚清史（下）》，中国社会科学出版社，1985年。

13. 费正清等（主编），中国社会科学院历史研究所编译室（译）：《剑桥中华民国史（上）》，中国社会科学出版社，1985年。

14. 费正清等（主编），中国社会科学院历史研究所编译室（译）：《剑桥中华民国史（下）》，中国社会科学出版社，1985年。

15. 费正清等（主编），中国社会科学院历史研究所编译室（译）：《剑桥中华人民共和国史》，中国社会科学出版社，1985年。

16. 关世杰（译），常昌富、李依倩（编选）：《大众传播学：影响研究范式》，中国社会科学出版社，2000年。

17. 黄永昌：《中国卫生国情》，上海医科大学出版社，1994年。

18. 蓝鸿文（主编）：《专业采访报道学》，中国人民大学出版社，1991年第1版。

19. 李剑农：《中国近百年政治史（1840—1926年）》，复旦大学出版社，2002年。

20. 李新：《中华民国史》，中华书局，1996年。

21. 李文海：《近代中国灾荒纪年》，湖南教育出版社，1990年。

22. 李文海：《近代中国灾荒纪年续编（1919—1949）》，湖南教育出版社，1993年。

23. 陆学艺（主编）：《当代中国社会阶层研究报告》，社会科学文献出版社，2002年。

24. 王礼康（主编）：《艾滋病与性健康教育》，上海人民出版社，1999年。

25. 米光明、王官仁主编：《健康传播学原理与实践》，湖南科技出版社，1996年。

26. 魏荃、米光明（主编）：《社区健康教育与健康促进手册》，化学工业出版社，2005年。

27. 北京医科大学主编：《健康传播学》，北京医科大学出版社，1993年。

28. 夏东元：《洋务运动史》，上海华东师范大学出版社，1987年。

29. 夏明方：《民国时期自然灾害与乡村社会》，北京中华书局，2000年。

30. 夏明方、康沛竹（主编）：《20世纪中国灾变图史》，广西师范大学出版社、福建教育出版社，2001年。

31. 许欣欣：《当代中国社会结构变迁与流动》，社会科学文献出版社，2000年。

32. 杨念群：《再造“病人”：中西医冲突下的空间政治（1832—1985）》，中国人民大学出版社，2006年。

33. 余新忠等著：《瘟疫下的社会拯救：中国近世重大疫情与社会反应研究》，中国书店出版社，2004年。

34. 张凤阳等： 《政治哲学关键词》，凤凰出版传媒集团、江苏人民出版社，2006年。

35. 张剑光：《三千年疫情》，（南昌）江西高校出版社，1998年。

36. 张人骏：《健康学》，中国科学技术出版社，1993年。

37. 赵鼎新：《社会与政治运动讲义》，社会科学文献出版社，2006年。

38. 郑观应：《郑观应集》（上册），上海人民出版社，1982年。

39. 支庭荣：《大众传播生态学》，浙江大学出版社，2004年。

40. E·M·罗杰斯（著），殷晓蓉（译）：《传播学史——一种传记式的方法》，上海译文出版社，2000年。

41. F.D. 沃林斯基（著），孙牧虹等（译）：《健康社会学》，社会科学文献出版社，1999年。

42. 大卫·阿什德（著），邵志择（译）：《传播生态学：控制的文化范式》，华夏出版社，2003年。

43. 戴维·波谱诺（著），李强（译）：《社会学》（第十版），中国人民大学出版社，1999年。

44. 费约翰（著），李恭忠、李里峰（译）：《唤醒中国：国民革命中的政治、文化与阶级》，北京：生活、读书、新知三联书店，2004年。

45. 盖斯特-马丁（Geist-Martn，P.）等著，龚文庠、李利群译：《健康传播：个人、文化与政治的综合视角》，北京大学出版社，2006年。

46. 加布里埃尔·塔尔德（著），何道宽（译）：《传播与社会影响》，中国人民大学出版社，2005年。

47. 罗伯特·K·默顿（著），唐少杰、齐心等（译）：《社会理论和社会结构》，译林出版社，2006年。

48. 曼弗雷德·弗兰克、让·鲍德里亚等（著），汪民安、陈永国、马海良（译）：《福柯的面孔》，文化艺术出版社，2001年。

49. 米歇尔·福柯（著），刘北成（译）： 《临床医学的诞生》，译林出版社，

2001年。

50. 米歇尔·福柯（著），刘北成、杨远婴（译）：《规训与惩罚》，北京：生活、读书、新知三联书店，1999年。

51. 米歇尔·福柯（著），刘北成、杨远婴（译）：《疯癫与文明》，北京：生活、读书、新知三联书店，1999年。

52. 诺曼·费尔克拉夫（著），殷晓蓉（译）：《话语与社会变迁》，华夏出版社，2003年。

53. 青井和夫（著），刘振英（译）：《社会学原理》，华夏出版社，2002年。

54. 斯蒂文·小约翰（著），陈德民、叶晓辉（译）：《传播理论》，中国社会科学出版社，1999年。

55. 沃纳·赛佛林／小詹姆斯·坦卡德（著）：《传播理论起源、方法与应用》，华夏出版社，2000年。

56. 伊曼纽尔·勒鲁瓦·拉迪里（著），杨豫等（译）：《历史学家的思想与方法》，上海人民出版社，2002年。

57. 伊斯雷尔·爱泼斯坦（著），符家钦（译）：《从鸦片战争到解放》，今日中国出版社，1997年。

58. 詹姆斯·R·汤森、布兰特利·沃马克（著），顾速、董方（译）：《中国政治》，江苏人民出版社，1996年。

二、论文类

1.《20世纪的中国年画、连环画和宣传画》，载《20世纪的中国·文学艺术卷》，甘肃人民出版社，2001年。

2. 蔡赴朝：《总结抗击非典报道经验，研究突发事件宣传规律》，载《新闻与写作》，2003年第8期。

3. 蔡铭泽、何又华：《羊城十日观报记——广州三大报“非典型肺炎”事件报道评析》，载《中国记者》，2003年4月。

4. 蔡骐：《非典流言的传播学透视》，载中华传媒网，2005年12月2日。

5. 蔡琰：《生态系统与控制理论在传播研究之应用》，载（台湾）《新闻学研究》第51期，1997年。

6. 曹树基：《地理环境与宋元时期的传染病》，载《历史地理》上海人民出版社，1995年。

7. 曹树基：《鼠疫流行与华北社会的变迁（1580—1644）》，载《历史研究》，1997年第1期。

8. 常建华：《面对瘟疫：清代江南社会的回应》，载《中华读书报》，2003年6月4日。

9. 陈兵：《拯救传播：论传播生态的失衡与重建》，载（香港）《中国传媒报告》，2004年第2期。

10. 陈力丹：《2003年中国新闻传播书籍出版概述》，浙江大学传媒与国际文化学院

（智维网），http://www.zeview.com/index.php? option = com _ content&task = view&id=1566 & Itemid=412。

11. 陈力丹：《试看传播媒介如何影响社会结构——从古登堡到“第五媒体”》，人民网，2005年12月，http://media.people.com.cn/GB/22100/28502/28503/3961447.html。

12. 陈力丹：《台湾新闻传播学研究与两岸学术交流》，中华传媒网。

13. 陈榴：《古代的“疫”与“驱疫”》，载《寻根》，2003年第5期。

14. 陈明：《反思一个观念》，载《中华读书报》，1998年12月16日。

15. 陈明朗：《美术的科学和科学的美术——论卫生美术创作的科学性与艺术性》，载《中国健康教育》，1998年11月。

16. 陈世敏：《健康传播话从头》，载（台湾）《健康传播简讯》第33期。

17. 陈韬文等：《中国、传播与网络社会：曼威·卡斯特访谈》，载《传播与社会学刊》，2006年第1期。

18. 陈卫星：《中国现代化的传播学反思》，载《以传播的名义：陈卫星自选集》，北京广播学院出版社，2004年。

19. 陈绚：《中国媒体应避免“期待性沉默”》，载《国际新闻界》2003年第2期。

20. 陈雁：《20世纪初中国对疾疫的应对——略论1910—1911年的东北鼠疫》，载《档案与史学》，2003年。

21. 陈叶纪：《“放鞭炮驱非典”流言的传播学与社会心理学分析》，安徽农网，2003年5月，http://www.ahnw.gov.cn/2006nwkx/html/200305/。

22. 程朝云：《张之洞“中体西用”说真义何在》，载《中华读书报》，1999年1月20日。

23. 崔保国：《媒介是条鱼——理解媒介生态学》，中国论文下载中心，http://www.studa.net/xinwen/060422/17051434.html。

24. 《丑怪的装扮：新生活运动的政略分析》，台湾东海大学社会学系网站，http://soc.thu.edu.tw/acdamic/。

25. 丁未、王轩：《危机传播中不同社会组织与公众的互动：上海“非典”危机事件民意调研分析》，论文网，http://www.paper800.com/paper156/C7D88B2B/。

26. 杜骏飞：《流言止于传媒的公信——透析“非典型肺炎事件”中的传媒危机》，载《新闻记者》，2003年第3期。

27. 杜丽红：《1930年代的北平城市污物管理改革》，载《近代史研究》，2005年第5期。

28. 杜丽红：《20世纪30年代北平市的公共卫生教育》，载《北京档案史料》，2004年第3期。

29. 段京肃：《追求人与媒介的完美结合——浅论媒介生态与媒介素养》，中华传媒网，http://academic.mediachina.net/academic _ zjlt _ lw _ view.jsp? id=5177。

30. 高华：《近代中国社会转型的历史教训》，载《战略与管理》，1995年第4期。

31. 龚书铎：《第二次鸦片战争（1856～1860）》，载《近代中国研究》，中国社会科学院近代史研究所，2006年2月，http://jds.cass.cn/。

32. 韩纲：《传播学者的缺席：中国大陆健康传播研究十二年》，载《新闻与传播研究》，2004 年第 1 期。

33. 郝先中：《晚清中国对西洋医学的社会认同》，载《学术月刊》，2005 年第 5 期。

34. 郝先中：《西医东渐与中国近代医疗卫生制度的肇始》，中国论文下载中心，2006 年 1 月。

35. 何小莲：《论中国公共卫生事业近代化之滥觞》，载《学术月刊》，2003 年第 2 期。

36. 何小莲：《西医东传：晚清医疗制度变革的人文意义》，载《史林》，2002 年第 4 期。

37. 胡兴荣：《大众传播的功能与社会发展》，节选自《新闻哲学》，中国新闻研究中心。

38. 胡一峰：《丙寅医学社初探——成立背景、早期活动与历史意义》，载《北京档案史料》，2005 年第 3 期。

39. 胡翼青：《论社会学芝加哥学派对传播学学科建构的历史贡献》，载《传播学研究：和谐与发展》，新华出版社，2006 年。

40. 胡勇：《清末瘟疫与民众心态》，载《史学月刊》，2003 年第 10 期。

41. 黄民杰：《健康传播在抗击 SARS 中的重要作用》，载《海峡预防医学杂志》，2004 年第 5 期。

42. 贾小叶：《“中国近代史上的民族主义”学术研讨会侧记》，载《近代史研究》2006 年第 2 期。

43. 赖文、李永宸：《1894 年广州鼠疫考》，载《中华医史杂志》，1999 年 10 月第 29 卷第 4 期。

44. 劳汝根：《宣传画纵横谈》，载《劳汝根宣传画选》，广州岭南美术出版社，1996 年。

45. 李春华：《记黑龙江省一次特大鼠疫》，载《黑龙江史志》，2003 年第 4 期。

46. 李禾、赖文：《罗芝园＜鼠疫汇编＞在岭南鼠疫病史之地位及价值》，载《中华医史杂志》，1999 年第 2 期。

47. 李洪河：《建国初期卫生防疫事业的伟大成就》，载《党的文献》，2006 年第 4 期。

48. 李利群：《健康传播运动中的健康风险信息理论研究》，载《现代传播》，2005 年第 3 期。

49. 李尚仁：《艾滋病的文化研究》，尚仁文化网，2002 年。

50. 李尚仁：《宏观整体的艾滋病研究》，尚仁文化网，2002 年。

51. 李石樵：《寒温条辨治疫汇编（序）》，载严世芸编《中国医籍通考》，上海中医学院出版社，1991 年。

52. 李永宸、赖文：《1894 年香港鼠疫考》，载《中华中医药杂志》（原中国医药学报），2005 年第 20 卷第 1 期。

53. 李玉尚：《近代中国的鼠疫应对机制》，载《历史研究》，2002 年第 1 期。

54. 李玉尚：《近代民众和医生对鼠疫的观察与命名》，载《中华医史杂志》，2002年第3期。

55. 李玉尚、曹树基：《咸同年间的鼠疫流行与云南人口的死亡》，载《清史研究》2001年第2期。

56. 林宇梅：《伍连德科学防疫思想及其实践》，载《民国档案》，2004年第4期。

57. 林维荣、叶向阳：《论卫生美术创作的内容与形式》，载《中国健康教育》，1999年。

58. 林维荣、叶向阳：《论防治性病艾滋病卫生宣传画和挂图的创作》，载《中国健康教育》，1999年。

59. 刘琛：《透视文化碰撞中的传播健康研究》，载《国际新闻界》，2004年第1期。

60. 刘增合：《媒介形态与晚清公共领域研究的拓展》，载《近代史研究》，2000年第2期。

61. 刘忠民：《略谈建国初期卫生防疫宣传画》，载《文献研究》，2004年。

62. 吕志连：《＜中国医学报＞——我国最早发行的医学期刊之一》，载《中医文献杂志》，2005年第1期。

63. 马长林、刘岸冰：《民国时期上海传染病防治的社会环境》，载《民国档案》2006年第1期。

64. 梅佳：《民国时期北平的传染病管理与卫生防疫》，载《北京档案史料》，2003年第2期。

65. 孟锦、王逸涛：《网络"意见表述"模式与公共话语空间建构》，载《新闻记者》，2005年第5期。

66. 钮文异：《健康传播》，载《中国健康教育》，2004年第3期。

67. 任俊琴：《＜海国图志＞：墙内开花墙外香》，2007年1月6日，http://eblog.cersp.net/userlog2/65717/archives/。

68. 芮必峰：《健全的社会与健全的传播-试论弗洛姆的传播思想》，中国论文下载中心，2006年3月。

69. 邵培仁：《传播生态规律与媒介生存策略》，载《新闻界》，2001年第5期。

70. 邵培仁：《论媒介生态的五大观念》，载《新闻大学》，2001年冬季号。

71. 邵志择：《传播范式与传播生态——评大卫·阿什德的＜传播生态学＞》，载《新闻记者》，2004年。

72. 石子政：《清末上海的"鼠疫风潮"》，湖北大学网站，2003年5月，http://dag.hubu.edu.cn/list.asp?id=145/。

73. 殳俏：《回眸近代上海霍乱大流行》，载《档案与史学》，2004年第3期。

74. 孙语圣：《民国时期的疫灾与防治述论》，载《民国档案》，2005年第2期。

75. 陶世龙：《别了，"中学为体，西学为用"——戊戌百年祭》，五柳村网，1998年1月。

76. 田阳：《1910年吉林省鼠疫流行简述》，载《社会科学战线》，2004年第1期。

77. 王尔敏：《上海仁济医院史略》，载自林治平主编《基督教与中国现代化》（论文集），台北，1994年。

78. 王海森、林红：《论卫生宣传画的选题构思与艺术表现》，载《中国健康教育》1999年第6期。

79. 王鹏：《三级党报禽流感报道分析》，四川省社会科学院新闻传播研究所，2006年。

80. 王银：《1910—1911年东北鼠疫防治研究》，中国国家图书馆博硕士论文库\dd7758，2005。

81. 王岳川：《全球化消费主义中的传媒话语》，载《文化研究》，2003年4月。

82. 伍连德：《中国之鼠疫病史》，载《中华医学杂志》，1936年第11期。

83. 奚霞：《民国时期的国家防疫机构：中央防疫处》，载《民国档案》，2003年第4期。

84. 夏东元：《洋务运动发展论》，载《社会科学战线》，1980年第3期。

85. 夏鸿：《“非典”推动传媒业转折》，中华传媒网，2003年4月26日。

86. 夏明方：《从清末灾害群发期看中国早期现代化的历史条件——灾荒与洋务运动研究》，载《清史研究》，1998年第1期。

87. 肖爱树：《1949～1959年爱国卫生运动述论》，载《当代中国史研究》，2003年第1期。

88. 徐朝鑫：《再论卫生美术作品的形式与内容》，载《中国健康教育》，1998年12月。

89. 徐美苓：《健康传播研究的回顾与展望——从国外到台湾》，载翁秀琪主编《传播学的想象》，台湾：台北巨流出版公司，2004年。

90. 徐美苓、黄淑贞：《艾滋病新闻报道内容之分析》，载（台湾）《新闻学研究》，1998年1月（第56期）。

91. 许盛华：《传播学在中国健康教育领域的应用及分析》，载《中国健康教育》，1995第9期。

92. 阎崇年：《瘟疫防治的历史经验》，北京社会科学院网，2007年1月，http://www.bjpopss.gov.cn/bjpopss/xzlt/。

93. 杨念群：《北京“卫生示范区”的建立与城市空间功能的转换》，载《北京档案史料》，2000年第1期。

94. 杨念群：《我国近代防疫体系的演变：杨念群教授在中国人民大学的讲演（节选）》，中国经济史论坛，2003年9月12日。

95. 杨瑞明：《传播学2001年度综述》，载《中国人文社会科学前沿报告NO.2（2001年卷）》，社会科学文献出版社，2003年。

96. 杨学政：《达巴教和东巴教比较研究》，载《宗教论稿》，云南人民出版社，1986年。

97. 姚崧龄：《“抗疫医生”——伍连德医生》，载《传记文学》，1968年12月，第6期。

98. 余伯陶：《鼠疫抉微·李序》，载《中国医学大成》第四册，中国中医药出版社，

1997年。

99. 余新忠：《20世纪以来明清疾疫史研究述评》，中国论文下载中心，2006年4月。

100. 余新忠：《嘉道之际江南大疫的前前后后——基于近世社会变迁的考察》，载《清史研究》，2001年第2期。

101. 余新忠：《清代江南各界对瘟疫的反应探析——兼论清代的国家与社会》，载《历史研究》，2001年第6期。

102. 于永敏、刘进、王忠云：《沈阳万国鼠疫研究会始末》，载《中国科技史料》，1995第4期。

103. 袁熹：《近代北京医疗卫生事业与市民健康》，载《北京档案史料》，2005年第3期。

104. 袁熹：《近代中国最早的防疫工作》，中国经济史论坛，2003年6月17日。

105. 展江：《哈贝马斯的公共领域理论与传媒》，世界新闻传播100学术研讨会，2000年10月。

106. 展江：《社会学、人类学与传播研究关系初探》，载（香港）《中国传媒报告》(China Media Reports)，2006年第2期。

107. 张春燕：《新国家建设与社会风尚的重塑：1949～1959年爱国卫生运动研究》，中国国家图书馆博硕士论文库\bb6168，2004年。

108. 张骏德：《对传播社会学理论与实践的积极探索：评＜新闻传播与当代社会——一种传播社会学理论视阈＞》，载《新闻战线》，2004年第7期。

109. 张立菊：《从庶民的狂欢到话语权精英化回归》，传播学论坛，2006年3月2日。

110. 张人骏：《2000年人人健康——健康学的崛起》，载《现代化》，1992年第8期。

111. 张人骏：《迅速崛起的健康学学科群》，载《中国科协报》，1993年1月14日。

112. 张晓丽：《当代爱国卫生运动的发展战略研究》，中国国家图书馆博硕士论文库R193.3，2004年。

113. 张玉洪：《试论网络新闻传播与社会民主进程》，博客中国，2004年10月，http://www.yeegle.com/articleview/42781.aspx。

114. 赵鼎新：《社会与政治运动理论：框架与反思》，载《学海》，2006年第2期。

115. 赵志立：《网络传播与构建和谐社会》，百思传媒研究网，2006年8月，http://www.100mind.com/Html/wlcm/wlcmll/155655499.html。

116. 甄橙、程之范：《由SARS流行回顾20世纪50年代北京传染病防治》，载《中华医史杂志》，2003年第3期。

117. 周庆山：《基于SARS信息统计的网络媒体社会作用的传播学实证分析》，博客中国，2005年10月，http://vip.bokee.com。

118. 周锡生、刘君：《大众传播系统与社会大系统的辩证关系》，中国互联网应用中心，2004年11月，http://www.flyfeel.com/InternetMarketing/NetPR/31032.html。

119. 朱锦辉：《论健康教育宣传画的创作》，载《中国健康教育》，1999 年。

120. 朱锡莹：《一门正在形成的“健康传播学”》，载《北京医科大学学报》，1993 年第 6 期。

121. 祖光怀：《健康传播的社会市场模型》，载《安徽预防医学杂志》，2002 年第 4 期。

122. 曼弗雷德·弗兰克（著），陈永国译：《论福柯的话语概念》，载《福柯的面孔》，文化艺术出版社，2001 年。

123. 让·鲍德里亚（著），马海良（译）：《忘掉福柯》，载《福柯的面孔》，文化艺术出版社，2001 年。

124. 斯蒂格利茨（著），宋华琳（译）：《自由、知情权和公共话语——透明化在公共生活中的作用》，2005 年 8 月。

125. Everett M. Rogers (1994): The Field of Health Communication Today. American Behavioral Scientist, 38 (2): 208 - 214

126. Everett M. Rogers (1996): The Field of Health Communication Today: An Up-to-Date Report. Journal of Health Communication, 1: 15 - 23

127. Farquhar, J. W., Fortmann, S., Wood, P., & Haskell, W. (1983): Community studies of cardiovascular disease prevention. In N. Kaplan & J. Stamler (Eds), Prevention of coronary heart disease: Practical management of risk factors. Philadelphia: W. B. Saunders.

128. Kreps, G. L., Bonaguro, E. W., & Query, Jr., J. L. (1998): The history and development of the field of health communication. In L. D. Jackson & B. K. Duffy (Eds.), Health communication research: A guide to developments and directions (pp. 1 - 15). Westport, CT: Greenwood.

129. L. D. Jackson (1992): "Information complexity and medical communication: The effects of technical language and amount of information in a medical message", Health communication, 4, pp. 197 - 210

130. M. Burgoon (1992): "Strangers in a strange land: The Ph. D. in the land of the medical Doctor", Language and Social Psychology, Vol. 11, pp102

131. Maibach & Flora, J. A. (1993): Symbolic modeling and cognitive rehearsal: Using video to promote AIDS prevention self-efficacy. Communication Research, 20: 517 -545

132. Rogers, E. M., Dearing, J., & Chang, S. (1991): AIDS in the 1980s: The Agenda-setting Process for A Public Issue. Journalism Monograph. 126, 1 - 47

三、历史文献类

1.《北平市传染病管理概况和卫生局工作概况》，北京市档案馆 J005 - 001 - 01931，1934 年。

2.《北平新生活运动促进会成立告市民书》，北京市档案馆 J040 - 001 - 00026，

1934年。

3.《北平新生活运动促进会简章》，北京市档案馆 J021－001－00767，1934年。

4.《新生活运动》，新生活运动促进总会编，1934年。

5.《新生活须知》，北京市档案馆 J040－001－00026，1934年。

6.《新生活运动纲要》，北京市档案馆 J010－001－00340，1934年。

7.《新生活运动之要义》，北京市档案馆 J040－001－00026，1934年。

8.《北平新生活运动促进会关于参加讲演会第一周年纪念大会的来函》，北京市档案馆J029－003－00574，1935年。

9.《北平市政府转发行政院关于新生活运动促进会简章及党政军警宪各机关历行新生活办法的训令》，北京市档案馆 J021－001－00767，1935年。

10.《北平市卫生局关于扩大预防霍乱运动的宣传工作》，北京市档案馆 J005－001－00207，1937年。

11.《预防霍乱传染病都要注射预防霍乱疫苗》，北京市档案馆 J005－001－00242，1937年。

12.《北京特别市霍乱预防工作报告书》北京市档案馆 J005－001－00305，1938年。

13.《北京特别市霍乱预防工作报告书》北京市档案馆 J013－001－01392，1939年。

14.《人类之敌》（话剧），载《卫生月刊》霍乱预防专号，北京市档案馆 J013－001－01392，1939年。

15.《卫生陈列室呈报每月参观人数表》，北京市档案馆 J005－001－00606，1941年。

16.《北平市霍乱预防工作报告》，北京市档案馆 J001－003－00187，1946年。

17.《北平市政府布告》、《霍乱预防传单－3》，北京市档案馆 J001－003－00187，1946年。

18.《北平市夏季霍乱防疫工作报告》，北京市档案馆 J005－001－01731，1948年。

19. 北平市政府统计室汇编，《北平市政统计》，1948年8月。

20.《工厂卫生工作和卫生宣教》，载《北京市公共卫生局工厂卫生工作总结》，北京市档案馆 135－001－00116，1951年。

21.《1952年秋季防疫计划及实施办法》，载《关于卫生防疫工作的指示办法》，北京东城区档案馆 11－10－001，1952年。

22.《北京市卫生局关于防疫工作的通知及办法》，北京市档案馆 180－004－00053，1952年6月。

23.《中央人民政府卫生部“为山东省商河县在种痘工作中因强迫命令发生自杀事件的通报”》，载《北京市卫生局关于防疫工作的通知及办法》，北京档案馆 180－004－00053，1952年6月。

24.《北京市爱国卫生运动委员会关于一九五二年爱国卫生运动的各项总结》，北京市档案馆 002－004－00111，1952年9月。

25.《北京市爱国卫生运动奖惩实施办法》，载《北京市爱国卫生运动委员会关于一九五二年爱国卫生运动的各项总结（附录）》，北京档案馆 002－004－00111，1952年

9月。

26.《北京市防疫委员会请协助新华书店推销有关防疫卫生出版物的函、计划》，北京市档案馆008-002-00446，1952年。

27.《北京市防治流行性感冒实施办法（1952年）》，载《北京档案史料》，2003年第2期。

28.《捕鼠的重要性：捕鼠是反帝斗争的一部分》，载《关于卫生防疫工作的指示办法》，北京东城区档案馆11-10-001，1952年。

29.《东单区人民政府关于区属各单位捕鼠情况的通报》，载《市人民政府及区人民政府卫生工作检查通报》，北京东城区档案馆11-10-007，1952年。

30.《东单区爱国卫生运动委员会三日情况汇报》，载《（北京市）东单区爱国卫生运动委员会1953年关于卫生工作 的简报及周报》，北京东城区档案馆11-10-017，1953年。

31.《（北京市）东单区爱国卫生运动委员会1953年关于卫生工作 的简报及周报》，北京东城区档案馆11-10-017，1953年。

32.《（北京市）东单区捕鼠运动月实施方案》，载《东单区爱国卫生运动委员会关于爱卫工作经常化的实施方案及宣传参考材料》，北京东城区档案馆11-10-018，1953年。

33.《华北、北京市爱国卫生运动委员会关于继续开展爱国卫生运动的指示》，北京市档案馆011-002-00100，1953年。

34.《（北京市）东单区爱卫会1954年工作总结报告》，北京东城区档案馆11-10-052，1954年。

35.吴晗：《伟大的爱国卫生运动在北京——关于北京市开展爱国卫生运动的主要成就和初步体验》，北京市档案馆002-010-00229《吴副市长关于爱国卫生运动报告的录音》，1954年。

36.《市民防疫组干部业务学习计划》，载《卫生科关于防治传染病的办法及宣传材料》，北京东城区档案馆11-10-091，1955年。

37.《北京市人民委员会关于加强夏秋季爱国卫生运动工作的指示（草案）1955年》，载《北京档案史料》，2003年第2期。

38.《北京市1957年痢疾（肠炎）防治工作计划》，载《北京市公共卫生局有关于公共卫生及防疫工作计划通知函件》，北京东城区档案馆11-10-150，1956年。

39.《北京市东四区卫生防疫站1956年卫生宣教工作全年总结》北京东城区档案馆11-10-213，1956年。

40.《中华人民共和国卫生部关于加强卫生宣传工作的指示》，北京东城区档案馆11-10-150，1956年。

41.《北京市东城区1958年防治冬季疾病运动的行动计划（草案）》，载《市卫生局、防疫站、区防病办有关麻疹防病通知计划、总结、报告》，北京东城区档案馆70-1-004，1958年。

42.《（北京市）东城区1958年冬～1959年春麻疹防治工作总结（初稿）》，载《市卫生局、防疫站、区防病办有关麻疹防病通知计划、总结、报告》，北京东城区档案馆70-001-004，1958年。

43.《关于防治麻疹工作的检查情况及进一步开展冬季防治疾病运动的意见》，载《市卫生局、防疫站、区防病办有关麻疹防病通知计划、总结、报告》，北京东城区档案馆70-001-004，1958年。

44.《一九五六年至一九六七年全国农业发展纲要（草案）》，《除害灭病爱国卫生运动手册》，中央爱国卫生运动办公室、中华人民共和国卫生部防疫司编，人民卫生出版社，1959年。

45.《建国以来重要文献选编》（第13册），中央文献出版社，1995年。

46. 北京市防治非典型肺炎工作大事记稿/5，242-6-1550，2003年。

47.《中央防疫处民国二十、二十一年度报告》，（民国）中央防疫处编，1933年，中国国家图书馆\412.44\454。

48.《中央防疫处十二周年刊》，（民国）中央防疫处编，1931年，中国国家图书馆\412.44\454-3。

49.《除四害》（拉洋片），载《除四害》（小演唱），江苏人民出版社，1956年，中国国家图书馆馆藏。

50.《近代上海地方防疫档案史料选辑》（上），载《档案与史学》，2003年第4期。

51.《近代上海地方防疫档案史料选辑》（下），载《档案与史学》，2003年第5期。

52.《民国时期上海防疫档案介绍》，载《档案与史学》，2003年第3期。

53.《民国时期上海租界疫情报告及防护措施》，上海档案信息网，2003年5月。

54.《民国时期上海地方政府防疫法规介绍》，上海档案信息网，2003年5月。

55.《上海租界志》，上海社会科学院出版社，2001年。

56.《上海卫生志》，上海社会科学院出版社，1998年。

57.《上海防疫史鉴》，上海通志馆编，上海科学普及出版社，2003年。

58.《北京东城区卫生志》，北京地方志网 http：//www.bjdfz.gov.cn/index.jsp。

59.《北京东城区地方志》，北京地方志网 http：//www.bjdfz.gov.cn/index.jsp。

60.《北京志·卫生卷》，北京市地方史编纂会委员会，北京出版社，2003年。

61.《北京市卫生运动经常化实施纲要》，北京市地方志编撰委员会http：//www.bjdfz.gov.cn/。

62. 中国社会科学院新闻研究所编，《中国新闻年鉴1984》，光明日报出版社，1984年。

63.《广东各县鼠疫调查报告》，广东省卫生防疫站（内部资料），1956年。

64.《丽江县鼠疫流行史调查访问资料》，滇西鼠疫调查组编，（内部印行本），1957年。

65.《苏州解放前公共卫生概况》，载苏州市卫生局编志组编写《苏州市志·卫生分志》，1988年。

66. 丁福保：《医学与佛法——丁福保自述》，载《良友·人物》，上海社会科学院出版社，2003年。

67. 伍连德：《得之于人，用之于世——医学家伍连德自述》，载《良友·人物》，上海社会科学院出版社，2003年。

68. 伍连德：《三十年来和疫菌的抗战——伍连德自述》，载《良友·人物》，上海社会科学院出版社，2003年。

四、媒体报道类

1.《香港多疫》，载《申报》，1894年5月15日。

2.《香港治疫章程》，载《申报》，1894年5月22日。

3.《专电》，载《申报》，1910年1月22日。

4.《沿路堆积垃圾之质问》，载《申报》，1919年7月18日。

5.《联益善会施医院消息》，载《申报》，1925年7月9日。

6.《神州医院筹设临时治疫所》，载《申报》，1925年7月9日。

7.《时疫流行之西讯》，载《申报》，1925年8月19日。

8.《本埠天花流行之猛烈》，载《申报》，1926年2月5日。

9.《红会总医院之扩充》，载《申报》，1926年2月5日。

10.《普益社举行种痘运动》，载《申报》，1926年3月26日。

11.《慈善团施种牛痘之拥挤》，载《申报》，1926年3月26日。

12.《昨日本埠时疫之剧烈》，载《申报》，1926年7月24日。

13.《昨日疫讯汇志》，载《申报》，1926年8月20日。

14.《工潮消息汇志》、《日报纪念日纱厂工人今日总罢工》，载《申报》，1926年8月20日。

15.《关于章王霍乱治法之讨论》，载《申报》，1926年8月20日。

16.《上海特别市市民公会昨晚成立》，载《申报》，1926年12月7日。

17.《市政要闻·卫生局办理清道实况》，载《申报》，1929年3月7日，市政周刊，第1版。

18.《各工会消息》，载《申报》，1930年9月15日。

19.《关于防疫事宜之种种报告》，载《盛京时报》，1911年1月17日。

20.《劝防疫白话》，载《盛京时报》，1911年1月29日。

21.《宣讲所注意防疫》，载《盛京时报》，1911年2月17日。

22.《焚烧房屋之实效》，载《盛京时报》，1911年2月24日。

23.《镇乡设立防疫宣讲所》，载《盛京时报》，1911年3月9日。

24.《鼠疫侵入定州之警告》，载《大公报》，1911年2月22日。

25.《鼠疫会议决条陈》，载《大公报》，1911年8月17日。

26.《全国合作总社号召各级合作社大力开展读报工作》，载《人民日报》，1952年1月1日。

27.《读报学习推进了反贪污、反浪费、反官僚主义运动》，载《人民日报》，1952年1月1日。

28. 李德全：《中央人民政府卫生部全国防疫工作的报告》，载《人民日报》，1952

年1月4日。

29.《山东海阳县靠山村读报组成为群众的鼓动者和组织者》，载《人民日报》，1952年1月9日。

30.《妄图挽救无法挽救的军事惨败，侵朝美军疯狂撒布细菌》，载《人民日报》，1952年2月22日。

31.《社论：全世界人民起来，制止美国侵略者进行细菌战争的滔天罪行》，载《人民日报》，1952年2月23日。

32.《制止美国侵略者在朝鲜撒布细菌的滔天罪行》，载《人民日报》，1952年2月24日。

33.《郭沫若致电世界和平理事会，控诉侵朝美军进行细菌战》，载《人民日报》，1952年3月5日。

34.《不顾我国和世界人民正义警告，美机侵入我东北撒布毒菌》，载《人民日报》1952年3月7日。

35.《“美帝国主义细菌战罪行调查团东北分团”关于美帝国主义在中国东北地区撒布细菌罪行调查报告书》，载《人民日报》，1952年4月5日。

36.《世界和平理事会执行局奥斯陆会议为反对细菌战发表告全世界男女书》，载《人民日报》，1952年4月6日。

37.《“国际民主法律工作者协会调查团”关于美国在朝鲜的罪行的报告》，载《人民日报》，1952年4月6日。

38.《新华社朝鲜前线记者和英国“工人日报”记者报道目击美国侵略军飞机撒布毒虫毒物情形》，载《人民日报》，1952年4月9日。

39.《我被迫参加美国华尔街发动的非人道的细菌战的经过》，载《人民日报》，1952年5月6日。

40.《美国帝国主义如何发动细菌战争的真相》，载《人民日报》，1952年5月6日。

41.《社论：裁判美国细菌战罪行的日子临近了》，载《人民日报》，1952年5月6日。

42.《时评：进一步开展爱国防疫卫生运动，彻底打败美国侵略者的细菌战》，载《人民日报》，1952年5月11日。

43.《继续加强爱国防疫卫生运动》，载《人民日报》，1952年5月11日。

44.《沈阳市的一个居民卫生模范组——太阳里》，载《人民日报》，1952年6月15日。

45.《北京今夏的奇迹》，载《人民日报》，1952年6月27日。

46.《天津、重庆、安东开展爱国卫生运动》，载《人民日报》，1952年6月28日。

47.《时评：纠正忽视爱国卫生运动的现象》，载《人民日报》，1952年6月29日。

48.《社论：进一步开展爱国卫生运动》，载《人民日报》，1952年7月5日。

49.《华北华东中南各地爱国卫生运动广泛开展》，载《人民日报》，1952年7月5日。

50.《调查美国在朝鲜和中国进行细菌战的事实，国际科学委员会已胜利完成工作》，载《人民日报》，1952 年 9 月 15 日。

51.《国际科学委员会报告书结论》，载《人民日报》，1952 年 9 月 15 日。

52.《社论：国际科学家证实了美国的细菌战罪行》，载《人民日报》，1952 年 9 月 15 日。

53. 陈致明：《起了移风易俗作用的爱国卫生运动》，载《人民日报》，1952 年 12 月 5 日。

54. 吕继军：《南京市开展爱国卫生运动的经验》，载《人民日报》，1952 年 12 月 13 日。

55. 夏详瑜：《捕五千多只老鼠的小姑娘——全国甲等卫生模范刘俊英的故事》，载《人民日报》，1952 年 12 月 15 日。

56.《周总理指示卫生工作要与群众运动相结合》，载《人民日报》，1953 年 1 月 4 日。

57.《社论：卫生工作必须与群众运动相结合》，载《人民日报》，1953 年 1 月 4 日。

58.《第二届全国卫生会议闭幕：贺诚副部长提出今年继续开展爱国卫生运动的方针与任务》，载《人民日报》，1953 年 1 月 4 日。

59.《第二届全国卫生会议闭幕》，载《人民日报》，1953 年 1 月 4 日。

60.《一九五二年度爱国卫生运动全国卫生模范名单》，载《人民日报》，1953 年 1 月 4 日。

61.《为继续开展爱国卫生运动而斗争：卫生部副部长贺诚在第二届全国卫生会议上的报告（摘要）》，载《人民日报》，1953 年 1 月 4 日。

62.《中央人民政府政务院关于 1953 年继续开展爱国卫生运动的指示》，载《人民日报》，1953 年 1 月 4 日。

63.《为彻底粉碎美帝国主义的细菌战计划而斗争》，载《人民日报》，1953 年 2 月 24 日。

64.《美国海军陆战队第一空军联队参谋长、上校弗兰克·赫·许威布尔供词之一：主要供词》，载《人民日报》，1953 年 2 月 24 日。

65.《进一步开展爱国卫生运动，粉碎美国细菌战》，载《人民日报》，1953 年 2 月 25 日。

66. 李中波：《中朝人民有力量粉碎美国细菌战》，载《人民日报》，1953 年 3 月 4 日。

67. 张化新：《反对细菌战，把我的技术贡献给志愿军》，载《人民日报》，1953 年 3 月 4 日。

68. 张公制：《加强爱国卫生运动，粉碎美国细菌战》，载《人民日报》，1953 年 3 月 14 日。

69.《美国细菌战犯们的残暴和愚蠢》，载《人民日报》，1953 年 3 月 14 日。

70.《干干净净迎国庆》，载《人民日报》，1958 年 9 月 11 日。

71.《争取消灭病害的更大胜利》，载《人民日报》，1959 年 3 月 20 日。

72.《温家宝主持召开国务院常务会议》，载《人民日报》，2003 年 4 月 3 日，第

1版。

73.《卫生部部长张文康关于防治非典型肺炎答记者问》，载《人民日报》，2003年4月3日，第2版。

74.《卫生部长张文康就非典型肺炎防治情况答记者问》，载《人民日报》，2003年4月5日，第2版。

75.《中国政府完全有能力控制非典型肺炎》，载《人民日报》，2003年4月7日，第1版。

76.《卫生部公布最新非典型肺炎感染病例为1247例》，载《人民日报》，2003年4月7日，第2版。

77.《非典型肺炎病原体尚未确定，预防药物疫苗均未出现》，载《人民日报》，2003年4月10日，第2版。

78.《中国政府有信心有能力控制并消除疫情》，载《人民日报》，2003年4月10日，第2版。

79.《北京收治的第一位“非典”患者已基本康复》，载《人民日报》，2003年4月13日，第2版。

80.《胡锦涛同广东省医务工作者座谈》，载《人民日报》，2003年4月15日，第1版。

81.《中共中央政治局常务委员会召开会议，研究进一步加强非典型肺炎防治工作》，载《人民日报》，2003年4月18日，第1版。

82.《温家宝到北京市大中小学和幼儿园检查非典型肺炎防治工作》，载《人民日报》，2003年4月19日，第1版。

83.《国务院新闻办公室举行新闻发布会，卫生部常务副部长高强等就非典型肺炎防治情况答记者问》，载《人民日报》，2003年4月21日，第2版。

84.《北京市商委负责人指出：北京生活必需品库存充足》，载《人民日报》，2003年4月24日，第2版。

85.《同舟共济，共渡难关——温家宝总理看望北大学生侧记》，载《人民日报》，2003年4月27日，第2版。

86.《大力弘扬和培育民族精神，切实加强防治非典宣传思想工作》，载《人民日报》，2003年4月27日，第4版。

87.《弘扬中华民族精神，运用科学技术力量，万众一心、众志成城、科学防治、战胜非典》，载《人民日报》，2003年4月30日，第1版。

88.《中国——东盟领导人关于非典特别会议在曼谷举行》，载《人民日报》，2003年4月30日，第1版。

89.《温家宝主持召开国务院常务会议，研究应对非典型肺炎影响，做好当前经济工作》，载《人民日报》，2003年5月8日，第1版。

90.《吴官正在黑龙江省考察工作时强调，反腐倡廉要筑牢思想道德和党纪国法两道防线》，载《人民日报》，2003年5月8日，第1版。

91.《又一批哄抬价格违法案件曝光》，载《人民日报》，2003年5月8日，第6版。

92.《在科学的旗帜下：中外 SARS 防治科研攻关启示录》，载《人民日报》，2003年5月9日，第8版。

93.《世卫组织说，中国抗击非典经验有重要借鉴作用》，载《人民日报》，2003年5月9日，第3版。

94.《为应对全球疾病灾害，吴仪说中国愿发挥建设性作用》，载《人民日报》，2003年5月21日，第3版。

95.《危难中，世界与我们携手》，载《人民日报》，2003年5月25日，第4版。

96.《胡锦涛主席与普京总统会谈》，载《人民日报》，2003年5月28日，第1版。

97.《民政部通报社会捐赠接收分配情况》，载《人民日报》，2003年5月31日，第2版。

98.《携手共建睦邻互信伙伴关系：在蒙古国议会的演讲》，载《人民日报》，2003年6月6日，第1版。

99.《抗击非典期间查处价格违法案件五万余件》，载《人民日报》，2003年6月12日，第2版。

100.《我国防治非典工作取得阶段性重大胜利》，载《人民日报》，2003年6月25日，第1版。

101.《本市输入性非典型肺炎得到有效控制》，载《北京日报》，2003年3月27日，第3版。

102.《全球共有“非典”2781例》，载《北京日报》，2003年4月13日，第4版。

103.《市卫生局负责人昨声明：北京从未有“不明疫病”》，载《北京日报》，2003年4月14日，第2版。

104.《世卫组织说，中国非典疫情通报取得很大进步》，载《北京日报》，2003年4月21日，第4版。

105.《防疫商品大批量到京》，载《北京日报》，2003年4月23日，第1版。

106.《所谓“封城”的说法纯属谣言》，载《北京日报》，2003年4月23日，第3版。

107.《北京防治非典联合工作小组召开第三次新闻发布会：北京所有非典病人都在接受积极治疗》，载《北京日报》，2003年5月3日，第1版。

108.《白衣战士要再立新功，经济战线要加快发展》，载《北京日报》，2003年5月8日，第1版。

109.《合格服务企业率先正常营业》，载《北京日报》，2003年5月9日，第2版。

110.《胸科医院27名非典病人昨出院，本市进入非典患者出院高峰》，载《北京日报》，2003年5月13日，第5版。

111.《抗非典公安出警110万人次》，载《北京日报》，2003年5月30日，第2版。

112.《国家质检总局围堵假冒防非产品》，载《北京日报》，2003年6月11日，第8版。

113.《特殊战斗的特殊英雄：北京抗击非典阶段性重大胜利是怎样取得的（二）》，载《北京日报》，2003年6月27日，第1版。

114.《世界卫生组织宣布：中国台湾地区从非典疫区名单上排除》，载《北京日报》，2003年7月6日，第2版。

115.《地坛医院送走最后一批非典合并症患者，本市最后一家非典定点医院恢复医疗秩序》，载《北京日报》，2003年8月17日，第1版。

116. 姚崧龄：《“抗疫医生”：伍连德医生》，载《传记文学》，1968年12月，第6期。

117.《面对患者及家属，我们怎么办》，载《解放日报》，2000年12月1日。

118.《我国艾滋感染者近百万——卫生部昨天通报我国艾滋病最新疫情》，载《北京青年报》，2002年10月16日。

119.《请多一点平等和关爱：第15个世界艾滋病日，我省举行大型义诊、宣传活动》，载《河南日报》，2002年12月2日。

120.《我活，也让别人活》，载《北京青年报》，2002年12月3日。

121. 陈海、江华：《广州抗击不明病毒》，载《南方周末》，2003年2月13日。

122. 亦菲：《谣言止于媒体》，载《中国青年报》，2003年2月14日。

123. 陈广腾、段功伟：《考验在春天——2003：非典型肺炎事件备忘录》，载《南方日报》，2003年2月17日。

124. 鄢烈山：《信息公开的观念预计》，载《南方周末》，2003年2月20日。

125.《中国媒体：责任与方向》，载《南方周末》，2003年2月27日。

126.《公共事件下的企业对策》，载《经济观察报》，2003年4月14日。

127.《重建社会公信力》，载《经济观察报》，2002年4月22日。

128. 童大焕：《呼唤公民精神》，载《新民周刊》，2003年4月。

129. 陈友华：《社会调查报告：后非典时期民意乐观信心倍增》，载《中国青年报》，2003年5月。

130. 方舟子：《历史回眸：鼠疫、天花……人类与瘟疫的较量》，载《环球时报》，2003年5月。

131.《民谣折射民意：有了吴仪，定能无疫》，载《联合早报》，2003年5月8日。

132. 叶润霞：《50天，“非典”在北京传开的教训》，载《生活时报》，2003年5月27日。

133.《中山医院教授传病毒掀死亡之旅，婚宴惨酿两葬礼》，载香港《大公报》，2003年6月3日，A9版。

134.《SARS反思、信息公开，瞒报去职、毋庸置疑》，载《经济观察报》，2003年6月9日，第4版。

135. 李气虹：《敢医敢言钟南山》，载《联合早报》，2003年6月22日。

136.《流言止于……》，载《科技日报》，2003年9月10日。

137.《防止新闻发言人封锁新闻》（专访喻国明），载《瞭望东方周刊》，2003年12月11日。

138. 赵刚：《北京医护人员 SARS 高感染率真相》，载《21世纪经济报道》，2003年。

139. 吴箫阳：《调查显示后非典时期市民观念发生重大变化》，载《新闻晨报》，2003年。

140. 骆雁峰、刘华、李茂松、杨连滨：《从青州医学堂到山东省益都卫生学校》，载《潍坊日报》，2004年6月1日。

141. 李传斌：《晚清中国人西医观的演变》，载《光明日报》，2005年3月1日。

142. 《北京东直门医院首当其冲遭遇感染内幕》，载《财经》杂志，2003年。

143. 《北京人民医院大规模感染调查》，载《财经》杂志，2003年。

144. 资中筠：《SARS调查（跋）》，载《SARS调查》，《财经》出版社，2003年。

145. 《广东：不明病毒突袭广东（一）》，载《SARS调查》，《财经》出版社，2003年。

146. 《广东：不明病毒突袭广东（二）》，载《SARS调查》，《财经》出版社，2003年。

147. 《广东：不明病毒突袭广东（三）》，载《SARS调查》，《财经》出版社，2003年。

148. 《广东：教训知多少（一）》，载《SARS调查》，《财经》出版社，2003年。

149. 《广东：教训知多少（二）》，载《SARS调查》，《财经》出版社，2003年。

150. 《艾滋病——无处容身的是病人而非病毒》，载《三联生活周刊》，2000年12月22日。

151. 李菁：《蒋彦永：人民利益高于一切》，载《三联生活周刊》，2003年6月9日。

152. 《蒋彦永致CCTV-4和凤凰卫视的信》，载《三联生活周刊》，2003年23期，第29页。

153. 《西医非要逼死中医?》，载《三联生活周刊》，2006年11月28日。

154. 《非典突袭人民医院》，中央电视台《新闻调查》，2003年5月。

155. 《天花与清宫》，中央电视台《探索·发现》，2004年9月。

156. 《阻击禽流感》，中央电视台《焦点访谈》，2005年10月28日。

五、网站来源类

1. 《健康节目等于商业广告节目?》，中华传媒网（转自人民网），2002年9月6日，http：//www.mediachina.net

2. 《谁来管管电台健康节目中的不健康问题》，中华传媒网（转自人民网），2003年1月14日，http：//www.mediachina.net

3. 《京师大学堂何时成立?》，网大网，2001年6月27日，http：//rank.netbig.com/culture/

4. 《宋美龄设计1934年“新生活运动”》，新浪读书，2003年10月24日，http：//book.sina.com.cn

5. 《钦定京师大学堂章程》，历史风云网，2004年10月16日，http：//www.lsfyw.net/reform/wuxu/

6. 《传播权的自由行使与社会控制》，深圳大学传播学院，文化中国网，2004年12

月 13 日，http：//culchina. net/Article/HTML/2545. html

7.《保护珍贵的文化遗产——京师大学堂校址》，北大校友网，2005 年 9 月 28 日，http：//www. pku. org. cn/

8.《我国当代社会的传播失衡》，千龙网，2006 年 7 月，http：//www. qianlong. com/2006-07-17

9.《中山大学医科建立 140 周年庆典活动》，中山大学汕头校友会网，2006 年 11 月 23 日，http：//www. dahuawang. com/dhserver/

10.《宋代医学医事》，载《中国医学史》，中国眼科网，http：//www. chinaeye. org

11.《辽夏金元时期医事制度》，载《中国医学史》，中国眼科网，http：//www. chinaeye. org

12.《明代医学医事》，载《中国医学史》，中国眼科网，http：//www. chinaeye. org

13.《清代前中期医学医事》，载《中国医学史》，中国眼科网，http：//www. chinaeye. org

14.《鸦片战争后的清代教育》，载《中国教育史》，中国教育史网，http：//www. jswl. cn/course/history/chapt5/

15.《戊戌变法前后的（广州）报业》，载《广州市志》，广州市地方志网，http：//www. gzsdfz. org. cn/gzsz/

16.《丑怪的装扮：新生活运动的政略分析》，台湾东海大学社会学系网站，http：//soc. thu. edu. tw/acdamic/

17.《新生活运动十周年纪念告全国同胞书》，http：//chungcheng. org. tw/thought/class07/0018/0002. htm

18.《爱国卫生运动大事记》，星辰在线，http：//www. csonline. com. cn

19.《爱卫运动诞生背景及历史沿革》，广州爱卫网，http：//www. gzawh. gov. cn

20.《建国初期的宣传画整顿》，新中国美术图史网站，http：//www. cnarts. net/cweb/exhibit/show/newchina/meishu

21.《画出我们时代最新最美的画图》，新中国美术图史网站，http：//www. cnarts. net/cweb/exhibit/show/newchina/meishu

22.《新年画创作运动》，新中国美术图史网站，http：//www. cnarts. net/cweb/exhibit/show/newchina/meishu

23.《政治是统帅，是灵魂》，新中国美术图史网站，http：//www. cnarts. net/cweb/exhibit/show/newchina/meishu

24.《中共党史上的 80 句口号（72）：“稳定压倒一切”》，人民网，http：//www. people. com. cn/GB/shizheng/252/5303/5304/20010626/497648. html

25. 绿网 SARS 专题，非典民谣，http：//www. green-web. org/zt/sars/s _ minyao. htm

26.《人间鼠疫疫区处理标准及原则 GB 15978-1995》（附录 B 消毒标准），北京市海淀区预防控制中心网站，http：//www. bjhdcdc. org. cn/jb/cjj/21490. asp

27.《传染病学·霍乱》，大夫网，http：//www. daifumd. org/ _ daifumd/blog/html/592/ article _ 48960. html

附录　中国古代的健康传播

北宋元丰三年（公元1080年），大文学家苏轼刚刚经历了人生中最黑暗的时期，[①] 被贬官谪居黄州（今湖北黄冈）。初到黄州，苏轼一家生活艰难，只能暂居寺院内，与僧人同吃同住，一家老小靠仅剩的钱节俭过活。后来，在友人的帮助下，苏轼一家得以在城郊一处数十亩、向东的坡地上安家生活。苏轼亲自在东坡开荒种地，饱尝生活艰辛。一年后，苏轼在东坡旁筑起了一间书斋，取名“东坡雪堂”，从此自号“东坡居士”。

文字狱的经历使苏轼对政治心灰意冷，转而潜心文学创作，并对钻研医道产生了兴趣。一有空便寻幽访胜，收集各地验方效剂。在苏轼谪居黄州期间，有一年当地瘟疫流行。苏轼于各地遍访医士，寻觅良方。听人说故乡眉州（今四川眉山）有一位奇人巢谷，自创一方，名为“圣散子”，对瘟疫的治疗有奇效。于是苏轼专程前往眉山寻访巢谷，然而巢谷对“圣散子方”非常珍惜，连自己的儿子都不传授。苏轼一再请求，终于打动巢谷，同意将药方传授给苏轼。传方之时，巢谷让苏轼指江水为誓，保证永不传人。苏轼指水为誓，方才得到奇方。回到黄州后，苏轼按照“圣散子”的配方抓药，在自家门前架起一口大锅“熬药济民”。凡是前来的人，“不问老少良贱，各服一大盏，即时气不入其门”，“状至危急者，连饮数剂，即汗出气通，饮食稍进，神宇完复，更不用诸药。”[②] 由于使用了“圣散子方”，救了许多百姓的性命，当年的瘟疫流行得到了有效的控制。

“圣散子方”的奇效拯救了黄州百姓的性命，也使苏轼陷入了两难的境地。如果要让“圣散子方”发挥更大的效用，拯救更多人的性命，就必须把药方公布出来；而当年巢谷传方之时，苏轼已指江水为誓，保证永不传人。在反复权衡之后，苏轼决定将药方公之于众。苏轼在公开“圣散子方”时，专门为《圣散子方》作序，记述了该方在瘟疫流行时的效用。由于苏轼在当时显赫的声名，《圣散子方》广为流传，成为许多地方瘟疫流行时人们纷纷效法的药方。

---

① 注：苏轼由于反对王安石新法，于熙宁四年（公元1071年）自求外放，调任杭州通判。之后又历任密州、徐州、湖州等地知州。元丰二年（公元1079年），朝廷中有人故意把他的诗句扭曲，大做文章，苏轼因为“作诗讽刺新法，文字毁谤君相”的罪名，被捕下狱，几乎濒临被砍头的境地，史称“乌台诗案”。幸亏北宋在太祖赵匡胤年间即定下不杀大臣的国策，苏轼才算躲过一劫。

② 苏轼：《圣散子方（序）》，见丹波元胤（日）编《中国医籍考》，人民卫生出版社，1983年。

第一节 古代健康传播的方式与内容

有关苏轼与《圣散子方》的历史记载，是我国古代健康传播的一个缩影。由于技术条件和人们认知水平的限制，古代的健康传播无论在内容、形式、载体等诸多方面都显得朴素而初级。但是，对健康的追求，却是人们亘古不变的需求。为此，古代的人们根据各个历史时期、各个地方不同的技术水平、地理条件、人文特征，创造性地应用各种传播方式，实现传播健康知识、健康信息，以抗病祛病、维护健康的目的。同时，为提高人们的生活质量，促进养生保健、延年益寿做出了贡献。

粗略看来，古代的健康传播可根据其传播方式、传播载体和传播主体的不同，大致分为几种类型。具体而言，按照传播方式的不同，分为人际传播与文献传播；按照传播载体的不同，分为语言文字传播与非语言文字传播；按照传播主体的不同，分为官方传播与民间传播。而近代大众传媒的出现，又使健康传播翻开了新的一页。

一、人际传播与文献传播

由于古代传播技术条件的限制，人际传播和文献传播是两种最主要的健康传播方式，在古代的健康传播中发挥了重要作用。眉山奇人巢谷将“圣散子方”传授于苏轼，苏轼用奇方治病，并撰文著序将“圣散子方”向世人公开，传授给更多的人。这一故事的经典之处，在于它恰好包含了这两种主要的传播方式。苏轼遍访医士、寻觅药方，从传闻中得知眉山奇人巢谷身怀奇方，治瘟疫有奇效。苏轼遂根据传闻前去寻访，再三央求之下，巢谷将药方传于苏轼。这一过程符合“口耳相授”的特点，属于人际传播。苏轼在黄州用“圣散子方”为百姓治病，疗效显著。为了惠及更多的百姓，苏轼专门为《圣散子方》撰文，通过文献的方式流传于世，为更多的人所熟知。这一过程以文献为载体，将信息向不特定的大众人群传布，属于文献传播。文献传播是一种特殊类型的大众传播。

事实上，在漫长的历史年代中，人际传播和文献传播并不是以单一的表现形式出现的。人际传播依据传播者的不同，主要有两大类：一类是存在于民间百姓相互之间的、偶发的、自由散在的人际传播，以传闻、典故、习俗为主要的传播内容。如一些民间流传的谚语、俗话、民间故事等。另一类是医患之间的人际传播。

有关健康的谚语、俗话、传闻故事，在我国民间流传甚广。诸如：“冬吃萝卜夏吃姜，不用医生开药方”，“寒从脚上起，病从口中入”等，都是人们熟知的“老话”，广泛流传于人们的日常生活中。以谚语为例，按照其内容的不同，涉及防病治病、饮食起居、体育锻炼、精神心理等多个健康领域。

防病治病类：

枇杷治热病，一治一个定。

两脚不会移，要吃五加皮。

吃药不忌嘴，不如喝凉水。

饿不死的伤寒，吃不死的痢疾。（饿伤寒，撑痢疾）

饮食起居类：

常饮菊花茶，老来眼不花。

吃饭八分饱，胃口好到老。

春捂秋冻，无病无痛。

久坐伤身，久卧伤神。

体育锻炼类：

冬练三九，夏练三伏。

蹦蹦跳跳，灵丹妙药。

药补不如食补，食补不如动骨。

水停百日生毒，人闲百日生病。

精神心理类：

笑一笑，十年少。愁一愁，白了头。

能忍自安，知足常乐。

何须升官，但求心宽。

——选自《中国谚语大全》[1]

民间传说、传闻故事是人们茶余饭后闲谈的内容，在古代传媒技术和信息渠道不发达的情况下，不失为一种重要的信息传播载体。故事内容涉及奇闻怪事、天上人间，可谓无所不包，疾病与健康自然也是其中的话题。苏轼获知眉山巢谷与“圣散子方”的消息，最早也是来自于传闻。不同的是，眉山巢谷确有其人，“圣散子方”确有其事，传闻故事是真实的。而更多的传闻故事和民间传说往往虚实掺杂，难以考据。在大量的民间故事中，专门以医药健康为主题的故事较少，较多见的情况是在其他主题的民间故

① 温端政：《中国谚语大全》（上、下），上海辞书出版社，2004年5月。

事中穿插有医药健康的内容。虽不是主要内容，却也让听众在聆听故事的同时，获得了医药健康的知识。

许仙与白娘子的故事在民间流传甚广。断桥相会、水漫金山、雷峰塔倒等经典片段，已经成为典故，广为传颂。在许仙与白娘子的故事中，有一段“端午节白蛇现身”的精彩片段，就包含着医药知识。

话说端午节那天，金山下边的长江上，龙舟飞舞、煞是热闹。家家户户门前都挂起菖蒲艾叶，地上洒遍雄黄药酒。一大早，白娘子把小青叫到面前，让她上山避一避。自己则因为担心许仙生疑，便留了下来。吃午饭的时候，许仙端上一壶雄黄酒与白娘子对饮。白娘子借口自己已有身孕，不便喝雄黄酒，想躲过这一遭。谁知许仙听说白娘子有了身孕，更加高兴，执意要白娘子喝下雄黄酒，并称有了身孕更应该喝两口。白娘子怕许仙起疑心，仗着自己有千年修行，就硬着头皮喝了一口。哪知道酒刚落肚，立刻发作起来。只觉得头痛脑胀、浑身瘫软，便回房休息。许仙弄不清是怎么回事，赶到床前撩起帐子一看，白娘子已经无影无踪，只见床上盘着一条白蛇，吓得许仙魂灵出窍。

这段故事情节在民间可谓妇孺皆知，但就在这段情节背后却暗含着一个重要的医药知识，即：雄黄驱蛇。在我国的传统医药中，雄黄是一味重要的药物。据《本草纲目》记载，雄黄性味辛温、有毒，具有杀虫解毒、驱蛇、燥湿、祛风的功效。民间常以雄黄外用，治疗皮肤疥疮、顽癣。[①] 而按照现代科学的理论，雄黄的主要化学成分为硫化砷，有刺激性气味，蛇对硫的气味和药性非常敏感，所以一遇到雄黄就会躲得远远的。在火山周围等含硫量高的地方，常常找不到蛇的踪迹。[②] 许仙与白娘子的故事在曲折离奇、引人入胜的情节背后，隐藏着这样一个实用的医药知识，使听过故事的人终生难忘。

但值得注意的是，民间故事中包含的医药健康知识并未经过严谨的考证。有一些是合理有效的，但也不乏一些虚构、夸大、甚至错误的内容。例如在前一段许仙与白娘子的故事中，白娘子称自己已经怀有身孕，不便喝雄黄酒，而许仙却以自己医药世家子弟的身份，声称有了身孕也可以喝雄黄酒，坚持要求白娘子喝两口。这会让听者误以为孕妇是可以喝雄黄酒的。而实际上，根据现代药理学的研究，雄黄对胎儿有明确的致畸作用，孕妇是禁用的，更不要说喝雄黄酒了。[③] 因此，对民间故事中的医药健康知

① 《动植物的药性大全：雄黄的药性》，医药健康网，http：//www.1kum.com。

② 《蛇为什么怕雄黄?》，载《大科技·科学之谜》，2006年第12期。

③ 《动植物的药性大全：雄黄的药性》，医药健康网，http：//www.1kum.com。

识，应区别对待。但是，在大多数情况下，民间故事中包含的医药健康知识都是一些在民间已广为应用、行之有效的治病方法和健康心得。如果有明显的错误之处，大多也会在流传过程中得到讲述者的修正，得以完善。因此，可以认为，民间故事和传闻在医药健康知识的传播方面，总体上仍是积极的。

在依据不同传播者的分类方面，除了民间百姓相互之间“口耳相传”的人际健康传播之外，另一类是医患之间的人际健康传播。主要发生在患者请医生治病疗伤的过程中，传播者是医生（大夫、郎中）。在这一类人际健康传播中，健康信息传递的行为随同求医治病的行为一起发生，是一种伴随性的传播。相对于前一种以民间百姓之间“互为传播者”的人际健康传播类型而言，医患之间的人际健康传播在发生几率上更具有稳定性，同时具有权威性、单向性的传播特征，可信度和接受度均较高。

在古代的健康传播中，与人际传播具有同等重要地位的另一种传播类型是文献传播。从甲骨文到布帛竹简，再到后来的纸张印刷，随着技术的不断更新，文献传播在健康传播中的地位和作用越来越凸显出重要性。特别是造纸术和印刷术的出现和普及应用，使得文献传播成为古代健康传播的主要形式。从历史发展的纵向角度看，文献记载发挥着记录历史、传承文明的作用，我们从大量的医药典籍和文献中了解到我国古代医药健康事业的发展状况，许多古代的医药知识至今仍然发挥着重要的作用。从某一特定历史时期的横向角度看，文献记载也是重要的信息传播载体之一，在大众传媒出现之前，文献传播不失为最主要的知识普及方式。

与人际传播相仿，文献传播同样可以依据传播者的不同，分为两种类型：一类是以医学实践者或研究者为主要传播者的文献传播类型。医生、郎中、药师、术士等是主要的传播人群，他们通过自己的日常实践和经验总结，在继承前人的基础上，撰写医药文献、记录医药学理论和实践方法，为人们参照、借鉴和使用。奠定中医学基础的四部经典著作《黄帝内经》、《黄帝八十一难经》、《神农本草经》、《伤寒杂病论》；博采众长的《千金方》；集中药大成的《本草纲目》；将传染病的防治提高到一个新高度的《温疫论》……[①]无不是堪称经典的医药学文献，在我国古代的健康传播中发挥着重要的作用。东汉末年三国时期的名医华佗，医术精湛、勤于积累，由其创制的麻沸散开创了我国古代“无痛外科手术”的新领域。但终因得罪了曹操，不幸遇害。曹操不仅杀了华佗，而且华佗的医书也被全部烧毁，

① 常存库主编：《中国医学史》，中国中医药出版社，2003年6月。

著名的麻沸散因此而失传。麻沸散的失传不仅是我国古代医药学的损失，也是古代文献健康传播的损失。

以医学实践者或研究者为主要传播者的文献传播类型，其特点在于传播内容较为科学，权威性好、可信度高。但由于传播者大多是医药领域的专业人士，传播内容的专业性极强，很难被普通人理解和接受，往往仅在医药领域内部流传，普及程度较低。

另一类文献传播是以一般文人、知识分子为主要传播者的文献健康传播。相对前一种类型，这一类型的文献传播由于传播者大多是有名的文人墨客，拥有一定的世俗影响力，因此在传播面和普及程度方面都要广得多。但是，无论是以医学实践者或研究者为传播者，还是以文人墨客为传播者，文献传播类型都具有一个共同的弱点，即知识壁垒。文献传播的接收者（或受传者）必须具有一定的文化素养和知识水平，才有能力阅读文献、理解文献，传播行为才有可能完成。而在古代，有一定文化素养的“读书人”毕竟不是多数，这也使得文献传播的影响力受到一定的局限。

二、语言文字传播与非语言文字传播

语言文字是信息的主要载体，绝大多数信息传播是通过语言文字完成的。从动物的鸣叫到古人类的语言交流，我们的祖先实现了从动物到人的飞跃。语言的出现，使得信息交流更加丰富、更加深刻，在漫长的古人类时期，以语言为基础的口语传播都是最主要的传播方式。健康传播也不例外。

随着文字的出现，人类的传播行为进入到更高层次。相对语言的含混和稍纵即逝，文字使得信息的传递更加准确，也更加持久，为长时间保存信息及反复使用信息提供了可能。文字的出现，使得时间不再成为信息传递和保存的障碍。然而，无论是石刻的象形文字、还是后来的甲骨文字和布帛竹简，都使得文字的书写和远距离输送极为不便。信息的远距离空间传递仍然是一种障碍。这种情形一直延续到造纸术和印刷术的出现，才得以改变。

司南、火药、造纸术、活字印刷术是我国古代的四大发明。造纸术出现于东汉，宋元时期有了普遍的发展，在四川、浙江、福建等南方地区由于战乱较少，经济较为发达，造纸业得到了较好的发展，出产的纸张质量在当时是最好的。在北宋毕升发明活字印刷术之前，雕版印刷是主要的印刷技术。隋唐期间就有了雕版印刷的应用，五代时期开始用以刻印儒家经典，到了宋代，雕版印刷技术已经相当成熟。[①]

---

① 白寿彝：《中国通史纲要》，上海人民出版社，1980年。

在宋代，著名的三大雕版分别是浙雕、闽雕和蜀雕。浙雕指的是浙江临安的雕版，闽雕指的是福建建阳的雕版，蜀雕则指的是四川的雕版。三地所刻之书既多又佳，并立为当时的三大图书之府。以闽雕为例，福建建阳的雕版印刷是闽雕印刷中的精品，史学上将建阳出版的书叫做建本图书。[①] 据记载，宋代的建本图书已经非常有名了。“江西估客建阳来，不载兰花与药材。妆点溪山真不俗，麻沙坊里贩书回”的诗句，以及“书市比屋，皆鬻书籍，天下客商，贩者如织”的描写都是当时建本图书流行一时的写照。[②] 此后，随着活字印刷术的应用普及，建阳雕版几经起落，但仍然在图书出版业发挥着重要作用。在历代印刷出版的大量建本图书中，医药书籍占了显著的比重。

这些医学书籍，涉及内科、外科、妇科、儿科、针灸、本草等，可谓门类齐全。明朝时期出版的《勿听子俗解八十一难经》六卷、《素问运气图括定局立成》一卷、《黄帝内经素问灵枢运气音释补遗》一卷、《名医类证医书大全》二十四卷、《王叔和脉诀图要俗解》六卷、《伤寒运气全书》十卷等，都是当时重要的医学书籍。这些书籍在健康传播方面产生了深远的影响。[③]

《素问》、《灵枢》、《难经》等古医书成书于春秋、战国时期，由于时代久远，在古代以传抄方式保留下来，难免出现错字、脱漏、衍生等错误，且古代语言文字艰涩难懂，给后代学习造成困难。新版的医书加入了注解和绘图，文字通俗浅近，为经典医学的传播起到了良好的促进作用。《名医类证医书大全》二十四卷，后附《医学源流》一卷，是一部中医临床医方的类编，内容博采众长、分门别类，为医书之集大成者。编辑出版后，广为流传。该书传入日本，被视为“医家之宝”，对日本汉医的发展产生了重大影响。[④]

由于印刷图书具有便于远距离运输的优点，因此也成为地区与地区之间，甚至国与国之间文化交流的载体。仍以建本图书为例：宋元时期，中国与朝鲜、日本之间的文化交流频繁，建本图书不仅在中国国内流传，而且远销朝鲜、日本及东南亚。宋代外贸活动中，就有用建本图书换取新罗的人参和布匹的记载，其中也不乏中国的医药书籍。建本图书《铜人腧穴针灸图经》，流传到朝鲜后，两次被翻印。宋慈的《洗冤集录》除了向朝

---

① 陈国代：《建本图书与医学传播》，载《中医文献杂志》，2003年第2期。

② 黄建国：《闽北文化》，福建海峡文艺出版社，1999年。

③ 陈国代：《建本图书与医学传播》，载《中医文献杂志》，2003年第2期。

④ 同上

鲜、日本输送外，甚至传入了波斯、阿拉伯一带。[①] 对当时国际间的健康传播交流发挥了积极的推动作用。

除了语言文字的传播之外，一些非语言文字的形式，如形体运动、健康操等，也成为健康传播的重要载体。其中，最著名的是华佗的五禽戏。

五禽戏的起源可以追溯到我国远古时代。据史料记载，当时中原大地江河泛滥，湿气弥漫，不少人患了“重腿之症”，即一种骨关节病。为此，人们创制了一些用以活动身体关节的舞蹈动作。这些具有“利导”作用的舞蹈动作，就是五禽戏的最初萌芽。《庄子》上记载：“吹呴呼吸，吐故纳新，熊经鸟申（伸），为寿而已矣。”其中，“熊经鸟伸”就是对古代养生之士模仿动物姿势练功的生动而形象的描绘。此外，《吕氏春秋》、《淮南子》中也都有类似的记载。[②]

1973年湖南长沙马王堆三号汉墓出土的44幅帛书《导引图》中也有不少模仿动物的姿势，如“龙登”、“鹞背”、“熊经”等，有的图虽然注文残缺，但仍可看出模仿猴、猫、犬、鹤、燕，以及虎、豹扑食等形状。

三国时期的名医华佗根据前人的记载，结合自己的临诊经验，创编了一套强体健身的形体操，模仿虎、鹿、熊、猿、鸟五种动物的动作，取名“五禽戏”。《后汉书·方术列传》中称：“五禽之戏，一曰虎，二曰鹿，三曰熊，四曰猿，五曰鸟。”“除疾，兼利蹄足，以当导引。体有不快，起作一禽之戏，恰而汗出，因以着粉，身体轻便而欲食。”据说华佗的学生吴普，由于坚持锻炼，收到了防病治病、延缓衰老的实效，“年九十余，耳目聪明，齿牙完坚。”[③]

华佗每到一处行医，都亲自为百姓示范五禽戏，带动当地百姓共同习练。这种方式以形体示范为载体，无需过多的语言文字，非常适合文化水平较低的乡间百姓学习、采纳，利于发挥传播效果。可惜的是，华佗创编的五禽戏未能保存下来。南北朝时期，名医陶弘景根据民间流传，在其所著的《养性延命录》中最早用文字描述了五禽戏的具体动作。此后，明代周履靖的《夷门广牍·赤凤髓》、清代曹无极的《万寿仙书·导引篇》和席锡蕃的《五禽舞功法图说》等著作中，都以图文并茂的形式，比较详细地描述了五禽戏的习练方法。[④] 但是，各人的五禽戏记载都有所不同，形成众多派别，而哪一种才真正是华佗本人创编的五禽戏已经无从考证了。这也

---

① 刘建：《大潭书》，北京文物出版社，1994年。

② 国家体育总局健身气功管理中心编：《健身气功五禽戏》，人民体育出版社，2003年7月。

③ 宋天彬、刘元亮主编：《中医气功学》，人民卫生出版社，1994年。

④ 国家体育总局健身气功管理中心编：《健身气功五禽戏》，人民体育出版社，2003年7月。

是我国古代健康传播的一个遗憾。

三、官方传播与民间传播

我国古代自秦王朝开始，建立了以皇权为核心的、中央集权的封建专制主义国家体制。在这种体制下，从最高统治者“圣上天子”到地方“九品芝麻官”形成了以官阶高低为等级划分的行政权力网络，是为官方。与此相对应的，是散在于市井乡间、在政治上缺乏行政权力、在经济上自给自足的广大民众所组成的日常生活空间，是为民间。在我国古代两千多年的封建王朝历史上，官方与民间始终是两个截然不同的空间。尽管两者之间也存在渗透和融合，并且随着封建集权制度的不断完善和加强，这种渗透和融合也在不断延伸和扩大，但在总体上，官方与民间仍然是两个相对独立运转的空间，互为参照、互为他者，在社会生活的各个方面都表现出不同的特色。健康传播也是如此。

官方的健康传播体现的是统治者的意志。依据不同统治者权力范围的大小，官方健康传播表现出不同的影响力和辐射面。效果最显著、影响最深远的是由最高统治者皇上发起的健康传播。官方健康传播最主要的形式有两种：官颁医书和官方告示。

官颁医书大多出现于“太平盛世”，国泰民安、衣食温饱，统治者通过颁布医书、普及健康防病的知识，以提高社会健康水平，从而在政绩上有更大的作为。如果恰好统治者本人对医药知识也怀有兴趣，则官颁医书的开展无疑将更加积极、更加顺利，犹如顺水行舟，畅行无碍。

据史料记载，较早的大规模“官颁医书”行为发生在南北朝时期。当时颁布的医书有南朝刘宋时的《宋建平王典术》120 卷，北魏李修的《药方》110 卷，王显的《药方》35 卷，均为临床方书。当时的医书颁布并不是简单地将原有的医书重新复制，而是由帝王御医主持，组织众多医家集体校订、修正、编撰而成，对医术的总结提高和推广具有积极意义。据载，《宋建平王典术》120 卷就是在当时的御医王宏的主持下集体修撰的。[①] 修撰好的医书通过官方行政渠道，向下逐层配发，直至郡县、乡邑，对推动我国古代医药学的发展、促进百姓的身体健康发挥了重要作用。

隋代曾编撰《四海类聚方》2600 卷，取其中重要的 300 卷，颁行天下；此后又先后编有《广济方》、《广利方》等颁行；及至唐代，官府又主持修

① 《三国两晋南北朝时期医学医事》，载《中国医学史》，中国眼科网，http: //www. china-eye. org。

订、并颁布了《新修本草》，使药物学在新的时代有了新的规范。[①] 宋代的官颁医书达到了更高的水平。宋太宗赵光义在未登基前就留意医术，收藏有名方千余首。称帝后，赵光义发动医官将其收藏的医方编成方书100卷，赐名《太平圣惠方》，并亲自作序。[②] 宋真宗、宋徽宗等也曾亲自为医书作序，宋徽宗甚至还以个人名义编写、颁行了医书《圣济经》。[③] 在北宋167年的历史上，竟有10次大规模的中央官刻医书。每次都有一种或数种重要的医药专著流传于世。[④] 此后，明清两代也多有官颁医书的做法，对普及医药知识、促进卫生事业发展可谓裨益良多。

除了官颁医书之外，另一种常见的官方健康传播形式是官方告示。与官颁医书不同，官方告示大多发生在一些紧急情况下，如大灾大疫。官府通过颁布告示、广为张贴的方式，向民间传递信息，包括灾害疫情的流行蔓延、防治措施等，提醒民众注意。官方告示大多张贴在人口密集、来往频繁的闹市街衢，最大限度地发挥传播效用。这种传播方式的特点是及时、灵活、广泛，既可以随着灾害疫情的变化随时更换内容，适应灾害疫情突发多变的特点，也易于引发民众的注意。

北宋弘治年间，吴中大疫。当地县令广征良方，“遍施街衢，并以其方刊行。”[⑤] 清朝入关之初，面临的一个严重威胁，就是天花。关外没有天花，清军官兵对天花普遍易感，一旦天花爆发，后果不堪设想。而事实上，当时清军入关后，的确有不少人感染天花、甚至丧命，就连深宫内的皇上也未能幸免。顺治、同治直接死于天花，康熙和咸丰虽然侥幸从天花的魔掌中抢回了性命，脸上却留下了永久的麻子。据史料《东华录》记载，顺治二年（公元1645年），京城天花大流行。顺治下达谕旨宣布：“凡民间出痘者即令驱逐城外四十里所。”并降谕旨在京城内广为张贴、告知民众，成为当时疫情信息传播的主要方式。[⑥]

通过张贴官方告示向民众传递疫情信息、普及防病措施的做法一直延续到民国时期。民国时期各地疫情频发，官方通告成为一种普遍应用的信息传播方式。1918年，山西汾州爆发猩红热，汾州地方官府在城里到处张贴奇怪的药方，向百姓告知猩红热的防治手段。药方包括：女人的脚趾甲、

---

① 《隋唐五代医学医事》，载《中国医学史》，中国眼科网，http：//www.chinaeye.org。

② 贺惟一、张起岩等：《宋史》（四百六十一卷），北京中华书局，1977年。

③ 郑金生：《宋代政府对医药学发展所起的作用》，载《中华医史杂志》，1988年。

④ 刘理想：《我国古代医生社会地位变化及对医学发展的影响》，载《中华医史杂志》，2003年第2期。

⑤ 丹波元胤（日）编：《中国医籍考》，人民卫生出版社，1983年。

⑥ 《天花与清宫》，中央电视台《探索·发现》，2004年9月。

竹髓、臭虫。药方中说，只要把它们统统碾成粉末状，喷洒进喉咙，就能抑制猩红热的流行。[1] 由于药方是以官方告示的形式发布，很快流传开来。后来，这剂药方被上报到了北京的卫生部门，不久，地方官就被当作“迷信”的典型，遭到了严厉的谴责并被处以重罚。[2]

官方健康传播体现的是统治者的意志，民间健康传播体现的是民众的智慧。民间健康传播的方式、种类繁多，如前述的谚语、俗话、民间故事的传播；民间自发编撰的医药文献的传播；民间告示、宣传单的使用；以及木刻、石刻等特殊载体的传播应用等。

同样以告示为例，民间告示大致也可分为两种，一种是传递防病治病信息、或传递健康观念和防治措施、劝戒人们遵从效仿的；另一种是民间商业性的广告宣传。医史学家范行准在《中国预防医学思想史》中刊载了一张由他本人收藏的清朝道光八年（公元 1828 年）的民间健康告示，名曰《力劝普种痘花法》，撰写人是一个自诩为江南云峰居士的人。当时正值“牛痘免疫法”传入我国，一些官府官员纷纷效仿采纳，但民间百姓由于笃信我国传统的“人痘免疫法”，对国外传入的“牛痘免疫法”心存疑虑，不愿采纳。这张告示就是劝戒人们接种牛痘的：

> 且近京师王公大人家常用种痘之法，因少痘殇之惨，何庶民之家，反疑畏而不种痘乎？若婴儿果能一生躲出此症，则已。既不能躲，与其听之天时自出，痘之轻重，则权不能自主；如能行种痘之法，痘之轻重，其权在人。有识之士，依法行之，则保全婴儿，良不少矣！
>
> ——摘自《中国预防医学思想史》[3]

另一种较常见的民间健康告示，实际上是一种民间商业行为的结果。宋朝时期，药品属于专卖品，不允许民间自由买卖。制药坊均为官办，分为熟药所和卖药所，通称药局。待到明朝时期，药品管理开始松动，出现了民间的制药坊。伴随着当时中国民间资本主义的萌芽，医药领域出现了商业化的气息。一些民间的药铺，为了拓展经营，开始采用商业化广告宣

---

① 注：人甲、竹髓、臭虫虽不是正统的用药，但在一些民间验方、偏方中偶有使用。《本草纲目》记载，爪甲味甘咸、性平、无毒，主治鼻出血、破伤中风。把指甲刮细吸入鼻内，出血即停止。（俞炽阳等译，《本草纲目白话精译》，重庆大学出版社，1994 年）竹髓，即竹竿内的分泌物，可供药用入服，用以清热。（www. chinesebamboo. net）而臭虫则很少入药。

② 杨念群：《再造“病人”：中西医冲突下的空间政治（1832～1985）》，中国人民大学出版社，2006 年 3 月。

③ 范行准：《中国预防医学思想史》，华东医务生活社，1953 年。

传的手法，而最直接有效的方法就是张贴告示。特别是在一些疫病流行的时期，药铺会将一些重要的方子张贴公布出来，辅以说明，用以介绍这一药方的功效。并注明本药铺的地址，方便民众购买。这样一来，不仅给药铺做了广告，促进了经营，在客观上也起到了普及防病知识的健康传播作用。下面这份张贴于清朝末年山东济南府的告示《除痰清热保幼化风丹》，就是一则典型的商业告示：

除痰清热保幼化风丹

专治小儿惊风痰湿壅塞，宿乳宿食不能消化，呕吐发热睡卧不安夜啼，惊怕咳嗽痰喘，胸膈不开，大便燥结，每服一丸，白滚水化服。惊风薄苏汤化服；伤食山楂汤化服；夜啼橙草汤化服；心经火盛，胎热胎毒犀角研水化服；痰咳梨汤化服。日进一二服，忌肉面甜食，食乳者，乳母忌发物热物。

居仁堂乐家老铺开设济南商埠，经二路纬四路，面西路南便是。

——摘自北京市档案馆[①]

患儿的症状、药物的服用方法和配伍交待得清清楚楚，一目了然。更重要的是，把药铺的地址也写得明明白白。使人们按照地址很容易就能找到药铺的所在。而这才是这张告示最主要的目的。

张贴告示易于传播，但不易于保存。为了能够长久的保存，人们除了采用编撰成书、以文献的方式流传之外，还采用木刻、石刻的方式，以达到更长时间的留存。南宋诗人陆游一生周游各地，搜集民间验方上百个，选择其中优秀的一部分，将其刻于江西仓司“民为心斋”，从而使药方得到较好的保存。[②]

相对于木刻而言，石刻的保存时间更久远。据《宋史》记载：当时的戎州通判周湛刚刚到任时，戎州人“俗不知医，病者以祈禳巫祝为事，湛取古方书刻石教之，禁为巫者，自是人始用医药。”[③] 记录了当时石刻传播的情况。位于广西桂林南溪山的刘仙岩上，书刻着宋代宣和年间，当地防治岚瘴之气时所用的药方《养气汤方》，内容包括药方的来源、组方、煎制

① 《除痰清热保幼化风丹》告示，北京市档案馆馆藏。

② 陆游：《续集验方（跋）》，见丹波元胤（日）编《中国医籍考》，人民卫生出版社，1983年。

③ 石涛：《我国古代政府的疫病控制措施》，载《山西大学学报》（哲学社会科学版），2004年第1期。

方法、服用方法与治疗效果等，内容非常详尽。石崖上的字迹历经千年，依然清晰可辨。此外，洛阳兴国寺的一块石碑上，刻写着宋代无际禅师留传后代的《换骨丹》药方的组成、服法和适应证。北宋医官王惟一为铸造针灸铜人模型，编写了《新铸铜人腧穴针灸图经》，并将其刻于石碑上。内容包含十二经脉，657个穴位，以供后人抄录传用。① 这些都是古代石刻传播的力作，直到今天仍然令人叫绝。而在众多的石刻传播作品中，最能体现民间健康传播价值与作用的石刻作品，莫过于洛阳龙门石窟的药方洞。

龙门石窟是我国著名的石窟文化宝藏，位于河南洛阳市城南的龙门山。龙门石窟约开凿于北魏太和十八年（公元494年），至隋唐时期完工，历经400年。现存石窟1352个，题记3680种。② 龙门药方洞是龙门西山南段的一座大型石窟。该窟大约始造于北魏孝明帝元诩的后期。今存窟内正壁（西壁）有一释迦牟尼佛像，两旁二弟子、二菩萨，共五尊大像。③ 洛阳龙门石窟药方洞沿洞壁南北及北侧洞内壁上镌刻了100余首药方，一般将其统称为“龙门药方”，该窟也因此被称为“药方洞”。

龙门药方是现存最早的古代石刻药方，经专家考证，约刻于唐初高宗永徽元年至四年（公元650～653年），迄今已有1350多年。龙门药方处方独特，多由单味或二味药物组成，方便、效验、价廉、易得，多数药方至今仍有研究和应用价值。如黄瓜根治疗消渴，黑豆治疗遍身浮肿等。其他诸如炮制、用药时间、给药方法、剂型、针灸、本草学方面都对今天的中医药学有借鉴价值。④ 据丁明德、邵殿文等统计，药方洞中的药方共涉及40种疾病，总计140方，其中药物方剂117个，针灸方法23种。⑤ 这些药方按照疾病的不同分类，大致分为疗疟方、狂言鬼语方、反胃方、心痛方、消渴方、疔疮方、瘟疫方、遍身生疱方、便秘痔疮方、大便不通方、小便不通方、恶肿方、霍乱方、鱼骨鲠方、急黄疸方、失音不语方、妇人中风方、上气咳嗽方、腹满体肿方等，都是市井民间最常见的疾病和不适，实用性极强。而且每病不止一方，大多为三方或四方；每一药方又大多只是一味药或两味药，既经济实惠，又便于选择。这样的药方种类和组方特点，

① 李永谦：《文字书法对中医药传播的相关作用》，载《中华医史杂志》，2003年第3期。

② 李经纬：《潜心发掘研究，龙门药方显异彩》，见张瑞贤主编《龙门药方释疑》，河南医科大学出版社，1999年4月。

③ 温玉成：《继承和弘扬祖国中医药文化的宝贵遗产》，见张瑞贤主编《龙门药方释疑》，河南医科大学出版社，1999年4月。

④ 张瑞贤：《传世医学文物》，见张瑞贤主编《龙门药方释疑》，河南医科大学出版社，1999年4月。

⑤ 丁明德：《洛阳龙门药方洞的石刻药方》，载《河南文博通讯》，1979年2月。邵殿文：《药方洞石刻药方考》，载《中华医史杂志》，1993年第4期。

清晰地反映出镌刻者为普通百姓服务的良苦用心。

事实上，龙门药方洞的药方石刻也的确发挥了积极的作用。龙门石窟自创建之初，就香火旺盛，人流络绎不绝，许多人专程慕名前来膜拜。这为“龙门药方”的广为流传创造了极好的条件，也使得药方造福了更多的百姓。今天，我们仍然可以想象出当年药方洞内熙熙攘攘，人们争相跪拜、抄写拓印药方的情景。唐朝时期，“龙门药方”还远渡重洋，传入日本，在异国他乡绽放异彩。

龙门药方石刻以其独具的优势、广泛的影响，在我国古代的健康传播史上占据着重要的地位。它是我国古代石刻传播的杰作、民族文化的瑰宝，更是民间智慧的结晶。历经1350多年的风风雨雨，龙门药方石刻虽然有所破损，已很难再呈现其全貌，但其基本内容依然清晰可见，这是任何抄写和印刷文献所不能比拟的。同时，龙门药方石刻可以“供众人拓印而无误流传”、以及“为普通百姓服务”的特点，也使其成为古代民间健康传播的不朽之作。

最后值得一提的是，宗教与古代健康传播的关系。我国古代的宗教主要是佛教和道教。道教与健康养生的关系主要在于炼丹术的推广。而封建统治者对炼丹术的迷恋也使得道教的发展有了深厚的根基和土壤。秦始皇为追求长生不老，宠信方士，甚至在“焚书坑儒”时也将医书列为例外，加以保护。[①] 宋代的历朝皇帝普遍崇信道教。宋太祖赵匡胤纂修《开宝本草》、宋太宗赵光义纂修《太平圣惠方》，都请道士担任主要撰写者。宋真宗续修《道藏》，在各地大建道观。宋徽宗亲自主持编撰、颁行的医学书籍《圣济经》和《圣济总录》，其中相当的篇幅反映了道教的思想和内容。[②] 当然，大量的方士、术士在潜心炼丹、祈求长生不老的同时，也对我国传统的中医药学做出了重要的贡献。东晋时期著名的医学家葛洪，早年醉心于炼丹，而后转向医学，撰写了著名的《肘后备急方》，其中用“青蒿”治疗疟疾的方法，至今仍然沿用。以此为原理提取的“青蒿素”，经临床证实有很好的治疗疟疾的作用，得到联合国和世界卫生组织的赞许，在非洲国家广泛使用。

佛教与中医药、以及健康传播的关系更为密切。佛教中常常赞美佛为“医王”，有时这“医王”又专指“东方琉璃世界”的教主“药师佛”。古印度高僧往往兼攻“五明”（五种学问），“医方明”为五明之一，也就是医药

① 翦伯赞：《中国史纲要》，（上册），（北京）人民出版社，1995年。

② 《宋代医学医事》，载《中国医学史》，中国眼科网，http://www.chinaeye.org。

学的知识。早年来我国中原传教的西域高僧，往往兼通医术。他们不仅传教，而且传医，充当精神使者的同时，也充当健康使者。古代寺院中有的也附设“医所”，备有各种医疗器械及药品等。金元时期的嵩山少林寺就曾经设立“药局”，备有常用的百余方药物，免费为人治病。① 敦煌莫高窟是世界上现存规模最宏大、保存最完好的佛教艺术宝库，窟内五万多平方米的壁画，有不少画面的内容描绘了我国古代的医药卫生状况。如在第296窟的《福田经变》图中，有一幅一千多年前的诊病图：患者在两个家人的搀扶下半躺着，下半身盖着护布，一位老医生一手扶杖、一手为病人诊脉，家属头略前倾，以期待的目光看着医者。又如，在第217窟的壁画还有一幅救治患儿的场景：母亲抱着患病的小儿，医者在急切地救治，身后站有医童，随时听从吩咐。② 此外，敦煌莫高窟藏经洞内发现的大批医药书卷，如《本草经集注》残卷、《新修本草》残卷、《食疗本草》残卷、以及藏医《火灸疗法》等，也有力地证实了佛教与医药健康传播的密切关系。

第二节　古代文人与健康传播

宋代吴曾的《能改斋漫录》中记载着这样一则故事：相传，宋代名儒范仲淹有一次到祠堂求签，问以后能否当宰相，签词表明不可以。他又求了一签，祈祷说：“如果不能当宰相，愿意当良医”，结果还是不行。于是他长叹说：“不能为百姓谋利造福，不是大丈夫一生该做的事。”后来有人问他：“大丈夫立志当宰相，是理所当然的，你为什么又祈愿当良医呢？”范仲淹回答道：“古人说，‘常善用人，故无弃人，常善用物，故无弃物’。有才学的大丈夫，固然期望能辅佐明君治理国家，造福天下，哪怕有一个百姓未能受惠，也好像自己把他推入沟中一样。要普济万民，只有宰相能做到。现在签词说我当不了宰相，要实现利泽万民的心愿，莫过于当良医。如果真能成为技艺高超的好医生，上可以疗君亲之疾，下可以救贫贱之厄，中可以保自身长全，有什么不好呢？身在民间而依旧能利泽苍生的，除了良医，再也没有别的了。”（《文正公愿为良医》卷十三）③

据说，这则故事就是后世相传的“不为良相，则为良医”一说的由来。

---

① 温玉成：《继承和弘扬祖国中医药文化的宝贵遗产》，见张瑞贤主编《龙门药方释疑》，河南医科大学出版社，1999年4月。

② 王明贺编著：《中医文化·宝典篇》，内蒙古人民出版社，2006年。

③ 《“不为良相，愿为良医”的由来》，载《中医史话》，中华名医人才大全网http：//www.china-experts.com，2004年12月。

暂且不去考证这则故事的真伪，但“良相”、“良医”相提并论的情形，的确出现在宋代。范仲淹以一首《岳阳楼记》令无数后人传颂，大丈夫“先天下之忧而忧，后天下之乐而乐”的胸襟和抱负激励着一代又一代胸怀天下的有识之士。那么，一心报国的范仲淹何以会愿意“不为良相，则为良医”？从政与从医之间究竟怎样建立起了联系？文人与医学健康又是如何走到了一起的呢？

一、“文人从医”风气的形成与演变

文人与医学健康之间的关系由来已久，范仲淹的“良医情结”只是一种感慨和愿望，并没有真正成为良医。但在我国古代历史上，确有一些文人以实际行动涉足医学健康领域，实现了“文人从医”的转变。他们中的大多数人虽然不曾直接为百姓行医治病，但是他们用自己的才华、学识和阅历实践着“传播健康知识、造福百姓”的理想，在我国古代的健康传播中留下了光辉的足迹。

文人从医风气的形成受到两个因素的影响。一个是从医者地位的变迁。从医者地位高，在政治上、经济上受到尊重（尤其是政治上的），则对文人从医的吸引力增大，文人从医就会形成风气。一种特殊的情形是，最高统治者本人对医学怀有浓厚的兴趣，大兴医术、尊医重药，对文人从医将产生明显的推动作用。反之，从医者地位低，在政治上被边缘化，则不利于文人从医风气的形成。第二个影响因素是文人自身生存空间和生存自由度的变化。文人受到尊重，社会环境有利于文人施展抱负和仕途发展，则大多数文人会固守现有的领域，专一进取。反之，如果文人的生存环境压抑，缺少施展抱负的空间和前途，怀才不遇的文人则会转向其他领域拓展才华，文人从医成为一种可以接受的退隐之路。

一个是从医者地位的变迁，一个是文人自身生存空间和生存自由度的变化，一个向内拉，一个向外推，此消彼长，起起落落。历朝历代的文人墨客就在这一拉一推的双重力量博弈下，建构着文人从医风气的高潮与低谷。

1. 从医者地位的历史变迁

“医”，古时的写法是“毉”。从文字文化的起源上，可以启示我们古代“巫”、“医”同源的关系。我国古代的“巫”“医”分离发生在西周至春秋时期，此前的“巫”与“医”没有明确的分工，“巫”的职责范围内包含“医”的内容；春秋之后，“医”正式作为一种独立的职业分工而得以确立，拥有了属于自己的政治地位和社会地位。这一时期的“医”与早期的“巫”比起来，在国家政治生活中的重要性有所下降。但由于当时“学在官府”，知识主要为贵族统治阶级所垄断，从事医学的知识分子的地位自然与当时的普通百姓不同，而属于“士”的阶层，仍然拥有相当的社会地位。[①] 此后的秦汉时期，这一地位得到进一步的巩固。

从西汉时期开始，从医者的地位发生了明显的变化。汉武帝时期实行“重农抑商限工”的各项政治经济策略，形成了“士农工商”的社会等级排序。医学知识的技术特性使得从医者被归入“工”的行列，政治地位和社会地位均有所下降。加上儒学取得统治地位，儒家思想重人文轻技术、以及“学而优则仕”的理念，使得从政为官成为知识分子的理想前途，而作为“方技”、“小术”的医学受到歧视。文人以从医为羞，甚至以从医为耻。东汉名医华佗医术精湛、名满天下，却仍为自己行医而后悔，认为自己虽然“兼通数经……然本作士人，以医见业，意常自悔。”同一时期的另一位名医张仲景，著有《伤寒杂病论》，被后人奉为“医圣”。而在当时的所谓正史中竟无一字记载。[②] 从医者地位的衰落由此可见一斑。这种低迷的处境一直延续到唐朝时期。唐朝文学家韩愈谈到医术时，曾说：“巫医乐师，百工之人，君子不齿。”唐代医学家孙思邈原以文名世，学医后史书就把他归列为“方技”类，而不入儒林。后世的朱熹论及此事，非常惋惜：“思邈为唐名进士，因知医贬为技流，惜哉!”[③] 直至宋代，从医者的地位才发生了历史性的转折。

宋代的最高统治者对医学颇感兴趣。据记载，北宋的历代皇帝中，至少有 5 个熟悉医学。[④] 由于统治者对医学的重视与提倡，文人知医通医成为风尚，“儒医”之名始成。“不为良相，则为良医”的说法就是在这一背景下产生的。尊医重药的社会环境促使大批文人学士转而从医，文人从医之风迅速升温、并达到高峰。这一时期的文臣武将有不少都曾经涉猎医学领域，如掌禹锡、欧阳修、王安石、曾公亮、富弼、韩琦、夏竦等都曾经参加过古医书的整理或发行，苏轼、沈括、陈尧叟、孙用和等文人墨客均有个人收集的医方著述。仅北宋时期流传至今，现存的医方与临床各科医书

---

① 刘理想：《我国古代医生社会地位变化及对医学发展的影响》，载《中华医史杂志》，2003 年第 2 期。

② 俞鼎芬、刘德荣、肖林榕等：《李濂医史》，厦门大学出版社，1992 年。

③ 李梴：《医学入门》，天津科学技术出版社，1999 年。（转载自刘理想《我国古代医生社会地位变化及对医学发展的影响》）。

④ 刘理想：《我国古代医生社会地位变化及对医学发展的影响》，载《中华医史杂志》，2003 年第 2 期。

就有近百种之多。[①] 此外，宋代还非常重视医官的选拔聘用。宋代的翰林医官院，在初期医官编制庞大，加上不断从各地选拔人员充斥其中，一度导致人员滥冗无度，最多时竟达到 1096 人。[②] 宋代的医官多有品阶，最高者为和安大夫、成和大夫、成安大夫，从六品。后世将医生称为“大夫”，就是从那个时候开始的。无怪乎现代医史学家谢观在谈及我国医学发展的历史演变时，认为：“中国历代政府重视医学者，无过于宋。”[③]

宋代之后，从医者的地位逐步回落。明朝前中期，这一回落的趋势曾有短暂的停顿，从医者的地位一度得到巩固和发展，医学得以创新前进，吴有性的《温疫论》和李时珍的《本草纲目》是明代医学发展的两个高峰。及至清代，封建专制统治得到空前强化，从医者地位从此一蹶不振。清朝太医院甚至下令：“太医院针灸一科，着永远停止。”[④] 致使中医针灸的发展受到一定程度的阻碍。晚清时期，伴随着西方资本主义国家的入侵和西医的传入，从医者的地位走到了历史的最低谷。

2. 唐宋时期的社会文化环境与“文人从医”高峰的形成

唐宋时期是中国封建社会发展的顶峰时期，同时也是一个转折时期，中国的封建社会在达到历史辉煌之后，开始逐步走向没落。在这个转折点上，社会文化环境发生了剧烈的变化，政治、经济、文化、科技等社会各个领域也都或早或晚地经历了这一转折。文人的生存环境和生存空间、以及从医者的地位在这一时期也同样经历着历史波澜的冲击。

唐代是我国历史上最为辉煌的时期，国力的强盛、经济的繁荣、思想的兼容并蓄、文化上的中外融合，创造了对文化发展极为有利的环境。同时，唐代的统治者本身对文学也极为推崇，文史领域在唐代得到了充足的发展。以唐诗和散文为代表的文学创作达到了一个高峰。唐代出现的杰出诗人数量之多，为我国诗歌史上所仅见。此外，唐代对史学的发展也很重视，设立史馆、撰写史书、以史为鉴。先后编修了《梁书》、《陈书》、《北齐书》、《周书》、《隋书》、《晋书》，以及《南史》、《北史》八部史书，将我国古代的史学发展向前推进了一大步。

与唐代文史发展的繁荣景象相对应的，是文人广阔的生存空间和较高

① 《宋代医学医事》，载《中国医学史》，中国眼科网，http://www.chinaeye.org。

② 同上

③ 刘理想：《我国古代医生社会地位变化及对医学发展的影响》，载《中华医史杂志》，2003 年第 2 期。

④ 赵尔巽：《清史稿》，北京中华书局，1977 年。

的社会地位。文人不仅拥有了充分施展才华和抱负的舞台，同时也获取了步入仕途的大好前景。唐代文人入仕成为一种风气，而且较之前代有更多的途径。除了开科取士之外，入主地方节镇、幕府生涯等都是理想的选择。不少士人都有过幕府生活的经历，王翰、高适、王维、李白、岑参、杜甫、萧颖士、李华、梁肃、元结等都曾在幕府生活过。在这种环境下，重文轻术、重文轻医也就成为自然而然的现象，文人从医更是为人所不屑。唐朝天宝后期，社会矛盾激化。天宝十四年（公元755年）冬的“安史之乱”成为唐代社会由盛而衰的分水岭。此后，唐代的文史发展受到冲击，文人生存环境和仕途前景大不如前。

宋代伊始，为吸取唐末战乱与五代十国纷争天下的教训，加强了中央集权的统治，并着重文治。在国家职能上，增强文职官员对国家大事的筹划，并积极推行科举制度、选贤任能，文人的社会地位获得一定程度的恢复和巩固。但是，北宋社会政治环境多变，权力党争异常残酷。先后出现了北宋初期以范仲淹的改革思想为代表的“庆历新政”，以及北宋中期以王安石的锐意变法为代表的“熙宁变法”（又称王安石变法）。

“庆历新政”以整饬吏治为首要，改革科举、砥砺士风、兴办学校、培养人才，同时整顿军事和经济领域。由于庆历新政触犯了大地主和官僚的既得利益，遭到权贵阶层的猛烈攻击。不久，范仲淹被贬，新政失败。同时受牵连的还有一大批文人志士。此后王安石变法，转向“以理财为方今先急”，以“富国强兵”为宗旨，调整税赋征收、兴修农田水利。王安石的变法思想一反以往“整顿吏治”、“重儒轻农”的改革思路，将改革重点放在农业领域和经济领域。加之变法后期，王安石用人不当，引发朝廷内部的“朋党之争”，致使以司马光为首的旧党被全部贬离中央。宋神宗死后，司马光重新执政，全面否定新法，排除新党。及至宋哲宗亲政后，新党又再次执政，对旧党展开清算，“司马光以下，各以轻重议罪，布告天下。”[①]这种激烈的“党争”耗散了宋代政治的“元气”，使得社会政治低迷，官场人人自危。文人入仕的美好梦想在残酷的现实面前被击得粉碎，受到排挤迫害、怀才不遇的文人志士虽有“先天下之忧而忧，后天下之乐而乐”的理想抱负，也只能发出“不为良相，则为良医”的感慨；而那些尚未卷入政治漩涡的知识分子，面对多变的政治环境，转而将才华和精力投向医学和健康，退求稳妥，感叹“医国医人，其理一也”，也就可以理解了。

待到宋代中期之后，辽、西夏、金、元相继入侵，南宋偏安一隅，国

① 李存山：《“庆历新政与熙宁变法”补说》，中国论文下载中心http：//www.studa.net，2006年4月9日。

势日渐衰退。与北宋相比，南宋的社会政治昏庸、思想保守，朝廷奸佞当道、忠良遭到陷害。在一片内忧外患中，文人的生存环境更加堪忧。这些，都在客观上促成了宋代“文人从医”风气的盛行。加之这一时期的统治者对医学养生的偏爱，医学发展得到推动，从医者的地位显著提高，终于使得宋代的文人从医之风达到历史上的高峰。一部分有才华、有学识的文人墨客和知识分子利用自己的学识和才能，为我国古代的健康传播做出了杰出的贡献。

二、文人与健康传播

“文人从医”的高峰出现在宋代，但文人从事医药健康的传播实践却是在各朝各代都有的现象。这里的文人不仅仅指的是古代的文学家，除此之外，历史上的政治家、史学家、科学家也多有涉及医药健康领域的例证。北魏时期著名的政治家、军事家崔浩，一生戎马、官至司徒，对促进北魏统一北方发挥了重要的作用。被后人誉为“南北朝第一流军事谋略家”。①同时，崔浩也是我国古代历史上颇为著名的营养学家和美食家，著有《食经》一书。在《食经》的序言中，崔浩称：自己自幼与母亲生活在一起，母亲卢氏与家中其他女性长辈负责一家老小的膳食，常常亲自下厨：“所修妇功，无不蕴习酒食……四时祭祀，虽有功力，不任僮使，常手自亲焉。”②崔浩从小耳濡目染，对膳食搭配和营养颇有钻研。后来，崔浩根据儿时的记忆、以及自己后来的积累和总结，撰写了《食经》。据《隋志》医方家记载：《崔氏食经》四卷。《旧唐书》载：《食经》九卷。

南宋时期的诗人陆游一生颠沛流离、命运坎坷，一生创作诗歌万余首。同时，陆游对医药方剂也有独特的偏好。陆游的祖辈在唐朝时期官至丞相，曾遍游四方、搜集民间验方，著有《陆氏集验方》一书。陆游继承了家世传统，“宦游四方，所获（验方）亦以百计”，并将其整理为《陆氏续集验方》，为后人传看。③

元代著名杂剧家关汉卿本人既是戏剧大家、又是当时太医院的医官。在他的剧作中，广征博引，留下了丰富的医药学史料。关汉卿利用戏剧讲述医学道理，寓医疗于娱乐中，在他的十八种杂剧中，中医名词、术语多处出现，且运用得当，对肌体的结构、组织描述准确，对病、证名称记载

① 崔洁：《历代智囊人物丛书：崔浩》，解放军出版社，1996 年。

② 崔浩：《食经（序）》，见丹波元胤（日）编《中国医籍考》，人民卫生出版社，1983 年。

③ 陆游：《续集验方（跋）》，见丹波元胤（日）编《中国医籍考》，人民卫生出版社，1983 年。

无误，对症状、病机、药理描述合乎医理。[①] 他在《王闰香夜月回春园》等剧中对医学道理的阐述深入浅出，令人回味。

而文人有关保健养生方面的论著、文章就更加多见。魏末文学家稽康的《养生论》和《答难养生论》，宋代文学家苏轼的《续养生》和《上张安道养生诀》，明代文学家高濂的《遵生八笺》，至今看来都称得上是优秀的健康科普作品。宋代文学杂家洪迈在《容斋随笔》中的单验方、清代梁章钜在《归田琐记》中记载的保健习俗等，也都是广泛流传的佳作。

此外，古代文人还乐于为医药方书撰写“序”、“跋”。宋代文学家黄庭坚为《伤寒论总论》写后序，清代文学家汪庭珍为《温病条辨》作序，清代文学家、藏书家陆心源更是先后为14种医籍题序写跋。据统计，《全唐文》中有22篇医书序言出自文人之手；《中国医籍考》中也收录了由司马光、文天祥、朱熹、沈括、苏轼等文人所撰写的医药方书序跋。[②] 古代文人通过这种方式，表达自己对医药良方“救死扶伤”、“为人造福”的敬意，甘愿充当医药知识的传播使者，为医药方书的传播推介、助阵。

1. 刘禹锡、柳宗元与《传信方》

刘禹锡（公元772年—842年），字梦得，别称刘子、子刘子，河南洛阳人。刘禹锡是我国唐代杰出的文学家、诗人、书法家，擅长写文章，更工于五言诗，诗歌与白居易齐名，文学史上有“刘白”之称。刘禹锡一生除了从事文学、诗词、书法的研究之外，亦“笃好医方”。著有《本草经方》以及《传信方》两书问世。[③] 但由于历史原因，两书均未能保存下来。所幸的是，书中一些优秀的方药大多被明代以前的各家方书所收录，才不至于失传。其中，《传信方》尤其受到青睐，被转抄最多。在这些转抄的医书中，以明代王鏊所辑录的《古单方》一书记录最多，其次为《普济方》一书。杂病部分引用最多的，则是清代嘉庆年间胡廷光编著的《伤科汇纂》一书。[④]

唐贞元九年（公元793年），21岁的刘禹锡考中进士。历任淮南节度史掌书记、渭南主簿，此后又入朝当了监察御史，结识了志在革新的王叔文。公元805年，唐顺宗即位，起用王叔文执政，王叔文联合王丕、柳宗元、刘禹锡等人进行政治改革，人称“二王刘柳”。但很快改革失败，刘禹锡被贬

---

① 王明贺编著：《中医文化·宝典篇》，内蒙古人民出版社，2006年。
② 原所贤、暴连英：《古代文学家与健康传播》，《中国健康教育》，1997年第13期。
③ 谢观（编）：《中国医学大辞典》，天津科学技术出版社，1998年。
④ 李崇忠、李静：《刘禹锡与“传信方”历史探源》，载《中医文献杂志》，2002年第2期。

赴广东连州。[①] 被贬之后的刘禹锡在好友柳宗元的鼓励下，潜心钻研医学，搜集各种流传于民间的验方、秘方。柳宗元与刘禹锡同一年考中进士，又一同参与改革，一同被贬，两人相交甚密。柳宗元把自己收集到的一些秘方、验方也一并抄寄给刘禹锡，共同积攒良方。此后，刘禹锡又收到连州薛景晦寄给他的《古今集验方》十通。唐元和十三年（公元818年），刘禹锡将自己搜集、试用过的方药，以及朋友赠送的方药共50余方，一并集结成书，编撰了《传信方》。刘禹锡在《传信方（述）》中写道："余为连州四年，江华守河东薛景晦以所著《古今集验方》十通为赠，其志在於拯物，予故申之以书……医拯道贵广，庸可以学浅为辞，遂於箧中得已试者五十余方，用塞长者之问，皆有所自，故以《传信》为目云。"[②] 表达了刘禹锡实事求是的治学态度。

《传信方》一书共收集54个方剂，涉及13个病种，4个医学科目。其中，内科杂病方12个，五官科疾病方32个，外伤科疾病方4个，预防养生方5个，其他怪病杂病方1个。该书所收方剂，从内容上看大多数均为历代医家们所引用过的良验秘方，也有一部分是从民间收集来的验方。这些方药，有的是刘禹锡亲自运用实践过的，有的是先推荐给其他病人试用，而后观察总结。如其中的"治伤寒"一方，书中写道："治伤寒，时气温病，头痛壮热，防风、羌活、川芎、陈皮各等分，胡桃肉六个。上药同煎，将起加葱头七个，临卧服即愈。曾试果验。"[③]

由于《传信方》中的方药大多经过实践检验，效果确实，因此颇受欢迎。《传信方》问世后，一度被广为传抄。为了拓宽传播的广度，让更多的普通百姓从中获益，刘禹锡在日常搜集民间验方和编撰《传信方》时，注重"单方治病"，着重选择那些由一味或两味药组成的简单方药，强调"一物足疗病者"的单验方治病，这也为《传信方》的广泛传播提供了便利和可能。《传信方》不仅在国内广泛传播，而且还流传海外。日本的《医心方》、朝鲜的《东医宝鉴》都收录了《传信方》中许多行之有效的方药。[④]《传信方》成为我国古代文人从事健康传播的一个成功典范。

---

① 《唐诗豪刘禹锡在连州》，选录自《岭南文库·历代入粤名人》，广东水石连州网www.Lztour.com。

② 张忠智、庄桂英：《刘禹锡〈鉴药〉所寓含的政治思维》，载《远东学报》21卷第2期，2004年4月，台湾远东科技大学www.fec.edu.tw。

③ 李崇忠、李静：《刘禹锡与《传信方》历史探源》，载《中医文献杂志》，2002年第2期。

④ 刘建英：《刘禹锡与＜传信方＞》，中华医疗保健网http://www.cnlyjd.com，2005年1月。

2. 沈括、苏轼与《苏沈良方》

沈括（公元1031年—1095年），字存中，杭州钱塘人。沈括是北宋时期杰出的科学家、政治家。他在天文、历法、数学、物理、生物、化学、医药、水利、兵工、冶金、建筑、文史、乐律等多学科领域，都有很高的造诣。英国科学家李约瑟曾称颂沈括为“中国科学史上的坐标”。[①] 据《宋史·艺文志》记载，他的著述有22种155卷之多，但不少均已失散。现存的仅有《梦溪笔谈》36卷、《补笔谈》3卷、《续笔谈》1卷，以及《长兴集》残本19卷和《苏沈良方》、《别次伤寒》等部分医方书。

《梦溪笔谈》为沈括的代表作，是一部综合性的随笔杂记，具有很高的科学价值和文学价值。该书总结了北宋时期自然科学的辉煌成就。内容涉及天文、历法、气象、数学、水利、地质、地理、物理、化学、生活、医药、建筑、冶金、文史考古以及音乐艺术等十分广阔的领域。在《梦溪笔谈·药议》与《补笔谈·药议》中，沈括辩驳前人在医药认识上的错误看法，表达了自己的见解。[②] 比如，古人用药开方强调“一君、二臣、三佐、五使”，认为主治疾病的只有一种药，其他药次之。沈括认为君药是主药，但不一定指一种药，“所谓君者，主此一方者，固无定物也。”又比如，前人的医书中强调：药物组方中“君臣佐使”的选择应遵循“众药之和厚者，定以为君，其次为臣、为佐，有毒者多为使。”沈括认为这种看法也不准确。他举巴豆为例，认为巴豆虽有毒性，但治疗“痼疾”仍需以巴豆之类的毒药做为君药。因此，用药应根据疾病的情况选用不同的药做主药，不应拘泥于特定的药物。[③]

而真正能够代表沈括在古代健康传播领域的杰出贡献的，却是《苏沈良方》。《苏沈良方》实际上是两本书的合集，作者分别是沈括和苏轼。但两本书并不是在同一时期完成的，沈括的《良方》完成在先，苏轼的《苏学士方》完成在后。后人将两本书合在一起，称为《苏沈良方》。《四库全书》中记载：“苏沈良方八卷，宋沈括所集方书，而后人又以苏轼之说附之者也。”[④]

《良方》是沈括多年细心积累、甄别的结晶。出于严谨的治学态度，沈括对搜集来的方药一一辨别，一一试验。凡效果确凿的，方才列为“良方”，收入书中。对于那些只有传闻“灵验”，却得不到实际验证的，一律不予收录。在每一则方药的后面，沈括都详细地记录了在病人身上试用的

① 《名人传记：沈括》，选自《余杭县志》，浙江通志网http://www.zjol.com.cn。

② 黄芝蓉：《试论沈括对中药理论的贡献》，载《中医文献杂志》，2000年第4期。

③ 张晓丽：《“梦溪笔谈”中的医学思想与中药学知识》，载《中华医史杂志》，2003年第2期。

④ 丹波元胤（日）编：《中国医籍考》，人民卫生出版社，1983年。

情况，以及病人的症状改变，供阅读者参考。同时，沈括客观地指出了每个病人的病情和身体特点各有不同，决不能盲目迷信所谓“良方”，认为：“人之疾，如向所谓五难[①]者，方岂能必良哉。一睹其验，即谓之良，殆不异乎刻舟以求遗剑者。予所以详着其状于方尾。疾有相似者，庶几偶值云尔。”而对于那些华而不实的吹嘘，沈括也提出了理性的质疑：“世之为方者，称其治效，常喜过实。千金肘后之类，尤多溢言。使人不复信。”[②] 正是这种务实的科学态度，使《良方》受到了医药人士和普通百姓的共同欢迎，在医药健康领域产生了很大的影响。后人评论《良方》一书，称：“沈存中博学通医术，故类其经验方成此书，用者多验。”[③]《四库全书·苏沈良方提要》中评价：“宋世士大夫类通医理，而轼与括尤博洽多闻。其所征引，于病证治验，皆详著其状，确凿可据。其中如苏合香丸、至宝丹、礞石丸、椒朴丸等类，已为世所常用，至今神效。”[④]

苏轼（公元1037年—1101年），字子瞻、和仲，号“东坡居士”，眉州眉山（今四川眉山）人。苏轼与沈括处于同一时代，政治观点却极为不同，在对待“王安石变法”的态度上，两人观点相左。但是，这并不妨碍两人对医学健康怀有共同的兴趣和关注。苏轼在其笔记杂著《东坡志林》、《仇池笔记》中，以短小精悍的笔触，记载了诸多的宋代中医药文化的史料、以及苏轼自身的健康体验与医学观点。《东坡志林》又分为《东坡志林·医生》、《东坡志林·延年术》、《东坡志林·修养》、《东坡志林·论菊》、《东坡志林·论茶》等，分别记载了治病、养生、饮食等方面的健康知识。《东坡志林·修养》以论述养生为主，涉及情志、德行、饮食、房中、丹药等诸多方面。倡导“任性逍遥，随缘放旷”的坦荡心境和“已饥方食，未饱先止”的饮食经验。《论菊》中，苏轼把菊花称作延年药而加以推崇。《论茶》中，苏轼又主张以茶漱口，清洁口腔。这些文章的内容贴近生活、方便实用，加之苏轼优美流畅的文笔，使文章通俗易懂、深入浅出，为文章的声名远播插上了翅膀。清代陆锡熊、纪昀在《四库全书总目》中说：“轼杂著，时言医理，于是事亦颇究心。盖方药之事，术家能习其技，而不能

---

① 注：沈括在《良方》“自序”中认为治病的过程有五个关键的环节，同时也是五个困难的环节，即：辨别疾病、实施治疗、药物的煎制与服用、配方组方、以及药物甄别。称：“余尝论治病有五难。辨疾、治病、饮药、处方、别药，此五也。”（参见沈括：《良方（自序）》，见丹波元胤（日）编，《中国医籍考》，人民卫生出版社，1983年。）

② 沈括：《良方（自序）》，见丹波元胤（日）编，《中国医籍考》，人民卫生出版社，1983年。

③ 丹波元胤（日）编：《中国医籍考》，人民卫生出版社，1983年。

④ 原所贤、暴连英：《苏轼笔记杂著中的医药学史料探析》，载《中医文献杂志》，2004年第2期。

知其所以然。儒者能明其理，而又往往未经实验。此书以经效之方，而集于博通物理者之手，故宜非他方所能及矣。”① 对苏轼的医学健康杂著给予了很高的评价。

3. 蒲松龄与《草木传》②

蒲松龄（公元1640年—1715年），字留仙、剑臣，号“柳泉居士”，世称“聊斋先生”，山东淄川（今山东淄博）人。蒲松龄是清代杰出的文学家，其撰写的志怪小说《聊斋志异》享誉文坛。他不仅是一名文坛怪才，而且对中医药学也颇为精通。在他40年的文学创作生涯中，写就了《药祟书》、《草木传》、《省身语录》、《抢病》、《驱蚊歌》、《日用俗字·疾病章》等众多与医药健康相关的作品，而且还将其别具风格的养生理念嵌入他一生的代表作《聊斋志异》中。有人曾经做过统计：在其一生的458篇文章和1000多首诗词中，有167个故事与90多首诗词属于回味无穷的养生佳作。③ 蒲松龄以他的亲身实践，在文学作品与健康传播之间搭起了一座桥梁，实现了一个文人与健康传播者的结合。

《草木传》是蒲松龄众多“健康传播文学”中的代表作。蒲松龄将中医常用的一二百味药材，按照药物性味、功效的不同进行分类，采用拟人的手法，加入生动跌宕的故事情节，编写了戏剧脚本《草木传》，巧妙地利用中医药学中的“十八反”、“十九畏”等药物配伍禁忌，设置了人物的正反两方，杂糅了斗嘴、调情、请医、治病、住店、算卦等日常生活场景，以及提亲、婚嫁、赶考、中第、驱贼、除奸等人生悲喜事，并加之以降妖、平寇、造反、和国等场面宏大、气势恢弘的交战、打斗情节，成就了一部剧情曲折、丝丝入扣，同时又富含医药知识、养生心法的奇篇怪文。文中虽然充斥着医药名词和治病健身的知识，却毫不让人觉得生硬累赘；相反，让人读来兴致盎然，酣畅淋漓，读后掩卷拍案，可谓一绝！

全剧采用章回剧目的编排方式，除“开演”（开场白）之外，共分十个章回：栀子斗嘴、陀僧戏姑、妖蛇出现、石斛降妖、灵仙平寇、甘府投亲、红娘卖药、金钗遗祸、番鳖造反、甘草和国。在“开演”中，一个名叫“神虚子”的疯癫道人开篇道白，道出了此剧的来由：“药味君臣数丹经，逢场亦可作戏听；……因吾善晓人意，能达众性，遂将《本草》一书，不

① 原所贤、暴连英：《苏轼笔记杂著中的医药学史料探析》，载《中医文献杂志》，2004年第2期。

② 蒲松龄著，路大荒整理：《蒲松龄集》（上、下册），上海古籍出版社，1986年6月。

③ 张普陶、聂还贵：《蒲松龄的养生之道》，载《现代养生》，2005年第12期。

免乘间融通一回。……我今胡诌直演一番便了，……借此登场，博一笑噱。”这一开场的方式与曹雪芹《红楼梦》中借“空空道人”引出《石头记》的手法如出一辙。一个“神虚子”，一个“空空道人”，一个“虚”、一个“空”，大凡都暗含着奇篇怪文“子虚乌有”、“逢场作戏”的意思。

而《草木传》的精到之处，在于对中医药知识的巧妙运用，使得该剧在“博人一笑”的同时，也传递了众多治病健身的实用知识。“寓教于乐”的手法，使医药知识的普及、传播起到了其他手段无法比拟的效果，不失为一种有效的健康传播方式。

《草木传》的故事源于一桩婚事。山西汾州府有一甘姓人家，老汉名叫**甘草**，家中有一貌美色佳的女儿，名叫甘菊花。**菊花**年方二八，尚未出阁，但已许配给金**石斛**为妻。哪知逐水寨的四个贼寇相中菊花貌美，欲强占菊花为压寨夫人。四个贼寇派人上门要人，吓得菊花一病不起。父亲甘草情急之下派家丁**栀子**前去邀请名医**黄芪**来给女儿治病。

栀子一路疾行，前去求医，夜宿在一家尼姑庵，却不巧撞见了庵中的**山慈姑**与和尚弥陀僧（**密陀僧**）调情。山慈姑怕丑事败露，想杀栀子灭口，用毒药将栀子毒倒后，抛在荒山野岭。谁知栀子命大，竟没有死，醒来后在山野中遇见黑、白两条妖蛇。两妖蛇百般引诱栀子，正当栀子被妖蛇迷惑时，恰巧被路过此地的金石斛撞见。金石斛是菊花的未婚夫，见栀子被困，遂出手相救，将两蛇妖降服。栀子将小姐生病的事原原本本地告诉了石斛，石斛大怒，邀集好友**威灵仙**一同前往逐水寨平寇，将四个山贼一举消灭。

消灭山贼后，石斛与栀子一同回到甘家府，在丫环**木香**的安排下，与小姐菊花夜晚在园中相会。谁知，正好遇见毛贼入室行窃，惊动了父亲大人甘草。甘草开门查看，正好看到石斛与女儿菊花在一起，而毛贼此时已被石斛赶跑。甘草误以为石斛背着自己，与女儿行苟且之事，怒斥石斛。幸好丫环木香说明情况，才解了围。菊花得知逐水寨的贼寇已经被消灭，心情大好，病也好了。老甘草得知消息，也是非常高兴。在甘草的主持下，菊花与石斛完婚。

婚后，石斛与菊花恩恩爱爱，生活美满。这一年，正逢大考之年，石斛一身的武艺，打算上京赶考。经过一路艰辛，石斛与栀子终于来到京城。石斛凭借一身高强的本领，拔得头筹，高中新科武状元。正当欣喜之时，前线情报传来，番国造反，番王**马钱子**领兵入侵中原。石斛临危受命，充任先锋官，上阵迎敌。几番较量之后，石斛仍然无法取胜。而番王马钱子却使出了石燕、卤砂等毒药，使得大量中原兵将的眼睛失明。危急之中，石斛想起了自己的老丈人甘草。甘草发挥自己性甘、平和、善解百毒的本领，化解了番国的毒药，石斛乘胜追击，一举歼灭反军，大获全胜。从此天下太平。

通篇戏剧情节跌宕，引人入胜，读来饶有兴味。全篇的台词、对白、说唱，几乎句句都包含着药名、药理、药性、药效，以及组方配伍、用药禁忌等。剧中所有人物的名字都冠以中草药物的名称，而药物的选择也颇有讲究，药物特性均与剧中人物个性相配。例如：主要人物甘草、菊花、木香、栀子、黄芪，都是常用的中草药，尤其是甘草使用最广，素有“十方九草”的说法；弥陀僧（密陀僧）和山慈姑（慈姑）均为疮科外用药，性味相投；芫花、大戟、甘遂、马钱子等贼寇，都是毒性较强的药物；而石斛因其少有、价高，倍显尊贵，故而扮演身手不凡、武艺卓群的武状元。由此可见作者的一番苦心。

除了人物名称的精心选择之外，人物语言也极富个性，且字里行间不忘传播治病、健身的知识。第一回《栀子斗嘴》中，老甘草登场亮相的一段唱，就在介绍自家身世的同时，传递了甘草的药用知识——

（唱）老本草有百姓，名传不朽，一个个显其能，万病无忧。谁似我姓甘平，善调诸药，也善解百药毒，万古传流。惟有那戟、遂、花，与藻并谋，他四人性最烈，与我不投。那知我能温中，去灾也易，我要想立功勋，与国同休。

中医药知识与剧情内容巧妙结合、语带双关，颇为精彩！又比如：老甘草的女儿菊花得知逐水寨的贼寇看中自己，欲强占自己做压寨夫人，又惊又怒。一段唱白既唱出了女儿家的惊恐，又点明了自己的各种不适症状、以及医治方法——

（旦白）不好了！（唱）奴家本是贞节性，去风明目；到如今忽听的有灾祸，霜枝难傲。他好像茯苓皮治奴肿胀，麻黄儿治的我汗出不解，还有些气不顺须用木香。（白）爹爹呀！孩儿汗出不止，心里又觉得烦躁，这是如何是好？

短短几句唱词包含了3种病状、4种药物。听到噩耗，菊花感觉“肿胀”、“汗出不解”、“气不顺”，这正是一般人在惊闻坏消息时的反应，唱白内容符合剧情。而“用茯苓皮治肿胀”、“用麻黄治汗出不解”、“用木香理气”等药物知识，也随着唱白一并道出，使读者（观众）获益。更妙的是，菊花对自身的描述“贞节性，去风明目，到如今忽听的有灾祸，霜枝难傲”，不仅道出了菊花的药性特点，而且非常吻合大家小姐“冰清玉洁”、“明眸善睐”的外形特点，以及“娇宠傲气”、却又“胆小怕事”的性格特征，与人物身份相符，毫无生硬、造作的感觉。看到女儿病倒，老甘草心急如焚，不禁哀怨叹息——

（生白）吾想那**半夏、栝楼、贝母、白芨、白蔹与乌头不合**，那**诸参、辛、芍与藜芦纷纷相争**，叫我时刻提防，恐遭毒祸；今又有**大戟、甘遂、芫花、海藻与我相反**，要娶我女儿成亲，真乃可畏人也！

这段话，从剧情上看，道出了老甘草心中烦恼的隐忧，即“忧从何来”。从医药知识的传播上看，却是道出了一个药物组方中的重要内容，即“配伍禁忌”。我国的中药品种有上千种，常用的也有几百种。古代医家在长期的医疗实践中，逐步认识到各种药物在配合使用时能起复杂的变化，有些能增强或减低疗效；有些能抑制或消除毒性和烈性；有些能产生有害的毒副作用等。

具体说来，凡不需其他药物辅助，单独应用即能发挥治疗效果的称为“单行”；两种以上功用相同的药物合用后能相互促进疗效的称为“相须”；两药同用，以一药为主，一药为辅，辅药能增强主药的作用称为“相使”；一种药物的毒性、烈性受到另一种药物的抑制称为“相畏”；一种药物能消除另一种药物的中毒反应称为“相杀”；一种药物能破坏另一种药物的功效称为“相恶”；两药同用，能产生有害的毒副作用称为“相反”。其中，相须、相使是常用的配伍方法，相畏、相杀是应用毒药时的配伍方法，而相恶、相反则属于配伍禁忌。在中医药界，流传着“十八反”与“十九畏”的说法，用口诀的形式强调了 18 种（或称 19 种）严禁配伍使用的药物。即：甘草反大戟、芫花、甘遂、海藻；乌头反半夏、栝楼根、贝母、白蔹、白芨；藜芦反人参、沙参、丹参、玄参、苦参、细辛、芍药，共计为 19 种药。老甘草的道白正好说出了“十八反（十九畏）”这一重要的医药常识。

在接下来的剧情中，老甘草想起了名医黄芪，希望请黄芪来给女儿治病，并回忆起一件有关黄芪治病的往事。这段回忆中的人物和内容编排得相当巧妙，幽默风趣——

（白）那一日在**天门冬**前，**麦门冬**后，摇了兜铃（**马兜铃**），忽然闪出两个妇人，一个叫**知母**，头戴一枝**旋复花**，搽着一脸**天花粉**；一个叫**贝母**，头戴一朵**款冬花**，搽着一脸**元明粉**，款动**金莲**来求咳嗽奇方。**黄芪**抬头一看，即知头面所有各般枳椇，俱是止咳奇药，放下兜铃合成一方，便把热嗽痰喘，一并治去，真可谓国手无双也！

这段描写中的两个人物——知母和贝母，既是药名，也符合两个中年妇人的称谓。而"插花抹粉"的装扮又极其符合中年妇人的外形特征。表明地理位置的"天门冬（前）、麦门冬（后）"，两位妇人头上戴的"旋复花、款冬花"，脸上搽的"天花粉、元明粉"，一语双关的"金莲"（既指的是中药金莲花、又指古代妇人的小脚），以及手中摇晃、以走街串巷招揽生意的"兜铃"（即马兜铃），无一不是治疗"热嗽痰喘"的良药。将这十几味药加在一起，即是一副极好的药方！作者在不经意间，已传授了一个用途极广的常备良方。

在《草木传》中，蒲松龄不仅融入了众多医药知识，也非常注重语言文字的幽默与风趣，使中医药知识与剧情和文字的魅力融为一体、相得益彰。比如在第一回中有这样一段唱白：老甘草为给女儿治病，打发家丁栀子前去请黄芪名医，不料栀子非但不愿意去，还调笑老甘草为人吝啬——

（栀子白）想当初黄医生，他与你消了臃肿，你连点**金银花**也没曾用，今日又要**白矾消痰**解毒，谁不知你是块白**龙骨第会涩精**。（生怒）咄！胡说！你快去请他来与你姑娘看脉。

老甘草的小气、栀子的调皮，寥寥几句，跃然纸上。用"金银花"借代"银两、银钱"的比喻手法；借"白矾"谐音指代"白烦"的同音异字；"黄芪消肿"、"白矾化痰"、"龙骨涩精"的医药知识……即使是在嬉笑怒骂中，作者也不忘加上几味药材、点拨几许医道，编排几个有趣的说词，幽上一默！

此外，作者还善于根据剧情的发展，结合剧情特有的场景、内容，融入相应的医药知识，使剧情内容、人物台词与医药知识浑然一体。如：第二回《陀僧戏姑》描写的是弥陀僧与山慈姑在尼姑庵中调情、幽会的场景，作者趁机在这一回中加入了有关"助阳"、"固精"等"房中药"的知识。第三回《妖蛇出现》中有一段黑、白二蛇的对话，作者又顺势融入了一些妇科用药和孕妇禁忌的用药知识。第四回《石斛降妖》描写石斛驱蛇，在驱蛇的同时，作者又加入了对其他驱虫避秽药的介绍。从体内的寄生虫，到自然界的蝎子、蜈蚣，一网打尽。第九回《番鳖造反》描写两军对垒，作者就势由“峻猛之药”，如大黄、硫磺、枳实、芒硝、牵牛子、皂角子，统率“我方”军队；而由“毒性之药”，如石燕、卤砂、砒霜、马钱子，驾驭“敌方”军队，形成“峻猛之药”与“毒性之药”的对阵。双方交战中，作者又趁势将两类药物的药性、功效一一做了点评。

最后，以大黄为元帅、石斛为先锋的“峻猛之药”在老甘草的协助下，终于取得了平叛的胜利。班师回朝后，大黄被加封为世袭大将军，甘草被封为国老。这看似与医药无关的戏剧场景，实则依然暗藏着医药知识的普及。因为，在传统中医药界，大黄的别名是“将军”、甘草的别名是“国老”。如果日后百姓在药方中看到“将军”、“国老”的名字，也就能欣然知晓了。

三、文人对健康传播的影响

文人从事健康传播有着显著的优点。首先，文人大多才思敏捷、文笔流畅，擅长用通俗简短的文字和深入浅出的手法记录现象、表达观点，这是文人的特长。现代传播学在研究传播效果时，发现传播内容的表达方式对传播效果具有重要的影响作用。同样的内容，采用不同的表达方式，效果可能相去甚远。这里面有许多传播技巧方面的因素，例如强调传播内容的通俗性、接近性，以及表达的生动性、多样性等，而这些正是文人墨客所擅长的。文学巨著《红楼梦》不仅是一部伟大的文学作品，同时也是一座丰富的医药学宝库。据研究者统计，《红楼梦》中涉及医学的描写多达291处，约五万余字，占全书内容的十八分之一，书中使用规范的医学术语161条，叙述病症114种，方剂列出45帖，药物127种。[1] 加之曹雪芹生动、传神的刻画，使读者在享受文学盛宴的同时，也领略了医学养生的精髓。正所谓，用己之长补彼之短，文人从事健康传播对于弥补由于健康传播内容本身的枯燥、艰涩和专业化所导致的传播效能低下的缺陷，可谓多有裨益。

第二，文人从事健康传播往往能够结合自身所处的专业领域，结合自身特长，挖掘本专业领域在健康传播中的潜能，丰富和延展健康传播的广度和深度。在历代涉足健康传播的文人中，有文学家、史学家、科学家、

---

[1] 王明贺编著：《中医文化·宝典篇》，内蒙古人民出版社，2006年。

政治家，不同的知识背景、学术专长和人生经历使得他们在从事健康传播时选择了不同的契入点。文学家充分挖掘文学的表现形式，采用诗歌、散文、小说、戏剧等不同文体尝试健康传播，将文学与健康有机地结合在一起。唐代大诗人杜甫、王维、孟浩然都曾经用诗歌的形式表达过养生健身的心法；蒲松龄的《草木传》用戏剧的形式讲述中药学知识更是一绝；及至近代，鲁迅又是一个极好的例证。鲁迅本人既是医生、又是著名的文学家。鲁迅在论及健康科普时，有许多精辟的论述。他认为，陈述一些科学的条文，常常使人感到厌倦，还读不到文章的结尾，就疲惫欲睡，强迫人们去阅读它，是很难办到的，只有利用小说的体裁和功能、戏曲的故事情节，虽然还是分析道理，阐述科学，也能促进人们的思想。他认为科普作品的创作，应遵循“掇取学礼、去庄而谐”和“经以科学、纬以人情”的原则，使读者能触目会心，不劳思索，才能潜移默化，在不知不觉中获得深刻的教育。①

文学家有文学家的做法，史学家有史学家的创造。古代史书中的医药学内容十分丰富，除二十六史之外，稗官野史、地方史志等史学著作，也都记载有大量的医学史实、医学成就、著名医家传记、名医的医学学术思想、典型病案等，其中又以医家传记流传最广、影响最大。从汉代司马迁的《史记·扁鹊仓公列传》、西晋陈寿的《华佗传》、南北朝范晔的《郭玉传》，到元末宋濂的《丹溪先生墓志铭》、明代李濂的《李杲传》，再到清代顾景星的《李时珍传》、袁枚的《徐灵胎先生传》，古代文人、史学家用编撰史书、著写人物传记的方式记录历代医家的生平轨迹和医药贡献。在《扁鹊仓公列传》中，不仅记载了当时医家的医疗活动、行医方式，而且还涉及疾病谱、死亡谱和卫生习俗的记载；《华佗传》中也记载了汉代民间医学和宫廷医学的派生、临床医学的分类、方剂药物的使用和疾病的种类；而《李时珍传》在叙述人物生平的同时，还记载了大量的奇方异治。② 这些史学著述在记录历史、传播历史的同时，也从一个独特的角度传播健康理念和健康知识，使人在读史、学史的不经意间，获得了医药健康知识的滋养。

与文学家的妙笔生花和史学家的著书立传不同，科学家从事健康传播也有自己的特点。沈括著《良方》，张衡倡导“睡眠养生”，徐霞客遍游千山万水、详细记载各地风土人情、健康习俗，科学家以自己独特的视角、严谨的科学钻研态度，为健康传播平添了新的色彩。无论是文学家、史学

---

① 秦秀青、李永祥、赵虎池、赵先龙，：《鲁迅与卫生科学普及》，载《健康教育》，1998 年。

② 原所贤、暴连英：《古代文学家与健康传播》，载《中国健康教育》，1997 年第 13 期。

家、还是科学家，古代文人在从事健康传播时，都注重依托自身的学科领域、发挥自身特长，为健康传播打开了新的视野。不同学科领域的文人涉猎健康传播，无疑有利于融合多学科的优势，实现医学健康领域与多学科领域的嫁接，创造性地为健康传播发展开辟新的领域，注入新的活力。

第三，文人从事健康传播有利于借助文人自身的世俗影响力，使健康传播发挥更大的传播效应。由于医学的专业性特点，使得大多数人对医学领域较为陌生，这种情形反过来也使得医学领域中的健康传播者在世俗社会的影响力非常有限。即使在信息传播手段日新月异的今天，这种情形依然没有改变。而文人则不同。许多文人在世俗社会拥有相当广泛的影响力，如果是名人、大家则影响力更是不可估量。现今社会有一个新名词，叫“影响力经济”；在现代传播学中也强调传播者的权威性和影响力对传播效果的正向作用，由那些拥有广泛世俗影响力的文人来充当传播者，对于传播效果的达成自然是有利的。当今社会，充斥媒体的各类商业广告纷纷选择“名人代言”，就是一个实际的运用。

当然，同时应该看到的是，文人从事健康传播也有其不可回避的缺陷，而“由于专业知识的缺乏，导致传播内容的准确性受到影响”是最大的先天不足。对于这一“先天不足”，客观的态度应该是从两个方面来看。今天，医学与文学、历史、政治等学科之间有着严格的分水岭，高耸的学科壁垒使得从事文学、历史、政治的人很难涉足医学健康领域。但在古代，这种区分并没有那么显著。中医学讲究辨证论治，在疾病的治疗上强调感性体认与理性思辨的结合，这一方面与文史学科有共通之处。具备一定文化修养的人往往兼修多种学识，这在当时是很普遍的。加之古人对“医为仁术”、“医国医人”等观念的认同，在对待医学健康知识方面，大多抱着严谨的态度。即使是搜集、传播民间方药，也往往会事先检验，而不是简单的有闻必录。这也使得文人健康传播的可信度大大提高。但是，医学毕竟是专业领域，做到“知晓”尚且容易，要做到“精通”可就难了。在古代文人的健康传播中，也有教训。

宋代文学家苏轼通过眉山奇人巢谷觅得治疗瘟疫的奇方——“圣散子方”，在黄州大疫之年试用，取得奇效，“活人无数”。为了造福更多的人，苏轼将“圣散子方”的配方公布于众，并专门为《圣散子方》写序。由于苏轼显赫的声名，《圣散子方》迅速流传开来，“天下信以为然”，[①] 被许多人奉为经典。但是，苏轼忽视了一点：虽然同是瘟疫，但水土不同、情况

① 叶梦得：摘自《避暑录话》，见丹波元胤（日）编《中国医籍考》，人民卫生出版社，1983年。

不同；即使是同一种瘟疫，也会有不同的类型；更何况每个人的身体状况各异，同是罹患瘟疫，治疗方法也千差万别。中医讲究对每种疾病、每个病人都要“辨证论治”、“因人施治”就是这个道理。然而，苏轼因为自己试用“圣散子方”的绝佳疗效，在推广此方时言语间不免溢美之词。在为《圣散子方》写的序言中，苏轼称：“自古论病，唯伤寒最为危急……应汗应下之法，差之毫厘，辄至不救。而用圣散子者，一切不问阴阳二毒，男女相易。……真济世之具，卫生之宝也。”① 显然，违背了辨证论治的原则。

宋徽宗宣和年间，“圣散子方”流行于京师，特别是在京师太学的学生中更是盛行。当时正值京师大疫，人们争相使用“圣散子方”，没想到事与愿违，“杀人无数”。② 宋末辛未年，永嘉大疫，当地人纷纷效法“圣散子方”，“被害者不可胜数”。③ 弘治癸丑年，吴中大疫，当地县令让地方上的医生们配好“圣散子方”，沿街派送给百姓，并将“圣散子方”张榜公布。结果“病者服之，十无一生。”④ 终于，官府下令废用了“圣散子方”。明代医家俞弁在《续医说》中分析原因，认为：苏轼的谪居地黄州（今湖北黄冈），濒临长江、气候多湿，黄州百姓所得的“伤寒”，大多“因湿而病，或因雨水浸淫而得”。“圣散子方”的组方中有附子、良姜、吴茱萸、豆蔻、麻黄、霍香等药性燥热的药物，正好适合当地百姓的病症，因此多能奏效。而其他地方的气候、地理特征与黄州不同，患者所得的“伤寒”类型也与黄州迥异，那些由于服用了“圣散子方”之后丧命的患者大多是因为药性过于燥热，“反助火邪……率皆狂燥昏厥而卒。”⑤

一个被苏轼称为“活人无数”的良方，最终却变成了“杀人无数”的祸方，这其中的转变归因于苏轼作为传播者显赫的影响力和传播效能，也归因于传播者有失严谨的传播方法，终于酿成千古憾事。这一教训也提醒后世的传播者在从事健康传播时，既要讲求传播方法、注重传播效果，又要始终保持严谨的态度、确保传播内容的准确。只有这样，才能真正造福于人。

---

① 苏轼：《圣散子方（序）》，见丹波元胤（日）编《中国医籍考》，人民卫生出版社，1983年。

② 叶梦得：《避暑录话》，见丹波元胤（日）编《中国医籍考》，人民卫生出版社，1983年。

③ 陈言：摘自《三因方》，见丹波元胤（日）编《中国医籍考》，人民卫生出版社，1983年。

④ 原所贤、暴连英：《苏轼笔记杂著中的医药学史料探析》，载《中医文献杂志》，2004年第2期。

⑤ 俞弁：摘自《续医说》，见丹波元胤（日）编《中国医籍考》，人民卫生出版社，1983年。

第三节　健康传播与疫病

疫病，又称瘟疫，与健康传播有着密切的关系。日常情况下，人们偶尔患病，大多都有解决的途径；久病之人，由于长期与医药打交道，对相关治疗方法、疾病症状和医药知识也是耳熟能详，所谓“久病成良医”并不是夸张的说法。因此，在一般日常情况下，人们并不缺少急需的医药健康知识和健康信息。或者说，人们并不是非常急迫地需要健康知识和健康信息。在这种情形下，健康传播的作用就体现得不明显。

但是，每当瘟疫来临，疫情往往以超乎人们想象的速度极速蔓延，造成极大的危害。瘟疫期间，人们的日常生活节奏被打乱，瘟疫的灾难性后果带给人们的心理恐慌摧毁着人们的精神、侵蚀着人们的理智。人们往日积累的生活经验和防病知识在瘟疫面前变得不堪一击，迫切需要寻求新的、更有效的知识和信息来抵御灾难、保护生命。此时，人们比平时任何时候都更需要防病治病的信息，哪怕是道听途说的传言、流言，此时也会被当作真理一样信奉，古话说“病急乱投医”、“救命稻草”，所指的就是人们在危急时刻的心态。因此，在这一时期，健康传播比平时任何时候都显得更加重要，传播效果也远远超过平时。危难之时的健康传播，最能体现其英雄本色。

一、我国古代的疫病流行

古人对疫病有多种称谓，“疫”、“疠疫”、“疠疾”、“时气”、“时行”、“温病”、“伤寒”等都是疫病在不同时期、不同文献中的名字。对疫病的记载，我国古已有之。《说文解字》上说：“疫，民皆疾也。”《素问·刺法论》中说：“五疫之至，皆相染易，无问大小，病状相似。”①

据不完全统计，秦汉至清，共发生大的疫病 254 次。其中，秦汉至南北朝 47 次，隋唐五代 17 次，宋元明清 190 次。从疫病的流行规律看，东汉末年至南北朝前期，呈现出第一个高潮；元明清时期，疫病流行达到中国历史上的顶峰。② 此外，也有不同的统计方法。在《三千年疫情》一书中，张剑光先生按照历史上疫病发生的年份进行统计，认为：东汉时期共发生大小疫病流行年份 20 余年，三国两晋南北朝时期有 40 多年。到了明清时期，

---

① 陈榴：《古代的“疫”与“驱疫”》，载《寻根》，2003 年第 5 期。

② 陈雁：《20 世纪初中国对疾疫的应对——略论 1910—1911 年的东北鼠疫》，载《档案与史学》，2003 年。

疫病的爆发次数有了惊人的增长。在明朝统治的277年里，疫病流行年份猛增至118年，几乎每隔两年多就有一次疫病爆发；清代更是高达134次，平均每两年就有一次。①

对于近世②的疫病流行，由于历史记载比较详尽、可查找的资料相对丰富，因此统计也较为精确。据余新忠、赵献海等统计，近世疫病流行的频率基本呈现逐步上升的趋势。清初79年间（顺治、康熙时期，1644—1722）共发生疫病84次，平均频率1.06次/年；清中期73年间（雍正、乾隆时期，1723—1795）共发生疫病78次，平均频率1.07次/年；清末116年间（嘉庆至宣统时期，1796—1911）共发生疫病142次，平均频率1.22次/年；及至民国37年间（1912—1948）疫病发生次数上升至114次，平均发生频率为每年3.08次。③

附录表1.1：近世中国疫情历史布局表

历史时期	万崇时期 1573－1644	顺康时期 1644－1722	雍乾时期 1723－1795	嘉宣时期 1796－1911	民国时期 1912－1948	合计
疫情次数	89	84	78	142	114	507
年数	72	79	73	116	37	376
瘟疫频度	1.24	1.06	1.07	1.22	3.08	1.29

（摘自《瘟疫下的社会拯救：中国近世重大疫情与社会反应研究》）

我国古代的疫病种类较多。由于古人对疫病的命名与今人有所不同，因此同一病名往往指的并不是同一种疫病。如：伤寒，古人所说的伤寒广义上泛指一切外感热病及兼证、变证，包括瘟病、暑病、湿病和狭义的伤寒等多种病症；而今天人们常说的伤寒指的是由“伤寒杆菌”引发的急性传染病。又如：霍乱，古人所说的霍乱指的是“上吐下泻、挥霍缭乱”，包括今人所说的“真性霍乱”和“急性胃肠炎”；而今天人们常说的霍乱指的是由“霍乱弧菌”引发的急性消化道传染病，即“真性霍乱”。另有一些疫病名是我国古代所没有，近代由外来语翻译而来。比如：鼠疫、白喉、猩

① 张剑光：《三千年疫情》，（南昌）江西高校出版社，1998年。

② 注：“近世”一词，目前在学术界并没有明确的界定。近年来，在探讨中国社会的近代化道路时，中国和西方的研究者较多使用这一概念。一般指明代中后期至民国初年这一时段。（参见：余新忠等著，《瘟疫下的社会拯救：中国近世重大疫情与社会反应研究》，中国书店出版社，2004年1月。）

③ 余新忠等著：《瘟疫下的社会拯救：中国近世重大疫情与社会反应研究》，中国书店出版社，2004年1月。

红热等。

但无论名称怎样变化，疫病流行所带来的灾难性后果却亘古未变。汉代发生大疫，王粲在《七哀诗》中描述他从长安逃到荆州的一路上看到的情景："出门无所见，白骨蔽平原。"① 三国时期曹植也曾在《说疫气》中记录了建安二十二年（公元217年）爆发的一场大瘟疫："疠气流行，家家有僵尸之痛，室室有号泣之哀。或阖户而殪，或覆族而丧。"② 疫病对社会所造成的毁灭性危害和对生产力的严重破坏，由此可见一斑。而王充在《论衡·命义》中说"温气疠疫，千户灭门"，③ 相信也应该不是危言耸听。

二、我国古代的疫病防治与健康传播

疫病可怕，但疫病也可治。对于疫病的防治，我国古代医家在与疫病斗争的实践中摸索、总结出了许多有效的经验和方法。例如《黄帝内经》、《伤寒杂病论》、《诸病源候论》、《千金方》、《外台秘要》等中医典籍中都有关于疫病防治方法和措施的记载，并在千百年的医学实践中逐渐形成了"温病学派"。明代著名医学家吴有性在大量临证治疗的基础上写就的《温疫论》是我国医学史上第一部关于疫病研究的专著，使我国古代的疫病防治水平达到了一个新的高度。

（一）官方的疫病防治与健康传播

除了历代医家的不懈努力之外，每当疫病爆发，国家和地方政府也会动用官方力量、采取特殊措施以应对疫病。主要而言，与健康传播相关的措施涉及四个方面：一、发布榜文，通告百姓；二、刊刻医书，广为发行；三、设立医局，延医送药；四、开辟疫所，实施隔离。

1. 发布榜文，通告百姓

疫病的发生突如其来，往往没有什么先兆，而传播速度又极快，人们往往还没来得及采取预防措施，已经被疫病击倒。因此，在疫病发生、特别是疫病流行之初，信息的及时传递极为重要。在疫情初露端倪的时候，谁先得到消息、采取有效措施预防，谁就有可能躲过灾难、保住性命；反之，如果没能及时得到消息，任凭疫病侵袭，必定在劫难逃。这一时期，"信息传播"与"疫病蔓延"就像两个与时间赛跑的人，谁抢占了时间的先

---

① 王玉德：《试论中国古代的疫情与对策》，载《江汉论坛》，2003年9月。

② 陈榴：《古代的"疫"与"驱疫"》，载《寻根》，2003年第5期。

③ 同上

机，谁就抢占了生命。所谓“拯道贵速，拯道贵广”，在疫病发生时，这句话显得尤为贴切。

古时候，没有现今的大众传播手段，发布榜文告示是唯一能够实现“贵速、贵广”的传播方式。在疫病发生时，官府以发布榜文的方式通告百姓，在我国有悠久的历史。其中一种特殊的形式是由国家的最高统治者皇上发布御诏，将有关疫情蔓延的情况、以及救治措施、临时政令等诏告天下。这种情况常常发生在疫情极为严重的时期，此时疫情蔓延迅速，波及多个地方、造成大面积危害，各个地方之间又缺乏信息沟通、难以协调。此时，由皇上发布诏书、通告各地，以便互通信息、统一行动。《魏书·世宗宣武帝纪》中就曾记载，天下大疫，宣武帝下诏，要求“郡县备写，布下乡邑，使知救患之术耳。”① 清初，关内天花流行，公元1662年顺治皇帝驾崩，据说就死于天花。为遏制京城、特别是皇城内的天花蔓延，清廷以诏书榜文的形式，广告天下：凡进京觐见者必须是出过痘的“熟身”，否则一律不得入京。②

2. 刊刻医书，广为发行

发布榜文是短期行为，传播知识才能发挥长期的效用。在度过了疫病初期的信息匮乏和信息恐慌之后，对人们而言最急需、最有效的传播内容就是关于疫病防治的知识。为传播防病知识，官府也会采用榜文告示的形式，以期达到“贵速”的目的。清光绪十三年（公元1887年），云南临安府鼠疫流行，医生谢本仑所制的治痒子症经验方，得到抚部院批准，由“善后局札发万张，每州县各百张”，由“专差按乡分发”。③

但较多见的是，通过大量刊刻医书传播更系统、更专业、效果也更持久的健康防病知识，以达到“贵广”的目的。唐代玄宗年间，各地频发大疫，唐玄宗下令各州抄写陶弘景的《神农本草经》和《百一集验方》，以备急用。不久，唐玄宗又亲自颁布了《广济方》一书，令各州抄发。④ 到了宋代，雕版印刷、活字印刷技术得以应用、普及，使大量刊刻医书成为可能。宋太祖赵匡胤就曾下诏改编《唐本草》，增加了155种新药，取名《开宝本草》。太宗赵光义也曾编纂《太平圣惠方》。这些医书都被大量刊刻，发行各地。

---

① 王玉德：《试论中国古代的疫情与对策》，载《江汉论坛》，2003年9月。

② 《传染病改变历史进程》，载《中华读书报》，2003年5月28日。

③ 余新忠等著：《瘟疫下的社会拯救：中国近世重大疫情与社会反应研究》，中国书店出版社，2004年1月。

④ 石涛：《我国古代政府的疫病控制措施》，载《山西大学学报》（哲学社会科学版），2004年第1期。

尽管通过刊刻和发行医书的方式传播防病知识，具有花费大、耗时长和“信息滞后”的缺憾，但从长远来看，这种方式仍不失为一种有效的传播手段。

3. 设立医局，延医送药

这方面最早的记载见于先秦时期，当时的各类医官职位中，有一种被称为“司救”，主要职责就是在疫病发生时延医送药。《周礼·地官》中说：司救官“凡岁时有天患民病，则以节巡国中及郊野，而以王命施惠。”《后汉书·灵帝纪》中也曾记载：“建宁四年（公元171年）三月大疫，使中谒者巡行致医药。”[①] 隋唐时期，每当疫情发生，由中央政府统一配置，地方官吏配合医生免费发放药品、开仓赈济，已经成为普遍的做法。唐太宗李世民就曾多次选派医官到地方救治疫病。[②] 但是，真正通过设立药局（医局）建立制度性的延医送药机制，则是在宋代。

宋代熙宁九年（公元1076年），宋神宗诏令撤消、合并旧有的官办熟药库、合药所、卖药所，在京城开封设置太医局熟药所。政和四年（公元1114年），熟药所改称“医药惠民局”。南宋绍兴十八年（公元1148年），又再次改名“太平惠民局”，从此建立制度，并一直延续到后世。“惠民局”除日常以优惠的价格向民间出售药物之外，每逢疫病流行时，还实行免费的施医给药。这一制度的建立为民众日常健康、以及应对疫病带来了便利，无疑是有积极意义的。可惜的是，这一制度并未得到很好的贯彻和实施，随着南宋后期官府的日益腐败，“惠民局”变得有名无实。[③]

到了明清时期，“惠民局”制度被推广到全国各地。清康熙十年（公元1671年）杭州大疫，“总督择名医设药局于佑圣观，自八月至九月，活人无算。”嘉庆二十年（公元1815年）前后，吴中连年疾疫，“萧山汤文端公督学江苏，在苏州设局施药，计三年，所活不下万人。”[④] 但是，对于封建统治者而言，这种费时、费力、又费钱的事，偶尔为之尚可，想要长久维持下去显然很难。因此，在实际操作中，“惠民局”一类的场所常常面临资金短缺的困境，甚至要依靠民间出资才能维持。清道光四年（公元1824年）六月，苏州时疫盛行。就是由当地的多位乡绅联名向县府请愿，“请设医药

---

① 《秦汉时期卫生保健、疾病预防与尸体保护》，载《中国医学史》，中国眼科网，http://www.chinaeye.org。

② 王钦若：《册府元龟》，北京中华书局，1982年。

③ 《宋代医学医事》，载《中国医学史》，中国眼科网，http://www.chinaeye.org。

④ 余新忠等著：《瘟疫下的社会拯救：中国近世重大疫情与社会反应研究》，中国书店出版社，2004年1月。

局，以诊贫民之有疾而无力求药者”，方才促成了医局的设立。[1]

4. 开辟疫所，实施隔离

在我国古代的疫病防治中，很早就有关于“隔离”的观念。早在秦简中就曾发现有“疠迁所”的记载，用于隔离麻风病人。[2] 这种“疠迁所”一直延续到隋唐时代，改名为“疠人坊”，又称“疫人坊”。[3] 近代以来，一些研究者在论及中西方医学观念的差异时，强调“隔离”观念是西医应对疫病的良策，是西方医学在疫病防治方面优于传统中医之处，并将其作为“兴西医、废中医”的理由之一。这样做，无疑忽视了我国历史上传统中医对“隔离”措施的应用，违背了历史的真实。

（二）民间的疫病防治与健康传播

与官方相比，民间的疫病防治无论在防治力量、还是防治措施方面，都有很大差异。虽然不具备官方防治行为的权威性和强制性，在经济上也往往缺乏充足的财力支持，但民间的疫病防治绝不是可有可无的点缀，而是发挥着重要的作用，在某些地方、某些时期，甚至是疫病防治中的主导力量。主要而言，与健康传播相关的措施涉及三个方面：一、广布信息，传播医药；二、地方风土，传统习俗；三、精神依托，心理支柱。

1. 广布信息，传播医药

在大众传媒尚未出现的古代社会，对于疫病、疫灾这类突发事件的信息传播，很大程度上仍要依赖民间的自发传播。所谓“远水解不了近渴”，等候朝廷的官方信息发布，然后再采取行动，显然是不切实际的。但是，源于民间的自发信息传播，其内容的准确性无法保证。尽管其中也有来源确凿、内容真实的信息，但大量道听途说的小道消息、流言、传言大行其道，也是可以想见的情形。

民间告示是民间信息传播的一种重要形态，而广泛散布于市井乡间的传闻故事是另一种常见的形态。古人防治疫病除了“对症下药”、“亡羊补牢”之外，也很注重“防患于未然”，在疫病来临之前主动采取措施预防免疫。古人对于预防免疫观念的接受，常常与一些带有传奇色彩的奇闻故事

---

① 余新忠等著：《瘟疫下的社会拯救：中国近世重大疫情与社会反应研究》，中国书店出版社，2004年1月。

② 王玉德：《试论中国古代的疫情与对策》，载《江汉论坛》，2003年9月。

③ 陈榴：《古代的“疫”与“驱疫”》，载《寻根》，2003年第5期。

有关。

相传，东晋时期的医学家葛洪从小就喜欢读医书，长大后潜心研究医术，老百姓有什么急病重病，常来找他医治。一天，有位40多岁的老农急冲冲地来到葛洪家，焦急地对他说：“我的独生儿子被疯狗咬伤了，请您给想个办法，救他一命。”葛洪听了这话，也很焦急。因为他知道，人若是被疯狗咬伤，会非常痛苦，发病几小时内便可迅速死亡。葛洪在脑子里搜索着各种各样的药方，但没有找到一个合适的。忽然，他有了主意：古人不是提倡用“以毒攻毒”的疗法治病吗？为什么不能用疯狗身上的毒物来治这种病呢？想到这儿，他对老农说：“现在也没什么别的好办法。不过，我想用疯狗的脑髓涂在你儿子的伤口上，或许能让他脱离危险。”老农回家后，按照葛洪的说法试了试，没想到真的管用，儿子竟然没有发病。自那以后，葛洪又用这种方法给许多被疯狗咬伤的人治过病，效果都不错。[①] 这则故事，直到今天仍在被很多人反复讲起，而听故事的人也总是饶有兴致。民间故事神奇的传播效果是许多其他传播方式所不能替代的。

另一则同样与预防免疫相关、同样也是流传甚广的故事，是有关天花种痘的来历。这则缺乏旁证的传闻故事甚至被清代医家朱纯嘏收入了他的医书《痘疹定论》。故事说，北宋真宗时的宰相王旦，一连生了几个子女，都死于天花，待到老年又生了一个儿子，取名王素。王旦担心小儿子重遭病害，于是招集了许多医师来商议，请他们提供防治痘疮的方法。当时有人提议，说四川峨眉山有一个神医能种痘，百不失一。丞相王旦立即派人去请，一个月后，那位神医赶到了汴京。神医对王素作了一番检查后，摸着他的头顶说，这个孩子可以种痘，次日就为他种了痘。7天后，小孩身上发热；12天后，种的痘结了痂，种痘成功了。据说，后来王素一直活到了67岁。[②] 这些奇闻故事尽管无从考证、真假难辨，但客观上却起到了传播健康观念的作用，为我国古代预防医学的开展做了思想上的准备，创造了条件。

2. 地方风土，传统习俗

我国古代的许多民间习俗都与驱疫、防病有关。最著名的是端午、重阳、腊八的习俗。端午节，家家户户门上插艾草、家中熏艾香，孩子们纷纷佩戴香囊，大人们则会在这一天喝雄黄酒。这些习俗最初都与驱邪避疫

---

① 《中医“免疫”思想的由来》，载自中药网http://www.chinaherb.org/，2003年2月。

② 《人工免疫法的先驱——人痘接种术》，载自中药网http://www.chinaherb.org/，2003年2月。

有关，人们为了祈求平安，选用能够驱虫避害的艾草、雄黄，以示驱除病疫，祝愿家人健康太平。

九月九日重阳节，民间有“九九重阳瘟”的说法。传说东汉时，汝河地方出了一个瘟魔，天天添新坟，户户闻哭声。当地一个名叫恒景的少年也不幸染上了瘟疫，待瘟疫过后，恒景遍访名师学艺，终于学成。临别时，仙师送给恒景一包茱萸叶，一盅菊花酒。对恒景说：“明天是九月初九，瘟魔又要出来作恶，你本领已经学成，应该回去为民除害了。”第二天，恒景回到家乡正值九月初九，按照仙师的叮嘱，恒景给乡亲们每人发了一片茱萸叶，一杯菊花酒。瘟魔来的时候，闻到阵阵茱萸奇香和菊花酒气，顿时头晕起来，被恒景斩于剑下。从此，汝河一带再也没有闹过瘟疫。[①] 虽然只是传说，但九月九日“登高避疫”的习俗就这样年复一年地流传了下来。每逢重阳，人们登高踏秋、遍插茱萸，祈盼着“九九登高、百病全消”的美好愿望。

而腊八的习俗更是丰富多彩。每到腊八，人们纷纷“祭祀诸神以逐疫”。[②] 流传于一些地方的腊八节“赤豆打鬼”也颇为典型：传说共工的儿子死后变成了瘟疫鬼，到处传播疫病，他无所畏惧，惟独怕赤豆，于是就有了腊八节“赤豆打鬼”的习俗。人们一面打鬼，一面高喊“傩！傩！”同时，还要“击细腰鼓，戴胡头，作金刚力士以逐疫”。[③]

3. 精神依托，心理支柱

尽管人们用各种方法防病驱疫、祈愿平安，但是每当疫病来临，人们仍不免惨遭其害。生命被摧残，家园被破坏，面对瘟疫，人们更多的是敬畏。当现实无法拯救生命的时候，人们转而将希望寄托于上天庇护、神灵保佑。无论是哪路神灵，不管是来自何方，只要能祛灾免疾，都会受到人们的顶礼膜拜。据《隋书·礼仪志》中记载，类似的神灵祈福品目繁多：“祈祷者有九焉：一曰雩，二曰南郊，三曰尧庙，四曰孔、颜庙，五曰社稷，六曰五岳，七曰四渎，八曰滏口，九曰豹祠。水旱疠疫，皆有事焉。”[④] 广东、云南等南方一些地区的民间相传都天太子为瘟疫之主，大多数县都设立了都天太子庙，香火旺盛。而每到瘟疫流行之时，民间还会举行各种

① 《重阳节的起源》，“中国传统节日”，载自中国网http：//www.china.com.cn/ch-jieri/chongyang。

② 《荆楚岁时记》，湖北人民出版社，1982年。

③ 陈榴：《古代的“疫”与“驱疫”》，载《寻根》，2003年第5期。

④ 魏征：《隋书》，北京中华书局，1973年。

“迎神赛会”，[①] 以求神灵庇护。

除了拜神，人们也祭鬼。传说，上古黄帝的孙子颛顼有三个儿子，刚生出来就死了，并变为厉鬼。其中“一居江水，为疟鬼；一居若水，为魍魉；一居人宫室区隅，善惊人小儿，为小鬼。”[②] 而居于江水的“疟鬼”，又称“瘟鬼”，主事瘟疫。除此之外，还有其他各种瘟神。我国民间信奉的瘟神又称五瘟使者，即：春瘟张元伯、夏瘟刘元达、秋瘟赵公明、冬瘟钟仕贵、总管中瘟史文业，每一位瘟神都掌管一个季节的时令瘟疫。对于这些瘟神，民间百姓一个也不敢得罪，每到一季，分别祭拜不同的瘟神。此外，专事痘疹天花的痘神娘娘也是民间经常祭拜的疫神。

---

① 李玉尚：《近代中国的鼠疫应对机制》，载《历史研究》，2002 年第 1 期。

② 《搜神记》，北京中华书局，1979 年。

主要参考文献

1. 丹波元胤（日）编：《中国医籍考》，人民卫生出版社，1983年。

2. 常存库主编：《中国医学史》，中国中医药出版社，2003年。

3. 范行准：《中国预防医学思想史》，华东医务生活社，1953年。

4. 谢观（编）：《中国医学大辞典》，天津科学技术出版社，1998年。

5. 白寿彝：《中国通史纲要》，上海人民出版社，1980年。

6. 翦伯赞：《中国史纲要》，（上册），（北京）人民出版社，1995年。

7. 贺惟一、张起岩等：《宋史》，北京中华书局，1977年。

8. 赵尔巽：《清史稿》，北京中华书局，1977年。

9. 蒲松龄著，路大荒整理：《蒲松龄集》（上、下册），上海古籍出版社，1986年。

10. 崔洁：《历代智囊人物丛书：崔浩》，解放军出版社，1996年。

11. 张剑光：《三千年疫情》，（南昌）江西高校出版社，1998年。

12. 王明贺编著：《中医文化·宝典篇》，内蒙古人民出版社，2006年。

13. 张瑞贤主编：《龙门药方释疑》，河南医科大学出版社，1999年。

14. 杨念群：《再造"病人"：中西医冲突下的空间政治（1832～1985）》，中国人民大学出版社，2006年。

15. 余新忠等著：《瘟疫下的社会拯救：中国近世重大疫情与社会反应研究》，中国书店出版社，2004年。

16. 刘理想：《我国古代医生社会地位变化及对医学发展的影响》，载《中华医史杂志》，2003年第2期。

17. 郑金生：《宋代政府对医药学发展所起的作用》，载《中华医史杂志》，1988年。

18. 陈国代：《建本图书与医学传播》，载《中医文献杂志》，2003年第2期。

19. 原所贤、暴连英：《古代文学家与健康传播》，《中国健康教育》，1997年第13期。

20. 李崇忠、李静：《刘禹锡与"传信方"历史探源》，载《中医文献杂志》，2002年第2期。

21. 黄芝蓉：《试论沈括对中药理论的贡献》，载《中医文献杂志》，2000年第4期。

22. 张晓丽：《"梦溪笔谈"中的医学思想与中药学知识》，载《中华医史杂志》，2003年第2期。

23. 李玉尚：《近代中国的鼠疫应对机制》，载《历史研究》，2002年第1期。

24. 陈榴：《古代的"疫"与"驱疫"》，载《寻根》，2003年第5期。

25. 王玉德：《试论中国古代的疫情与对策》，载《江汉论坛》，2003年9月。

26. 李永谦：《文字书法对中医药传播的相关作用》，载《中华医史杂志》，2003年第 3 期。

27. 石涛：《我国古代政府的疫病控制措施》，载《山西大学学报》（哲学社会科学版），2004 年第 1 期。

28.《天花与清宫》，中央电视台《探索·发现》，2004 年 9 月。

29.《秦汉时期卫生保健、疾病预防与尸体保护》，载《中国医学史》，中国眼科网，http：//www. chinaeye. org。

30.《三国两晋南北朝时期医学医事》，载《中国医学史》，中国眼科网，http：//www. chinaeye. org。

31.《隋唐五代医学医事》，载《中国医学史》，中国眼科网，http：//www. chinaeye. org。

32.《宋代医学医事》，载《中国医学史》，中国眼科网，http：//www. chinaeye. org。

33.《中医史话》，中华名医人才大全网http：//www. china-experts. com，2004 年 12 月。

34. 刘建英：《刘禹锡与＜传信方＞》，中华医疗保健网http：//www. cnlyjd. com，2005 年 1 月。

35. 张忠智、庄桂英：《刘禹锡〈鉴药〉所寓含的政治思维》，载《远东学报》21 卷第 2 期，2004 年 4 月，台湾远东科技大学www. fec. edu. tw。

后 记

至此，可以为书稿的写作划上一个句号了，这让我有一种如释重负的轻松。这份轻松，不仅仅因为暂时释去了写作的重担，更在于我终于能够有机会将久积于脑海中的对健康传播的一些想法吐露出来。

从历史的角度看，有关传播与社会之间关系的研究，一直以来都伴随着传播学的发展演进，成为传播学研究领域长盛不衰的经典主题。20世纪初，以杜威、帕克、库利等社会学家为代表的美国芝加哥社会学派，从经验研究的角度探索传播与社会的关系，将传播视为现代社会重要的社会控制手段，同时也是应对现代社会问题最主要的方法之一，从而奠定了当今传播学“经验-功能学派”的基础。依据帕克的研究理论：传播是人类最基本的行为方式，是人类社会关系的本质所在。“传播远远超出了单纯的信息传递与交流：传播创造并维持社会。”[①]此外，在这一研究领域，传播学界自身也做出了卓有成效的努力，议程设置理论、涵化理论、使用与满足理论等一系列传播理论的加入，无疑使得这一领域的研究变得更加多元、更加丰富。而社会控制理论、社会系统理论、以及包括社会冲突理论、社会批判理论等在内的一系列结构主义理论的介入，共同提供了从多种角度理解传播与社会之间关系的可能性。在这个意义上说，传播学本质上就是一种关于社会及其发展的理论。“通过对传播主体、传播行为、传播过程、传播手段和传播效果的考察，我们可以在不同层面上认识和再认识社会关系、实践、话语和制度。”[②]

从现实的角度看，这种对传播与社会之间关系的研究兴趣，至今仍然为传播学界和社会学界所保有，其热度非但没有衰退，反而有愈加升温的趋势。当下中国正处在一个剧烈的社会转型阶段，旧有的社会结构和利益平衡被打破，新的社会秩序正在不断的调整和博弈中逐步建立和形成。同时，以互联网和无线通讯为代表的新科技的大量涌现和应用，也使得传播在社会控制、社会建构和社会发展中的作用日益突出。这些都使得对传播与社会之间关系的研究，在当下中国不仅具有理论发展和创新的意义，同

① E·M·罗杰斯（著），殷晓蓉（译）：《传播学史——一种传记式的方法》，上海译文出版社，2000年版，P.203。

② 陈卫星：《传播的观念》，人民出版社，2004年，P.371。

时也具有强烈的现实指导意义。

健康传播是传播学研究中一个重要的分支领域，探讨健康传播与社会之间的相互关系，对于全面认识健康传播、在实践中能动地把握健康传播具有重要的意义。多年来，健康传播作为一个"经验性"研究领域，其技术特征和工具性特征得到了过度的强化。这种情况不仅发生在我国，即使在传播学的发源地美国，也是如此。而这种技术化和工具化的偏向，很容易使健康传播在研究领域的拓展和研究理论的创新方面出现偏废，这对于健康传播的长远发展是不利的。目前，一些研究者已经注意到了这一问题，并在努力改变着这一局面。本书的写作正是这一努力的体现。

事实上，健康传播实践活动广泛渗透于社会的生产生活中，小到日常起居的点点滴滴，大到全球化的健康治理，无不包含和建构着健康、传播与社会之间的错综关系。有关疫病防治的传播实践是这一领域中的一个特例。从清末民初的 1894 年到新世纪初的 2003 年，在横跨 100 多年的历史中，发生过的各种疫病灾害多不胜数，本书仅仅选取了其中具有代表性的若干次疫病流行和几次重要的健康传播运动作为关注点，以管窥健康传播实践活动在历史长河中的演变。这样的选择，很难称得上充分，但却是极其必要的。

本书在资料收集和使用方面力求权威、典型和准确，各类文献资料主要来源于：中国国家图书馆、首都图书馆、北京市档案馆、北京东城区档案馆、北京地方志、上海地方志、上海市档案信息网、其他地区地方志文献、各类专业图书、专业学术期刊、以及各类媒体报道等。历史文献包括：政府部门往来文书、政府公报、政府部门工作报告、工作计划、工作总结、公告、布告、传单、标语、各类演讲稿、行政条例、规章、资料照片、招贴画（宣传画）、统计图表、研究报告等。

尽管如此，由于一些疫病灾害的发生年代久远，往往难以获得非常准确、翔实的文献记载，使资料的采集增添了不少困难。在这方面，一部分史学研究者的相关研究为本书提供了很大的帮助。例如：赖文、李永宸等有关 1894 年广州、香港鼠疫的研究《1894 年广州鼠疫考》和《1894 年香港鼠疫考》，王银有关 1910 年东北鼠疫的研究《1910—1911 年东北鼠疫防治研究》，曹树基、李玉尚有关我国历史上鼠疫防治的研究《鼠疫流行与华北社会的变迁（1580—1644）》、《近代中国的鼠疫应对机制》、《近代民众和医生对鼠疫的观察与命名》等；又例如在附录《中国古代的健康传播》一章中，余新忠有关中国近世疫情的研究《瘟疫下的社会拯救：中国近世重大疫情与社会反应研究》、刘理想有关我国古代医者地位变化的研究《我国古代医生社会地位变化及对医学发展的影响》，李崇忠、李静、黄芝蓉、张晓丽等有关我国古代文人从事健康传播实践活动的研究《刘禹锡与“传信方”历史探源》、《“梦溪笔谈”中的医学思想与中药学知识》、《试论沈括对中药理论的贡献》，以及陈国代的《建本图书与医学传播》等，都为本书的写作提供了文献资料方面的滋养，在此一并表示感谢。

为了便于读者更直观地了解健康传播的相关史实，本书在出版过程中加入了数十张珍贵的历史照片和图片。这些照片和图片中的一部分由北京市档案馆、北京市地方志编纂委员会、上海市档案馆等机构提供使用，在此一并表示感谢。另有一部分照片和图片由于种种原因，未能及时联系到相关作者和机构，还望相关作者和机构在看到本书后及时与我取得联系。这部分照片和图片主要集中在第一章和第二章中。

另外，还有一点需要说明的是，本书在写作过程中对“艾滋病”和“血吸虫病”这两种重要的疫病及其相关的防治措施采取了略写的处理方式，并非由于疏忽或遗漏，而是从全书的论述结构和研究样本的选取标准出发所做出的选择。本书选取的疫病样本均为流行病学上的“急性传染病”，如鼠疫、霍乱、“非典”等，具有“起病急”、“消散快”、“传染性强”等共性特点，因而在疫病防治方面具有相似性和可比性。这方面，“艾滋病”和“血吸虫病”均与此不同。再者，有关“艾滋病的社会建构与媒体建构”方面的研究论述，目前已有较多的研究成果，在此也就无需赘述了。

卒稿之余，掩卷而思，心绪竟至无法平静。面对写下的文字，犹如面对一名襁褓中的婴儿，虽有诸般不完美，但却充满希望、充满生机。而为此付出的辛劳和汗水，此刻也一并化作美好的祝愿、期待和忐忑。在书稿创作的这段时间里，为了查找远至清末民初、近至当下的诸多健康传播史料，曾无数次地前往北京市档案馆查询资料，从卷宗到缩微、从文献到图片，兴奋地捡拾着历史长河中的珍贝。夏去秋至、冬去春来，档案馆的管理人员已经无需盘问我的姓名、单位、电话、住址，每次见面只消轻轻地微笑点头，关于我的详细信息便能准确无误地被管理人员登记在册。而档案馆里每天中午 5 元一份的盒饭，时至今日回味起来，仍是那般可口、开胃。同样值得回味的，还有国家图书馆后园那张树荫下的石椅、东城区档案馆门前那条弥漫着历史气息的老胡同…… 每一处都留下了难忘的足迹。

在本书的写作过程中，我的老师陈卫星教授给予了我无私的帮助和关心。正是由于他的悉心指点和关照，使我获益匪浅、并最终寻找到一条创作的正确思路。在此，呈上我衷心的感谢。此外，我还要特别感谢北京中医药大学的彭一舟先生，本书中有关中医中药的相关内容、以及我国古代健康传播的诸多文献资料，都是在他的大力帮助下搜集、整理完成的。如果没有他的帮助，这部分内容的写作将会变得非常艰难。最后，需要格外感谢的是我的父母和家人，没有他们的支持和鼓励，我无法顺利地完成书稿的创作。在本书的初稿完成之际，年逾七旬的父母不顾年迈，戴上老花镜、相伴在夜晚的台灯下，逐字逐句地阅读完了三十余万字的书稿，并给出了两位老人中肯的意见和建议。每念及此，常常令我倍感温暖。值此母亲七十寿辰之际，特将此书献给我的母亲！

出版在即，书中错漏之处在所难免，还望专家、读者不吝指教为盼！

笔　者

二零零七年十月 于北京西城